Ursula Meier

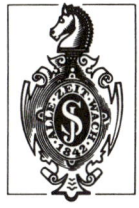

Neurosen

Herausgegeben von
H. Mester und R. Tölle

Mit Beiträgen von
F. Beese W. Bräutigam H. Dilling
A. Dührssen A. Focken J. Gross G. Heinz
H. Kind H. Mester J.-E. Meyer H. Radebold
Ch. Reimer W. Senf R. Tölle

Springer-Verlag
Berlin Heidelberg New York 1981

Privatdozent Dr. med. HORST MESTER
Professor Dr. med. RAINER TÖLLE

Psychiatrische und Nervenklinik
der Westfälischen Wilhelms-Universität
Roxeler Straße 131
4400 Münster

Mit 4 Abbildungen und 24 Tabellen

ISBN 3-540-10511-5 Springer-Verlag Berlin Heidelberg New York
ISBN 0-387-10511-5 Springer-Verlag New York Heidelberg Berlin

CIP-Kurztitelaufnahme der Deutschen Bibliothek
Neurosen/hrsg. von H. Mester; R. Tölle.
Mit Beitr. von F. Beese ... – Berlin; Heidelberg; New York: Springer, 1981.
ISBN 3-540-10511-5 (Berlin, Heidelberg, New York)
ISBN 0-387-10511-5 (New York, Heidelberg, Berlin)
NE: Mester, Horst [Hrsg.]; Beese, Friedrich [Mitverf.]

Das Werk ist urheberrechtlich geschützt. Die dadurch begründeten Rechte, insbesondere die der Übersetzung, des Nachdruckes, der Entnahme von Abbildungen, der Funksendung, der Wiedergabe auf photomechanischem oder ähnlichem Wege und der Speicherung in Datenverarbeitungsanlagen bleiben, auch bei nur auszugsweiser Verwertung, vorbehalten.
Die Vergütungsansprüche des § 54, Abs. 2 UrhG werden durch die 'Verwertungsgesellschaft Wort', München, wahrgenommen.

© by Springer-Verlag Berlin Heidelberg 1981
Printed in Germany.

Die Wiedergabe von Gebrauchsnamen, Handelsnamen, Warenbezeichnungen usw. in diesem Werk berechtigen auch ohne besondere Kennzeichnung nicht zu der Annahme, daß solche Namen im Sinne der Warenzeichen- und Markenschutz-Gesetzgebung als frei zu betrachten wären und daher von jedermann benutzt werden dürften.

Satz, Druck und Bindearbeiten: Brühlsche Universitätsdruckerei, Gießen
2123-3130/543210

Im Gedenken an
Friedrich Mauz (1900–1979)

Vorwort

Verglichen mit der Flut von Publikationen über Psychotherapie, die zumeist die Neurosenbehandlung betreffen, gibt es erstaunlich wenige zusammenfassende Darstellungen der Neurosen, die die häufigsten psychischen Krankheiten sind. Zudem fällt auf, wie lange die Neurosenlehre nicht mehr das Thema eines psychiatrischen Kongresses war, obwohl doch die Neurosenforschung in den letzten Jahrzehnten wesentliche Fortschritte erzielt hat.

Diese Überlegungen führten dazu, die 88. Tagung der Gesellschaft Nord- und Nordwestdeutscher Neurologen und Psychiater 1979 in Münster unter das Leitthema „Neurosen" zu stellen und zugleich dieses Buch zu planen. Etwa der Hälfte der Kapitel liegen Vorträge zugrunde, die bei dieser Tagung gehalten wurden. Um die Thematik abzurunden, erbaten wir eine Reihe weiterer Beiträge. Die Einzelthemen behandeln die Neurosen Erwachsener. Es würde den gewählten Rahmen sprengen, zugleich auch die Neurosen im Kindes- und Jugendalter darzustellen. Aus fachlichen Gründen wurde aber der Beitrag über die Beziehungen zwischen minimaler cerebraler Dysfunktion und Neurosen von einem Kinderpsychiater verfaßt. Allen Autoren danken wir für ihre bereitwillige Mitarbeit.

Das vorliegende Buch versucht, den gegenwärtigen Stand der Neurosenforschung darzustellen und ihre Ergebnisse für die Praxis nutzbar zu machen. Es ist für Fachärzte wie für andere Ärzte und für alle diejenigen geschrieben, die sich beruflich mit der Behandlung von Neurosekranken befassen.

Wir widmen dieses Buch Friedrich Mauz, der im Juli 1979 in Münster starb. Wie kaum ein anderer Psychiater förderte Mauz die Neurosenforschung und -behandlung in der Psychiatrie.

Münster, im Januar 1981   H. Mester
                                               R. Tölle

Inhaltsverzeichnis

Einführung 1

Klinik der Neurosen
R. Tölle 2

Häufigkeit 5

Prävalenzergebnisse aus einer Feldstudie in einem ländlich-kleinstädtischen Gebiet
H. Dilling. Mit 3 Tabellen 6

Verteilung von Neurosen in Behandlungsinstitutionen
Ch. Reimer und J. Gross. Mit 8 Tabellen 13

Entstehung 25

Bedingungen neurotischer Entwicklung. Mit Untersuchungen zur Kindheitserfahrung von neurotischen und homosexuellen Patienten
W. Bräutigam. Mit 11 Tabellen 26

Hirnorganische Faktoren bei der Entwicklung von Neurosen
A. Focken. Mit 1 Abbildung und 1 Tabelle 44

Familienneurosen
H. Mester 57

Verläufe 77

Der Verlauf der Neurosen. Fakten und Hypothesen
J.-E. Meyer. Mit 2 Abbildungen und 1 Tabelle ... 78

Abgrenzung 91

Psychosomatische Störung und Neurose
W. Senf. Mit 1 Abbildung 92

Persönlichkeitsstörung und Neurose
R. Tölle 106

Neurose und Psychopathie in Diagnose, Klassifikation und
Dokumentation
A. Dührssen 119

Behandlung 131

Zur Therapie der Neurosen
H. Kind 132

Psychotherapeutische Möglichkeiten im höheren und
hohen Lebensalter
H. Radebold 146

Die Rehabilitation von Neurosekranken
F. Beese 153

Sozialmedizinische Begutachtung neurotischer Patienten
G. Heinz 164

Sachverzeichnis 171

Mitarbeiterverzeichnis

Dr. med. Friedrich Beese
Psychotherapeutische Klinik Stuttgart-Sonnenberg, Christian-Belser-Str. 81, D–7000 Stuttgart 70

Prof. Dr. med. Walter Bräutigam
Psychosomatische Klinik der Universität, Thibautstr. 2,
D–6900 Heidelberg 1

Prof. Dr. med. Horst Dilling
Klinik für Psychiatrie der Medizinischen Hochschule,
Ratzeburger Allee 160, D–2400 Lübeck 1

Prof. Dr. med. Annemarie Dührssen
Abteilung für Psychotherapie und Psychosomatische Medizin im
Klinikum Charlottenburg der Freien Universität und Institut für
Psychogene Erkrankungen der AOK, Spandauer Damm 130,
D–1000 Berlin 19

Dr. med. Adalbert Focken
Abteilung für Kinder- und Jugendpsychiatrie, Zentrum für
Psychiatrie der Universität, Deutschordenstr. 50,
D–6000 Frankfurt a.M. 71

Prof. Dr. med. Jan Gross
Psychiatrische und Nervenklinik der Universität, Martinistr. 52,
D–2000 Hamburg 20

Priv.-Doz. Dr. med. Gunter Heinz
Klinik für gerichtliche Psychiatrie, D–3559 Haina

Prof. Dr. med. Hans Kind
Psychiatrische Poliklinik der Universität, Gloriastr. 23,
CH-8091 Zürich

Priv.-Doz. Dr. med. Horst Mester
Klinik für Psychiatrie der Universität, Roxeler Str. 131,
D–4400 Münster

Prof. Dr. med. Joachim-Ernst Meyer
Psychiatrische Klinik und Poliklinik der Universität,
v.-Siebold-Str. 5, D–3400 Göttingen

Prof. Dr. med. Hartmut Radebold
Fachbereich 4 der Gesamthochschule, Heinrich-Plett-Str. 40,
D–3500 Kassel

Dr. med. Christian Reimer
Klinik für Psychiatrie der Medizinischen Hochschule,
Ratzeburger Allee 160, D–2400 Lübeck 1

Dr. med. Wolfgang Senf
Psychosomatische Klinik der Universität, Thibautstr. 2,
D–6900 Heidelberg 1

Prof. Dr. med. Rainer Tölle
Klinik für Psychiatrie der Universität, Roxeler Str. 131,
D–4400 Münster

Einführung

Klinik der Neurosen

R. TÖLLE

Wie man Neurose definiert, hängt vom Standort ab, von dem aus Neurosen betrachtet und erforscht werden. Neben psychodynamischen, biographischen, anthropologischen und auch gesellschaftswissenschaftlichen Perspektiven hat in jüngerer Zeit der klinische Aspekt an Bedeutung gewonnen. Aus dieser Sicht ist zu sagen: Neurosen sind Krankheiten.

Das Wort Krankheit findet man erst in den neueren Neurosendefinitionen, z.B. in der von Bräutigam: „Als Neurosen bezeichnet man eine Gruppe von seelisch bedingten Krankheiten chronischen Verlaufs, die sich in bestimmten Symptomen – Angst, Zwang, traurige Verstimmung, hysterische Zeichen – oder in bestimmten Eigenschaften – Hemmung, Selbstunsicherheit, emotionale Labilität, innere Konflikthaftigkeit – äußern." Bezeichnet man nun Neurosen als Krankheiten, so werden zumeist erklärende Ausführungen über den Krankheitsbegriff in der Medizin angefügt. Krankheit werde bisher allzu einseitig organpathologisch oder organismisch definiert, während doch zugleich psychische und soziale Dimensionen zu beachten seien. Das ist im Hinblick auf Neurosen und überhaupt auf seelisches Kranksein gewiß richtig. Aber auch im traditionell klinischen Sinn, also ohne Zuhilfenahme eines erweiterten Krankheitsbegriffes, muß man Neurosen Krankheiten nennen. Hierfür gibt es eine Reihe von Gründen.

1. Zunächst aus *phänomenologischer Sicht:* Neurosen zeigen eine klinische Symptomatik, nämlich psychische oder körperliche Gesundheitsstörungen. Bei den sogenannten Charakterneurosen handet es sich um gleichwertige Störungen des Erlebens und Verhaltens. Unterschiedlich sind die Schweregrade. Es findet sich ein breites Spektrum, das von Schwerstkranken bis zu leichten und sehr leichten Neuroseformen reicht, die sich nur schwer von Gesundheit und Normalität abgrenzen lassen. Hieraus läßt sich aber kein Einwand gegen den Krankheitscharakter der Neurosen ableiten; denn leichte und schwer diagnostizierbare sowie subklinische Formen gibt es auch bei anderen psychischen Krankheiten, bei phasischen Depressionen ebenso wie bei Schizophrenien und hirnorganischen Syndromen.

Trotz der fließenden Grenzen gerade auf der der „Normalität" zugewandten Seite lehrt die große Zahl von Neurosen mit eindrücklicher und schwerer klinischer Symptomatik, daß es sich um Krankheiten handelt. Bezeichnungen wie „abnorme Spielart seelischen Seins" (K. Schneider) sind angesichts des Ernstes dieser Krankheiten ebenso verfehlt wie die Formulierung, es handele sich — sozialpsychologisch gesehen — um Minusvarianten.

2. Desweiteren ist der Krankheitscharakter der Neurosen daran zu erkennen, daß es *Übergangsbereiche* sowohl zwischen Psycho- oder Organneurosen und psychosomatischen Krankheiten als auch zwischen Neurosen und Psychosen gibt. Beispiele hierfür sind einerseits die Weiterentwicklung von chronischem Erbrechen als Konversionssymptom in das Zustandsbild einer Anorexia nervosa, andererseits die sogenannten Borderline-Syndrome und manche sensitive Wahnbildungen.

3. Auch die *Verläufe* lehren, daß Neurosen als Krankheiten anzusehen sind. Neurosen können rezidivierend oder chronisch verlaufen, sie können zu Persönlichkeitsresiduen führen. Auch in neurotischen Verläufen ist Frühinvalidität nicht selten. Die Unterschiede in den Schweregraden und Heilungsaussichten sind hier wie bei allen psychischen Krankheiten beträchtlich. Angstneurosen, Zwangsneurosen und andere Neurosen sind unter diesem Aspekt mit der gleichen Berechtigung Krankheiten zu nennen wie Melancholien und Schizophrenien.

4. Die *Ätiologie* der Neurosen ist nicht schlechthin psychogen. Die Bedeutung der hereditären Anlage wurde nie bestritten, allerdings lange Zeit wenig beachtet. Zudem wurde erkannt, daß auch hirnorganische Faktoren, also Auswirkungen erworbener Hirnschäden, an der Entstehung von Neurosen beteiligt sein können. Damit unterscheidet sich das Bedingungsgefüge der Neurosen nicht grundsätzlich von dem mehrdimensionalen Ätiologiekonzept anderer psychiatrischer Krankheiten, insbesondere der Psychosen, sondern nur in den Akzentuierungen. Deshalb ist es unzureichend, Neurosen als psychoreaktive Störungen oder psychische Fehlreaktionen zu definieren.

5. Entsprechendes gilt für die *Therapie* der Neurosen. Sie unterscheidet sich von der Behandlung anderer psychischer Krankheiten wohl in bestimmten Akzentuierungen und in den Einzelheiten des Vorgehens, nicht aber prinzipiell. Auch die Therapie der Neurosen ist Krankenbehandlung.

Der *klinische Aspekt* wurde in der Neurosenforschung lange Zeit vernachlässigt. Die Gründe hierfür liegen hauptsächlich darin, daß sich die Neurosenlehre zunächst im wesentlichen außerhalb der Medizin entwickelte und sich mehrere Jahrzehnte lang auf die Erforschung der psychodynamischen Entstehungsbedingungen *allein* und die Entwicklung *einer* Therapieform beschränkte. Inzwischen aber hat die klinische Erforschung der Neurosen wesentliche Fortschritte erzielt, insbesondere durch epidemiologische und Verlaufsstudien, durch Untersuchungen zur Heredität und zu hirnorganischen Bedingungen und nicht zuletzt durch die Entwicklung weiterer Psychotherapiemethoden.

Wenn die Kapitel dieses Buches die Epidemiologie, den Verlauf, die Ätiologie, die Dokumentation, die Therapien und die sozialmedizinischen Aspekte der Neurosen beinhalten, so handelt es sich um einen Themenkatalog, wie er auch bei der Erörterung anderer psychischer und somatischer Krankheiten üblich ist. Er läßt sich unter dem Stichwort „Klinik der Neurosen" zusammenfassen. Klinik ist hier freilich nicht im Sinne von stationärer Behandlung, sondern von praktisch-ärztlicher Krankheitslehre gemeint. In der psychiatrischen Klinik wie in der nervenärztlichen Spechstunde ist heute keine Diagnosegruppe größer als die der Neurosekranken. Die Neurosenlehre sehen wir nicht mehr als die sogenannte kleine Psychiatrie an; vielmehr ist sie eines ihrer größten Arbeitsgebiete.

Häufigkeit

Prävalenzergebnisse aus einer Feldstudie[1] in einem ländlich-kleinstädtischen Gebiet

H. DILLING

Die große Bedeutung der Epidemiologie der Neurosen leuchtet ein, wenn man sich vergegenwärtigt, daß der größte Teil der in epidemiologischen Feldstudien identifizierten Fälle dieser diagnostischen Kategorie angehört. Dem steht entgegen, daß die Fallidentifikation gerade im Bereich der neurotischen Störungen auf ein „definitorisches Chaos" (Katschnig u. Strotzka 1977) stößt. So nimmt es nicht wunder, daß die Angaben über die Häufigkeit der Neurosen enorm schwanken, je nachdem, welche Neurosendefinition man zugrunde legt, etwa eine epidemiologisch ausgerichtete, wie die von Hagnell (1970): „Neuroses in this study refer to non-psychotic mental illness in the absence of obvious brain disease." oder die Neurosendefinition des Psychoanalytikers Schwidder (1972), der Neurose definiert als „eine krankhafte Störung der Erlebnisverarbeitung mit Symptomen abnormen Erlebens, Verhaltens und/oder gestörter somatischer Funktionsabläufe. Der Störung liegen eine Fehlentwicklung und konflikthafte Fehlhaltung zugrunde, die dem Leidenden unzureichend einsichtig sind und deren ätio- und pathogenetische Bedingungen bis in die Kindheit zurückreichen."

Noch problematischer wird das Vorgehen, wenn man in epidemiologischen Feldstudien nur nach psychischen Störungen im Sinne einzelner Beschwerden oder Symptome fahndet und das schwierig zu handhabende diagnostische Konzept ganz beiseite läßt wie in zwei der bekanntesten amerikanischen Untersuchungen, der „Midtown Manhattan Study" (Srole et al. 1962; Langner u. Michael 1963) und der „Stirling County Study" (Leighton et al. 1963). Psychische Störungen im allgemeinsten Sinne findet man dann bei der Mehrzahl der Untersuchten, und Gesunde sind eher die Ausnahme. So kam man auf 81,5% psychisch Gestörter in New York und auf 57% in Stirling County, ohne allerdings diagnostisch zu differenzieren. Wir müssen annehmen, daß es sich bei den meisten der festgestellten Störungen um psychogene handelt. Eher einem engeren Konzept psy-

---

1 Die Untersuchung wurde von der DFG (SBF 116 Psychiatrische Epidemiologie) finanziert und im Rahmen der Arbeit der Außenstelle München (Psychiatrische Klinik der Universität München, Direktor: Prof. Dr. H. Hippius) durchgeführt

chischer Störungen folgt Hagnell (1970), der für Neurosen eine Lebenszeitprävalenz von 13,1% errechnete.

Von besonderem Interesse ist die Untersuchung von Taylor u. Chave (1964), die bei 33% der Befragten eine „subklinische" Neurose diagnostizierten, wenn diese bei der Felduntersuchung mindestens eines der Symptome Schlaflosigkeit, Nervosität, Depressionen oder Reizbarkeit angaben. Die jährliche Konsultationsrate wegen einer Neurose beim Allgemeinpraktiker betrug aber nur 7,5%, also etwa 1/4 der genannten Probanden.

Vergleicht man ältere Studien, etwa die von Brugger (1933), mit neueren, so stellt man fest, daß früher nur die schwersten psychischen Auffälligkeiten registriert wurden und neurotische Störungen demzufolge praktisch nicht in die Untersuchungen mit einbezogen wurden. Die Prävalenz war im Vergleich zu heutigen Untersuchungen daher sehr gering. Eine hervorragende Übersicht über die besonderen methodischen Probleme der Epidemiologie der Neurosen wurde vor einigen Jahren von Katschnig u. Strotzka (1977) gegeben.

An dieser Stelle sollen einige auf die Häufigkeit von Neurosen und psychosomatischen Störungen bezogene Resultate einer Prävalenzstudie mitgeteilt werden, die in den Jahren 1975–1979 im Landkreis Traunstein/ Oberbayern durchgeführt wurde.

In dieser Felduntersuchung definierten wir den Fall von dem zentralen Begriff der Behandlungsbedürftigkeit aus. Wir versuchten also, nach einem von uns in klinischer und vor allem poliklinischer Arbeit internalisierten Konzept die Behandlungsbedürftigkeit der Probanden abzuschätzen und auf diese Weise diejenigen zu bestimmen, die unter schwerwiegenderen Störungen litten. Darüberhinaus wurden auch leichtere psychische Störungen bei den Probanden registriert, bei denen wir zwar keine Behandlungsbedürftigkeit annahmen, uns aber diagnostisch dennoch versuchten festzulegen. Neben dieser globalen klinischen Diagnostik mit Einschätzung des Schweregrades der Erkrankung registrierten wir auch die subjektiven Beschwerden und die objektiven psychiatrischen Symptome der Probanden anhand des Goldberg-Interviews (Goldberg et al. 1970). Der aus dem Interview resultierende Gesamtscore wurde zur klinischen Beurteilung in Beziehung gesetzt.

Die eigentliche Felduntersuchung fand in den Jahren 1975–1977 in drei Orten des Landkreises Traunstein statt, nämlich der ländlichen Gemeinde Palling sowie den beiden Kleinstädten Traunstein und Traunreut, die Auswertungen in den dann folgenden Jahren. Wir untersuchten eine repräsentative Stichprobe von 1.536 Probanden über 15 Jahren. Die Ergebnisse der psychiatrischen Interviewer wurden sodann mit den Beurteilungen verglichen, welche die Hausärzte der Probanden, also meist praktische Ärzte, aufgrund der jahrelangen Kenntnis ihrer Patienten gaben.

Tabelle 1. Prozentuale Häufigkeit psychogener Störungen in einer Bevölkerungsstichprobe von über 15jährigen. n = 1536 = 100%

		Schweregrad 1	$\geqslant 2$	Gesamt
300	Neurosen	11,1	9,4	20,5
301	Persönlichkeitsstörungen	2,7	0,7	3,5
305	Psychosomatische Störungen	3,3	1,3	4,6
306	Besondere Einzelsymptome	0,5	0,5	1,0
307/8	Sonstige	0,2	0,1	0,3
	Psychogene Störungen (gesamt)	17,9	12,0	29,9
	Psychische Störungen (gesamt)	22,3	18,6	40,9

Bezogen auf alle Interviewer zeigten zum Zeitpunkt des Interviews oder in der Woche davor 18,6% der Probanden psychische Störungen von behandlungsbedürftigem Ausmaß (Tabelle 1, Schweregrad $\geqslant 2$); insgesamt stellten wir bei 40,9% psychische Störungen fest, diejenigen eingeschlossen, bei denen nur leichte Symptome (Schweregrad 1) vorhanden waren. Von den behandlungsbedürftigen rechneten 11,3%, also weit über die Hälfte, zu den neurotischen und psychosomatischen Erkrankungen, von der Gesamtzahl aller sogar 26,4%. Aus dieser Größenordnung, daß 1/4 der Bevölkerung unter neurotischen oder psychosomatischen Störungen leidet, geht hervor, daß wir ein weitgefaßtes Konzept dieser Störungen verwendeten, das etwa dem von Taylor u. Chave (1964) entspricht.

In Tabelle 2 sind die von uns festgestellten psychogenen Störungen nach einzelnen Diagnosen aufgeschlüsselt. Es zeigt sich, daß bei den Neurosen am häufigsten die Diagnose depressive Neurose gestellt wurde, in 12,8% aller Interviewten, von denen etwa die Hälfte behandlungsbedürftig erschien. – Von den übrigen spielt noch die Angstneurose eine größere Rolle mit 1,8% aller Interviewten; schließlich sind auch die Neurasthenie, also ein unscharf begrenztes vegetatives Syndrom, und die hypochondrische Neurose zu erwähnen.

Unter den Persönlichkeitsstörungen fällt die verhältnismäßig hohe Zahl von anankastischen Charakterneurosen auf. Von den psychosomatischen Erkrankungen spielen eine größere Rolle die Störungen im Bereich des Magen-Darm-Traktes und des Herz-Kreislauf-Systems, unter den Einzelsymptomen die psychogenen Kopfschmerzen.

Faßt man die psychogenen Störungen in einige größere Gruppen zusammen, so zeigt sich deutlich, daß die Neurosen mit 20,5% die meisten Fälle stellen, gefolgt von den psychosomatischen Störungen mit 4,6% und schließlich den Persönlichkeitsstörungen mit 3,5%. Behandlungsbedürftig sind entsprechend ihrer Häufigkeit in erster Linie die Neurosen mit fast 10% der Bevölkerung, die übrigen Gruppen stellen zusammen nur 2,6%. – In Beziehung gesetzt zu den psychischen Störungen insgesamt stehen die

Tabelle 2. Anzahl psychogener Störungen nach einzelnen Diagnosen, bezogen auf eine untersuchte Bevölkerungsstichprobe von n = 1536

		Schweregrad 1	2	3	4	Gesamt
300.0	Angstneurose	18	9	1	–	28
300.1	Hyst. Neurosen	6	–	1	–	7
300.2	Phobie	4	–	–	–	4
300.3	Zwangsneurose	3	–	–	–	4
300.4	Depressive Neurose	99	92	5	–	196
300.5	Neurasthenie	9	7	2	1	19
300.7	Hypochondr. Neurose	5	8	–	–	13
300.8 / 300.9	Andere Neurosen	27	16	1	–	44
300	*Neurosen (gesamt)*	*171*	*133*	*10*	*1*	*315*
301.1	Cyclothyme Persönlichkeitsstörung	3	1	–	–	4
301.2	Schizoide Persönlichkeitsstörung	2	1	–	–	3
301.3	Erregbare Persönlichkeitsstörung	2	2	–	–	4
301.4	Anankastische Persönlichkeitsstörung	15	1	–	–	16
301.5	Hysterische Persönlichkeitsstörung	5	1	–	–	6
301.6 / 301.8 / 301.9	Andere Persönlichkeitsstörung	15	5	–	–	20
301	*Persönlichkeitsstörungen (gesamt)*	*42*	*11*	–	–	*53*
	Psychosomatische Störungen von:					
305.1	Haut und Skeletsystem	4	2	–	–	6
305.2	Atmungsorganen	5	1	–	–	6
305.3	Herz-Kreislauf-System	13	5	–	–	18
305.5	Magen-Darm-Trakt	22	9	2	–	33
305.6	Urogenitalsystem	3	–	–	–	3
305.9	Anderen Organsystemen	4	1	–	–	5
305	*Psychosomatische Störungen (gesamt)*	*51*	*18*	*2*	–	*71*
306.0	Stammeln und Stottern	–	–	1	–	1
306.4	Schlafstörungen	–	3	–	–	3
306.8	Kopfschmerzen	8	3	1	–	12
306	*Besondere Einzelsymptome (gesamt)*	*8*	*6*	*2*	–	*16*
307	Psychische Auffälligkeiten nach situativen Belastungen	3	–	–	–	3
308	Verhaltensstörungen im Jugendalter	–	1	–	–	1
	Psychogene Störungen (gesamt)	*275*	*169*	*14*	*1*	*459*

psychogenen Störungen nach Zahl der Fälle an erster Stelle. Sie stellen beispielsweise fast 2/3 der behandlungsbedürftigen psychischen Störungen dar. Sehr deutlich wird aus Tabelle 1 auch, daß bei den Probanden mit leichteren psychischen Störungen (Schweregrad 1) die psychogenen Erkrankungen ganz im Vordergrund stehen; der Anteil anderer diagnostischer Gruppen bleibt hier noch geringer.

Da die leichteren Störungen besonders schwierig abzugrenzen sind und das Schwergewicht der Fragestellung auf den behandlungsbedürftigen Erkrankungen liegt, soll die folgende Betrachtung einzelner demographischer und psychosozialer Variablen bei neurotischen Störungen sich im wesentlichen auf behandlungsbedürftige Probanden beziehen.

Vergleicht man die Geschlechtsverteilung, so finden sich doppelt so viele Frauen wie Männer unter den neurotischen und psychosomatischen Erkrankungen sowie den Persönlichkeitsstörungen (15,3:7,8; psychische Störungen insgesamt 21,3:15,1). Diese Beobachtung entspricht der überwiegenden Zahl anderer Feldstudien (Dohrenwend u. Dohrenwend 1969).

Bezogen auf einzelne Diagnosen stellten wir bei Männern öfter hypochondrische Neurosen, anankastische Persönlichkeitsstörungen, psychosomatische Erkrankungen des Magen-Darm-Traktes und Herz-Kreislauf-Systems fest; bei den depressiven Neurosen, den Angstneurosen, der Neurasthenie, den hysterischen Neurosen und bei psychogenen Kopfschmerzen waren häufiger die Frauen betroffen.

Bezüglich des Lebensalters verglichen wir die Morbidität in sechs Altersgruppen (Tabelle 3): Die größte Anzahl psychogener Störungen stellten wir in den Altersgruppen der 45- bis 64jährigen fest; gegenüber dieser im Alter wieder abfallenden Häufigkeitskurve beobachtet man bei der Verteilung sämtlicher psychischer Störungen im höheren Lebensalter keinen eindeutigen Abfall. – Diese relative Verteilung gilt ähnlich für beide Geschlechter, allerdings bei den Männern mit einem Gipfel zwischen 45 und 54 Jahren, bei den Frauen zwischen 55 und 64 Jahren. Fast durchgehend

Tabelle 3. Häufigkeit psychogener Störungen als Prozentsatz der betreffenden Altersgruppe (Schweregrad ≥2; n = 1536; 688 Männer, 848 Frauen); zum Vergleich Prozentsatz aller Probanden mit behandlungsbedürftigen psychischen Störungen

	15–24	25–34	35–44	45–54	55–64	65+	Gesamt
Neurot. u. psychosomat. Störungen	5,4	10,9	10,3	17,5	16,4	8,8	11,3
männlich	3,1	7,6	6,3	16,3	5,1	6,0	7,3
weiblich	7,6	13,9	14,6	18,3	23,3	10,6	14,5
Psychische Störungen (gesamt)	10,0	16,4	15,8	22,4	24,6	23,1	18,6

ist der Anteil behandlungsbedürftiger Frauen etwa doppelt so hoch wie der von Männern. — In der Literatur finden sich bezüglich des Alters widersprüchliche Werte. Shepherd u. Gruenberg (1957) fanden für behandelte Neurosen zwar einen jüngeren Altersgipfel, und Hagnell (1970) stellt im mittleren Lebensalter ein Absinken fest, dagegen nimmt McDonald (1967) eine höhere Prävalenz im mittleren bis höheren Lebensalter an, die dann in den letzten Lebensjahrzehnten mit der stärkeren Tendenz zur Somatisierung wieder absinkt.

Bei Analyse des Familienstandes fällt der hohe Anteil neurotisch Gestörter unter den Geschiedenen auf (18,3%), es folgen die Verwitweten (15,6%), dann erst die Verheirateten (10,9%) und die Ledigen (8,8%). Vergleicht man mit allen psychisch gestörten Probanden, so liegt dort ein stärkerer Akzent auf den Ledigen und den Verwitweten.

Betrachtet man die Verteilung der Neurosen und psychosomatischen Erkrankungen auf verschiedene Sozialschichten (I–V)[2], so fällt das eindeutige Überwiegen in der Unterschicht (V) mit 17,7% auf gegenüber den übrigen Schichten (I–II 7,5%; III 11,1%; IV 11,5%). Dieser Unterschied ($p < 0,05$) verwischt sich allerdings, wenn man auch die leichteren neurotischen Störungen mit einbezieht, die wir häufiger in der Mittelschicht feststellten. — Dieser Befund is also zurückhaltender zu interpretieren als die unterschiedliche Verteilung aller psychischen Störungen, deren größere Häufigkeit in der Unterschicht aber auf andere Diagnosen zurückzuführen ist.

Der Anteil psychiatrisch vorbehandelter Patienten beträgt insgesamt 26,0%, von denen die meisten früher nur ambulant (20,8%), ein kleinerer Teil ambulant und stationär (3,5%) oder nur stationär (1,7%) behandelt wurden. Dieser Anteil entspricht in etwa dem aller Probanden mit psychischen Störungen. Im Lauf der letzten 12 Monate fand bei 5,8% der Probanden mit Neurosen und psychosomatischen Erkrankungen eine nervenärztliche Behandlung statt, ein Prozentsatz, der dem aller Interviewten mit psychischen Störungen (6,0%) weitgehend entspricht.

Der im Anschluß an die Interviews in der Bevölkerung durchgeführte Vergleich mit den Hausärzten zeigt uns, daß der von ihnen geschätzte Anteil von Patienten mit behandlungsbedürftigen Neurosen, psychosomatischen Störungen und Persönlichkeitsstörungen ähnlich hoch wie der der Interviewer (12,8%) liegt, nämlich bei 10,1%. Unterschiedliche diagnostische Betrachtungsweisen waren nur bei den leichteren psychogenen Störungen zu konstatieren (Interviewer 30,2%; Hausarzt 20,4%). — Von den Hausärzten wurden in etwa 2/3 der Fälle medikamentöse Therapie, in 1/3 Psychotherapie vorgeschlagen, nach ihrem Vorschlag sollte die Therapie

---

2 Bestimmt nach Moore u. Kleining (1960)

bei etwa 1/4 aller Fälle von Neurosen durch Nervenärzte oder Psychotherapeuten durchgeführt werden.

Dieses Ergebnis zeigt, daß nach Meinung der niedergelassenen praktischen Ärzte mehr Patienten fachärztlich und psychotherapeutisch betreut werden sollten, als dieses in unserer Forschungsregion damals möglich war. Andererseits würde auch ein beträchtlicher Ausbau der psychiatrischen, psychosozialen und psychotherapeutischen Versorgung nichts daran ändern, daß neben einigen Prozent (derzeit fast 2%) fachlich Versorgter, auch in Zukunft das Gros von entsprechend erfahrenen Hausärzten behandelt werden sollte, was die Notwendigkeit unterstreicht, dem Erwerb von Kompetenz auf dem Bereich neurotischer bzw. psychogener Störungen ein viel größeres Gewicht beizumessen, als es bisher üblich war.

Literatur

Brugger C (1933) Psychiatrische Ergebnisse einer medizinischen, anthropologischen und soziologischen Bevölkerungsuntersuchung. Z Neurol Psychiatr 146: 489–524

Dohrenwend BP, Dohrenwend B (1971) Social status and psychological disorder. Wiley, New York London Sidney Toronto

Goldberg DP, Cooper B, Eastwood MR, Kedward HB, Shepherd M (1970) A standardized psychiatric interview for use in community surveys. Br J Prev Soc Med 24: 18–23

Hagnell O (1970) Incidence and duration of episodes of mental illness in a total population. In: Hare EH, Wing JK (eds) Psychiatric epidemiology. Oxford University Press, London, S 213–224

Katschnig H, Strotzka H (1977) Epidemiologie der Neurosen und psychosomatischen Störungen. In: Blohmke M et al. (Hrsg) Handbuch der Sozialmedizin, Bd II. Enke, Stuttgart, S 272–310

Langner TS, Michael T (1963) Life stress and mental health. Free Press of Glencoe, New York

Leighton DC, Harding JS, Macklin DB, MacMillan AM, Leichton AH (1963) The character of danger. Basic Books, New York

McDonald C (1967) The pattern of neurotic illness in the elderly. Aust NZ J Psychiatry 1: 203–210

Moore H, Kleining G (1960) Das soziale Selbstbild der Gesellschaftsschichten in Deutschland. Kol Z Soziol Soz Psychol 12: 86–119

Schwidder W (1972) Klinik der Neurosen. In: Kisker KP, Meyer JE, Müller M, Strömgren E (eds) Klinische Psychiatrie. Springer, Berlin Heidelberg New York (Psychiatrie der Gegenwart, Bd II/1, S 351–476)

Shepherd M, Gruenberg EM (1957) The age for neurosis. Milbank Mem Fund Q 35: 258–265

Srole L, Langner TS, Michael SZ, Opler MK, Rennie TAC (1962) Mental health in the metropolis: The midtown Manhattan study. McGraw-Hill, New York

Taylor L, Chave S (1964) Mental health and environment. Longmans Green, London

Verteilung von Neurosen in Behandlungsinstitutionen

CH. REIMER und J. GROSS

Einleitung

Von einer Epidemiologie der Neurosen würde man eine Antwort auf die Frage „Wie häufig sind Neurosen?" erwarten. Sieht man die Literatur zum Thema durch, so fällt auf, daß in diesem Bereich der Epidemiologieforschung besonders schwerwiegende Probleme bestehen:

1. In der umfangreichen Literatur finden sich ganz widersprüchliche Beschreibungen und Definitionen dessen, was die jeweiligen Untersucher unter dem Begriff „Neurose" verstehen. Zwischen den publizierten Zahlen über Häufigkeiten von Neurosen und den Schwierigkeiten einer exakten Neurosendiagnostik besteht eine große Diskrepanz.

2. Die größten Schwierigkeiten liegen auf dem Gebiet der Methodik bzw. Meßtechnik: Das Hauptproblem dabei ist wiederum die klinische Diagnostik bzw. die diagnostische Unschärfe dessen, was als Neurose zu gelten hat. Dabei spielen sowohl unterschiedliche Neurosenklassifikationen eine Rolle, die sich unter anderem auch nach dem theoretischen Konzept der jeweiligen tiefpsychologischen Schule richten, als auch Abhängigkeiten der Definitionen und Diagnosen von innerpsychiatrischen Entwicklungen, wie z.B. dem Wandel des Psychiatrieverständnisses und seinem Einfluß auf die psychiatrische Diagnostik.

Die Fehleranfälligkeit der klinischen Diagnostik im psychiatrischen Bereich zeigt sich in der oft geringen Übereinstimmung zwischen verschiedenen Psychiatern; wie Ley (1972) gezeigt hat, ist diese Übereinstimmung bei Neurosen und Charakterstörungen besonders gering. Auch andere, mehr situative Faktoren, wie z.B. die Verfügbarkeit therapeutischer Möglichkeiten, mögen für die diagnostische Variabilität mit verantwortlich sein. Ähnlich dürfte auch die hohe Streuung zu erklären sein, die Shepherd et al. (1966) für Raten psychischer Störungen bei der Klientel der von ihnen untersuchten Allgemeinpraktiker fanden: Die höchste Rate war neunmal höher als die niedrigste.

3. Bei der definitorischen Einengung der Neurosen gibt es sowohl Abgrenzungsprobleme gegenüber psychotischen Syndromen wie auch gegen-

über organisch gebahnten Symptomen und psychosomatischen Erkrankungen sowie gegenüber sog. abnormen Persönlichkeiten. Die Dunkelziffer kann sich unter anderem auch dadurch erhöhen, daß neurotische Prozesse bei Alterspatienten entweder zugedeckt sind oder vom Diagnostiker vorschnell auf eine organische Schiene geleitet werden. Die größten Schwierigkeiten liegen jedoch, wie Katschnig u. Strotzka (1977) es formulieren, darin, „daß zwischen dem, was üblicherweise Neurose genannt wird, und alltäglichen normalen seelischen Leidenszuständen keine klar angebbare Grenze besteht."

4. Hinzu kommen objektiv schwer faßbare Faktoren, die aus möglichen Gegenübertragungen in den diagnostischen Prozeß einfließen. Für den Bereich der psychoanalytischen Diagnostik haben sich u.a. Beckmann (1974) sowie Meyer et al. (1969) mit dieser Problematik auseinandergesetzt.

5. Allein schon aus diesen Erwägungen mag deutlich werden, daß in der Epidemiologieforschung im Bereich der Neurosen die Gefahr von Fehlklassifizierungen im Sinne einer Unter- oder Überdiagnostik gegeben ist.

Wenn man die Literaturergebnisse zur Epidemiologie der Neurosen zusammenfaßt, muß man feststellen, daß es zumindest in der Bundesrepublik derzeit wohl keine epidemiologische Untersuchung der Bevölkerung gibt, die Schlüsse über die Zahl der Patienten mit Neurosen sowie auch über Schwere und Dauer von Symptomen bei Neurosen zulassen.

Epidemiologen, wie z.B. Katschnig u. Strotzka (1977), sehen keine methodisch abgesicherte Begründung für die oft vermutete Zunahme der Häufigkeit der Neurosen. Wenn trotzdem viele Kliniker diesen Eindruck haben, liegt es nahe, sich der administrativen bzw. institutionellen Seite des Problems zuzuwenden.

Statistiken aus verschiedenen Ländern zeigen, daß der Anteil der Neurosen an allen psychiatirschen Diagnosen bei Aufnahme in stationär-psychiatrische Einrichtungen bei etwa 10% liegt. Ähnliche Zahlen liegen auch aus einzelnen deutschen Statistiken vor; so fanden z.B. Degkwitz et al. (1973) bei 8% aller Aufnahmen einer psychiatrischen Abteilung eines Hamburger Allgemeinkrankenhauses die Diagnose „Neurose", während in den Baden-Württembergischen psychiatrischen Landeskrankenhäusern der entsprechende Prozentsatz 9,5% betrug.

In Hamburg wurde der Frage nachgegangen, wie häufig Neurosen und verwandte Störungen in zwei entsprechenden Behandlungsinstitutionen sind, ob hier Veränderungen in der Häufigkeit zu beobachten sind, ob sich eventuell auch die Symptomatik im Sinne eines Symptomwandels verändert haben könnte, und welche Einflußvariablen auf diese Prozesse zu diskutieren wären. Zu diesem Zweck wurden die Diagnosen der Hamburger psychiatrischen Universitätsklinik und die des Michael-Balint-Institutes für Psychoanalyse und Psychotherapie in Hamburg in drei Zeitabschnitten im Abstand von jeweils 6 Jahren untersucht: 1964, 1970 und 1976.[1]

In der psychiatrischen Klinik beziehen sich die Diagnosen sowohl auf den Bereich der Kernklinik als auch der Poliklinik während das Michael-Balint-Institut 1964 noch aus Klinik und Ambulanz bestand, danach jedoch ausschließlich als Ambulanz arbeitete.

Die Diagnosen wurden den Aufnahmebüchern bzw. Ambulanz- oder Poliklinikkarten dieser Institutionen entnommen. In der psychiatrischen Klinik wurden in den drei Zeiträumen insgesamt 10.716 und im Michael-Balint-Institut 941 Diagnosen verzeichnet.

Ergebnisse

In Tabelle 1 ist der Anteil der Psychosen unter den Patienten der psychiatrischen Universitätsklinik und Poliklinik in den drei genannten Zeiträumen dargestellt. Es wurden gerade diese Jahre gewählt, weil auch der eventuelle Einfluß des Klinikdirektors auf die Diagnostik mit untersucht werden sollte.

1964 war Bürger-Prinz Direktor der Klinik; 1970 gab es einen Wechsel in der Klinikleitung; das Jahr 1976 bot sich zu einem Vergleich mit den beiden vorgenannten Zeiträumen an.

Aus der Tabelle 1 ist zu entnehmen, daß sich der prozentuale Anteil der Psychosen in der Klinik, besonders aber in der Poliklinik, verändert

Tabelle 1. Anteil der Psychosen unter den Patienten der psychiatrischen Universitätsklinik und Poliklinik Hamburg 1964/1970/1976

	Klinik		Poliklinik	
1964 (n =1857)	625	(33,6 %)	1964 (n = 1989)	214 (10,7 %)
1970 (n = 2030)	494	(24,3 %)	1970 (n = 1823)	174 (9,5 %)
1976 (n = 1477)	454	(30,7 %)	1976 (n = 1540)	55 (3,6 %)
χ^2 signifikant bei	p = 0,001		p = 0,001	

---

1 Wir danken Frau Dr. I. Angermann vom Michael-Balint-Institut für ihre Hilfe bei der Erstellung der diagnostischen Kategorien

hat: Der Kategorie der Psychosen wurden nur diejenigen Diagnosen zugeordnet, aus denen eindeutig eine psychotische Erkrankung zu entnehmen war. Danach betrug der Anteil der Psychotiker in der Klinik 1964 und 1976 etwa 1/3 der gesamten Patienten, 1970 nur 1/4. In der Poliklinik dagegen hat der Anteil der Psychotiker bemerkenswert abgenommen, besonders in dem Zeitraum von 1970 bis 1976.

Zum Verständnis dieser und auch der folgenden Zahlen muß erwähnt werden, daß die Poliklinik 1964 und 1970 von Nervenärzten geleitet wurde, die über keine psychotherapeutische Zusatzausbildung verfügten, während der Leiter der Poliklinik seit Ende 1973 ein Psychoanalytiker ist.

Tabelle 2. Anteil der reaktiven Erkrankungen unter den Patienten der psychiatrischen Universitätsklinik und Poliklinik Hamburg 1964/1970/1976

Klinik		Poliklinik	
1964 (n = 1857)	61 (3,3 %)	1964 (n = 1989)	112 (5,6 %)
1970 (n = 2030)	169 (8,3 %)	1970 (n = 1823)	236 (12,9 %)
1976 (n = 1477)	160 (10,8 %)	1976 (n = 1540)	537 (34,9 %)

χ^2 signifikant bei p = 0,001   p = 0,001

In Tabelle 2 ist der Anteil der reaktiven Erkrankungen unter den Patienten der Klinik dargestellt. Unter reaktiven Erkrankungen wurden Diagnosen, wie „Neurosen", „neurotische Entwicklung", „Konfliktreaktionen", „reaktive Depression" und andere, zahlenmäßig nicht weiter ins Gewicht fallende Diagnosen aufgeführt. Es zeigte sich, daß sich der Anteil dieser Störungen in der Klinik von 1964 bis 1976 mehr als verdreifacht, in der Poliklinik aber versechsfacht hat, wobei der entscheidende Anstieg wiederum in die Zeit zwischen 1970 und 1976 fällt.

Greift man aus der Gruppe der reaktiven Erkrankungen die diagnostische Zuordnung „Neurose" bzw. „neurotische Entwicklung" heraus, so ergibt sich folgendes Bild (Tabelle 3):

Die Diagnose „Neurose" hat sich in der Klinik in den drei genannten Zeiträumen verfünffacht, während in der Poliklinik 1976 achtmal häufiger eine entspechende Diagnose gestellt wurde als 1964. Auch hier liegt die entscheidende Zunahme wieder zwischen 1970 und 1976.

Eine weitere Gruppe innerhalb der reaktiven Erkrankungen wurde als „Konfliktreaktion" klassifiziert (Tabelle 4).

Tabelle 3. Anteil der Diagnose „Neurose" bzw. „neurotische Entwicklung" an den Gesamtdiagnosen in der psychiatrischen Universitätsklinik und Poliklinik Hamburg 1964/1970/1976

Klinik		Poliklinik	
1964 (n = 1857)	17 (0,9 ‰)	1964 (n = 1989)	23 (1,2 ‰)
1970 (n = 2030)	65 (3,2 ‰)	1970 (n = 1823)	36 (1,9 ‰)
1976 (n = 1477)	73 (4,9 ‰)	1976 (n = 1540)	145 (9,4 ‰)

χ^2 signifikant bei   p = 0,001   p = 0,001

Tabelle 4. Anteil der Diagnose „Konfliktreaktion" an den Gesamtdiagnosen in der psychiatrischen Universitätsklinik und Poliklinik Hamburg 1964/1970/1976

Klinik		Poliklinik	
1964 (n = 1857)	12 (0,6 ‰)	1964 (n = 1989)	29 (1,4 ‰)
1970 (n = 2030)	30 (1,5 ‰)	1970 (n = 1823)	65 (3,6 ‰)
1976 (n = 1477)	25 (1,7 ‰)	1976 (n = 1540)	100 (6,5 ‰)

χ^2 signifikant bei   p = 0,05   p = 0,001

Unter „Konfliktreaktion" wurden die Diagnosen gefaßt, in denen das Wort „Konflikt" oder auch „Problematik" wörtlich in der Diagnose vorkam, wie zum Beispiel „Ehekonflikt", „neurotischer Konflikt" und „Pubertätskonflikt". Diese diagnostische Zuordnung hat sich in der Klinik im Laufe der drei Zeiträume verdreifacht und in der Poliklinik etwa verfünffacht.

Aus den ersten 4 Tabellen, die sich auf die psychiatrische Klinik beziehen, wird deutlich, daß der Anteil der reaktiven Erkrankungen an den Gesamtdiagnosen im Laufe der Jahre erheblich zugenommen hat, wobei allerdings zu bemerken ist, daß kaum eine differenziertere Klassifikation der Neurosen erfolgte.

Um die Frage eines eventuellen Gestaltwandels neurotischer Krankheitsbilder, soweit sie sich an der Diagnose festmachen läßt, näher zu untersuchen, wurden zusätzlich die diagnostischen Zuordnungen im Hamburger psychoanalytischen Institut (Michael-Balint-Institut) in den gleichen Zeiträumen untersucht, weil hier eine differenziertere Klassifikation zu erwarten war. Vorauszuschicken ist, daß das Balint-Institut ein Ausbildungsinstitut der Deutschen Psychoanalytischen Vereinigung ist und damit eine bestimmte tiefenpsychologische Schule kennzeichnet, was sich selbstverständlich in der Diagnostik niederschlägt.

Tabelle 5. Diagnostische Zuordnungen im Hamburger psychoanalytischen Institut (Michael-Balint-Institut) 1964/1970/1976

	Klassisch-psychoanalytische Diagnosen [a]	Andere bzw. nicht näher klassifizierbare Diagnosen	Keine diagnostische Zuordnung
1964 (n = 252)	138 (54,8%)	25 (9,9%)	89 (35,3%)
1970 (n = 226)	125 (55,3%)	54 (23,9%)	52 (23,0%)
1976 (n = 463)	108 (23,3%)	186 (40,2%)	169 (36,5%)

χ^2 signifikant bei   p = 0,001   p = 0,001

[a] Im Sinne der Neurosenklassifikation von Fenichel

Die Tabelle 5 zeigt zunächst eine Grobaufteilung in „klassisch-psychoanalytische Diagnosen" im Sinne der Neurosenklassifikation von Fenichel (1974–77) und in andere, nicht in dieses Klassifikationsschema passende Diagnosen.

Bemerkenswert erscheint hierbei, daß zwischen 1970 und 1976 der Anteil der „klassisch" zuzuordnenden Diagnosen erheblich zurückgegangen ist, und zwar von 55 auf 23%. Dagegen hat zumindest nach diesem groben Schema der Anteil der anderen bzw. nicht näher klassifizierbaren Störungen ganz erheblich zugenommen, und zwar von 10% (1964) über 24% (1970) auf mehr als 40% (1976). In allen drei Jahrgängen blieb ein nicht unerheblicher Prozentsatz der Krankheitsbilder ohne diagnostische Zuordnung.

Tabelle 6 zeigt die spezielle diagnostische Zuordnung der Neurosen. Dabei wird deutlich, daß die Hysterien bzw. Konversionssymptome als Diagnose abgenommen haben; ebenso und noch in erheblich stärkerem Umfang die Charakterneurosen. Die Diagnose einer Charakterstörung hat sich in den drei Zeiträumen nicht wesentlich verändert. Dagegen finden sich unter den Diagnosen seit 1970 sog. Mischdiagnosen, die allerdings zu 1976 hin auch abgenommen haben. Unter „Mischdiagnosen" wurden Dia-

Tabelle 6. Spezielle diagnostische Zuordnung der Neurosen (Hamburger psychoanalytisches Institut 1964/1970/1976)[a]

	Hysterien / Konversionssymptomatik	Charakterneurosen	Charakterstörungen	Mischdiagnosen	Organneurosen
1964 (n =252)	31 (12,3 %)	50 (19,8 %)	16 (6,3 %)	—	21 (8,3 %)
1970 (n =226)	18 (8,0 %)	22 (9,7 %)	24 (10,6 %)	26 (11,5 %)	6 (2,6 %)
1976 (n=463)	16 (3,5 %)	3 (0,6 %)	27 (5,8 %)	16 (3,5 %)	9 (1,9 %)

[a] Phobien, Zwangsneurosen, Perversionen/Sexualstörungen, Angstneurosen und neurotische Depressionen sind wegen zu geringer Fallzahlen nicht mit berücksichtigt

Tabelle 7. Aufteilung der nicht nach speziell neurosenpsychologischen Gesichtspunkten klassifizierbaren Störungen (Hamburger psychoanalytisches Institut 1964/1970/1976)

	Psychiatrische Diagnosen	Nicht näher klassifizierbare Störungen	Borderline	Narzißtische Störung
1964 (n =252)	5 (2,0 %)	20 (7,9 %)	—	—
1970 (n =226)	11 (4,9 %)	40 (17,7 %)	1	2 (0,9 %)
1976 (n =463)	6 (1,3 %)	155 (33,5 %)	9	16 (3,5 %)

gnosen verstanden, wie z.B. „depressiv-hysterische Neurose" oder komplizierter zusammengesetzte, mehr beschreibende Diagnosen, aus denen keine eindeutige inhaltliche Gewichtung zu entnehmen war. Der Anteil der „Organneurosen" hat seit 1964 ebenfalls erheblich abgenommen.

In Tabelle 7 ist dargestellt, wie sich die Diagnosen verteilen, die sich nicht in das Klassifikationsschema von Fenichel einfügen lassen.

In allen drei Jahrgängen ist nur ein sehr geringer Prozentsatz von Patienten mit psychiatrischen Diagnosen versehen worden. Die Diagnosen „Borderline" und „narzißtische Störung" tauchen zum ersten Mal 1970 auf und haben 1976 zugenommen.

Der Anteil der nicht näher klassifizierbaren Störungen — wieder bezogen auf das Klassifikationsschema von Fenichel — hat sich von 1964 bis 1976 mehr als vervierfacht.

Tabelle 8. Diagnostische Zuordnung außerhalb der klassisch-psychoanalytischen Klassifikation

	Symbiose-, Individuations-, Separationsproblematik	Identitätskrise	Frühe Störung	Ödipale Problematik	Eheprobleme	Nicht weiter kategorisierbare Diagnosen
1964 (n=252)	—	—	—	—	—	20 (7,9%)
1970 (n=226)	3 (1,3%)	3 (1,3%)	1 (0,4%)	3 (1,3%)	2 (0,9%)	28 (12,4%)
1976 (n=463)	15 (3,2%)	16 (3,5%)	11 (2,4%)	10 (2,2%)	8 (1,7%)	95 (20,5%)

Tabelle 8 stellt den Versuch dar, diese nicht näher klassifizierbaren Störungen inhaltlich weiter zu kategorisieren. Dabei zeigt sich, daß die ersten fünf Diagnosegruppen: „Symbiose-, Individuations-, Separationsproblematik", „Identitätskrise", „frühe Störung", „ödipale Problematik", „Eheprobleme" 1964 überhaupt nicht aufgetaucht sind. 1970 waren sie in nur geringem Umfang, 1976 dagegen in allen Gruppen in deutlicherem Umfang vertreten, was besonders für den Begriff der frühen Störung gilt.

Wenn auch die z.T. sehr geringen Fallzahlen sicher statistisch keine relevanten Aussagen zulassen, erscheint es doch berechtigt, hieraus einen Trend hinsichtlich der psychoanalytischen Diagnostik abzuleiten.

Übrig blieb eine nun nicht weiter kategorisierbare Restgruppe von Diagnosen, die ebenfalls von 1964 bis 1976 deutlich zunahm.

Diskussion

Am Thema der Epidemiologie der Neurosen im Sinne einer administrativen Studie wurde in zwei einschlägigen Hamburger Behandlungsinstitutionen der Frage nachgegangen, wie häufig Neurosen bzw. bestimmte Neurosen in diesen Institutionen vorkommen.

Die gewonnenen Daten können natürlich keine Ausage darüber erlauben, ob die Neurosen wirklich zugenommen haben bzw. ob ein Symptomwandel in den neurotischen Krankheitsbildern eingetreten ist.

Faßbar wurde jedoch ein deutlicher Wandel in der diagnostischen Zuordnung: Die Diagnostik ist in Klinik und Poliklinik psychodynamischer geworden, d.h., daß Neurosen häufiger in den Diagnosen verzeichnet wurden. Dieser Prozeß ist besonders deutlich in der Poliklinik geworden. Spätestens hier stellt sich die Frage, welche Einflußvariablen diesen Veränderungsprozeß mitbedingt haben könnten.

Ob die berichteten Veränderungen eine Bestätigung des klinischen Eindrucks über die Zunahme von Neurosen sein können, ist ungewiß. Folgende Überlegungen sollten jedoch in diesem Zusammenhang zur Diskussion gestellt werden:

1. Der Einfluß des Klinikdirektors bzw. des Leiters der Poliklinik auf die Diagnostik ist – wie schon Häfner et al. (1967) zeigen konnten – nicht zu unterschätzen.

Zu einem ähnlichen Schluß kommen Müller u. Hütter (1978, Einflußgrößen psychiatrischer Krankenhausdiagnosen, unveröffentlicht), die ebenfalls meinen, daß der Klinikdirektor einen Einfluß auf die relative Häufigkeit der Zuteilung bestimmter Diagnosen über seine Mitarbeiter in seiner Klinik hat. Allerdings halten sie den Direktor nicht für eine bedingende, sondern für eine intervenierende Variable.

Wie bereits erwähnt, ist der Einfluß des Leiters aus den vorliegenden Daten sichtbar geworden, besonders in der Poliklinik, die 1973 von einem Psychoanalytiker übernommen wurde. Andererseits muß dazu auch angeführt werden, daß sich seitdem die Klientel der Poliklinik, die durch Einführung einer Gesprächsterminsprechstunde nun überwiegend von Patienten mit neurotischen Erkrankungen benutzt wird, verändert hat.

2. Ferner rotieren ältere und erfahrene Assistenten in die Poliklinik, die entweder bereits psychotherapeutisch ausgebildet sind oder in einer entsprechenden Weiterbildung stehen, und von daher sicher eher geneigt sind, eine psychodynamisch orientierte Diagnostik zu betreiben. Hinzu kommt auch noch, daß die niedergelassenen Nervenärzte und auch andere Ärzte über die so neu strukturierte Poliklinik ein ambulantes psychotherapeutisches Versorgungsangebot sehen und entsprechende Patienten vermehrt in die Poliklinik schicken.

3. Eine weitere Erklärung für die gewandelte Diagnostik mag darin liegen, daß sich die Assistentenschaft in der Hamburger Psychiatrie hinsichtlich ihres diagnostischen Verständnisses und auch ihrer Ausbildung erheblich gewandelt hat:

Fast alle Assistenten der Klinik befinden sich in einer speziellen psychotherapeutischen Weiterbildung, in der Regel zur Zusatzbezeichnung „Psychotherapie".

Dagegen gab es im Zeitraum von 1964 bis 1970 in der Hamburger Klinik keinen Psychotherapeuten.

Der durch die Psychotherapieweiterbildung so veränderte Identitätsbildungsprozeß des psychiatrischen Assistenten dürfte sich zweifellos auch in seiner Diagnostik niederschlagen.

4. Auch bestimmte gesellschaftliche Einflüsse, wie zum Beispiel die Tatsache, daß über Neurosen und psychogene Erkrankungen allgemein,

z.B. in den Massenmedien, sehr viel mehr berichtet und kommuniziert wird, dürften dazu geführt haben, daß viele dieser Patienten ihre Hemmschwelle gegenüber einer Behandlung eher abgebaut und mehr den Weg in entsprechende Institutionen gefunden haben als früher.

5. Bei den Daten aus dem Hamburger psychoanalytischen Institut fällt auf, daß in den drei untersuchten Zeiträumen hinsichtlich der diagnostischen Zuordnung die sogenannten „klassischen" Neurosen stark abgenommen haben, daß dagegen die neurotischen Störungen, die sich in dieses Klassifikationsschema nicht einfügen lassen, stark zugenommen haben.

Bei der Diskussion dieser Entwicklung ist — wie auch an den einzelnen diagnostischen Einteilungen sichtbar werden konnte — zu berücksichtigen, in welch beachtlichem Umfang die Weiterentwicklung der psychoanalytischen Theorie die weitere Diagnostik beeinflußte.

Wir meinen damit zum Beispiel die Entwicklung des Narzißmuskonzeptes (Kohut 1973) sowie die psychoanalytischen Befunde zu den sog. frühen Störungen, wie sie z.B. von Mahler (1972), Jacobsen (1973) u.a. vorgestellt wurden.

Die neuen theoretischen Aspekte haben das diagnostische Interesse der Psychoanalytiker auch mehr auf die sog. frühen Störungen gelenkt. Diese Weiterentwicklung der psychoanalytischen Theorie und Behandlungspraxis hat dazu geführt, „daß die Vertiefung einzelner Aspekte den Blick für eine umfassende Klassifikation versperrt" (Reimer u. Burzig 1978).

Dabei scheint gerade eine einheitliche Klassifikation eine Grundvoraussetzung für einen besseren Zugang zur Epidemiologie der Neurosen zu sein, d.h. — wie Pohlen es formuliert hat —: „Klinische Erfahrung muß von Psychoanalytikern aufgearbeitet werden, um daraus ein valides Klassifikationssystem zu entwickeln, das den besonderen Anforderungen des diagnostischen Kommunikationsprozesses gerecht wird" (Pohlen et al. 1978, Psychoanalyse und Psychiatrie in Divergenz?, unveröffentlicht).

Es scheint, daß die zuvor erwähnte psychoanalytische Literatur (Kohut, Mahler, Jacobsen u.a.) zu rasch in die Diagnostik eingeht, daß u.a. auch dadurch die diagnostische Verunsicherung des Untersuchers steigt, was man auch an einem „Längerwerden" entsprechender Diagnosen bemerken kann, und daß insgesamt ein Nosologiezerfall zu beobachten ist, der sich z.B. an der Konfrontation der klassischen psychoanalytischen Diagnostik mit den neueren Tendenzen bemerkbar macht, wenn man zum Beispiel an den Streit „Ödipuskomplex" versus „frühe Störung" denkt. Es fehlt ein nosologisches Schema, das diese neuen theoretischen Entwicklungen nicht konfrontierend zur klassischen Diagnostik handhabt, sondern in ein umfassenderes Klassifikationssystem integriert.

Die eingangs gestellte Frage: Wie häufig sind Neurosen? kann hier im epidemiologischen Sinne nicht beantwortet werden. Es wurde aber versucht, dieser Frage in zwei entsprechenden Behandlungsinstitutionen nachzugehen und Einflußvariablen zu beschreiben, die die Häufigkeit der Neurosen in diesen Institutionen mitbestimmen können. Dabei scheint es, daß die institutionelle Seite des Problems „Epidemiologie der Neurosen" noch nicht genügend geklärt ist und daß vor allem ein schulenübergreifendes reliables Klassifikationssystem der Neurosen erarbeitet werden müßte, um auch den Epidemiologen für Felduntersuchungen verläßlichere Meßinstrumente an die Hand zu geben.

Literatur

Beckmann D (1974) Der Analytiker und sein Patient. Huber, Bern
Degkwitz R, Römer K, Rudolph W, Schulte PW (1973) Die Verteilung psychiatrischer und neurologischer Krankheitsformen in Nervenarztpraxen und psychiatrischen Großkrankenhäusern. Spektrum 4: 114–115
Fenichel O (1974–1977) Psychoanalytische Neurosenlehre, Bd 1–3. Walter, Olten Freiburg/Br
Häfner H, Cesarino AC, Cesarino-Krantz M (1967) Konstanz und Variabilität psychiatrischer Diagnosen über sechs Jahrzehnte. Soc Psychiatry 2: 14–25
Jacobsen E (1973) Das Selbst und die Welt der Objekte. Suhrkamp, Frankfurt aM
Jacobsen E (1977) Depression. Suhrkamp, Frankfurt aM
Katschnig H, Strotzka H (1977) Epidemiologie der Neurosen und psychosomatischen Störungen. In: Blohmke M, Ferber C von, Kisker K-P, Schaefer H (Hrsg) Handbuch der Sozialmedizin, Bd 2. Enke, Stuttgart, S 272–310
Kohut H (1973) Narzißmus. Suhrkamp, Frankfurt aM
Ley P (1972) The reliability of psychiatric diagnosis: Some new thoughts. Br J Psychiatry 121: 41–43
Mahler MS (1972) Symbiose und Individuation. Stuttgart, Klett
Mahler MS, Pine F, Bergman A (1978) Die psychische Geburt des Menschen. Fischer, Frankfurt aM
Meyer AE, Otte H, Seeberger H-J, Speidel H, Zenker R (1969) Die Inter-Beobachter-Übereinstimmung für die psychoanalytische Einordnung von Charakter- und Verhaltensbeschreibungen. Psyche 23: 824–837
Reimer C, Burzig G (1978) Klassifikation psychischer Störungen aus psychoanalytischer Sicht. Nervenarzt 49: 261–267
Shepherd M, Cooper B, Brown AC, Kalton G (1966) Psychiatric illness in general practice. Oxford University Press, London

Entstehung

Bedingungen neurotischer Entwicklung
Mit Untersuchungen zur Kindheitserfahrung
von neurotischen und homosexuellen Patienten

W. BRÄUTIGAM

Aussagen über die Bedingungen neurotischer Störungen in der Kindheit finden sich in zahlreichen kasuistischen Arbeiten und auch in theoretischen Werken. Eine umfassende und wissenschaftlich aussagekräftige Bearbeitung der Bedingungen neurotischer Entwicklungen steht jedoch noch aus. Das ist erstaunlich, denn Neurosen sind bei epidemiologischen Untersuchungen zahlenmäßig an der Spitze seelischer Störungen zu finden. Für die psychotherapeutische oder medikamentöse Behandlung von Neurosen wird viel aufgewendet, und die Auswirkungen von neurotischen Störungen sind durch Einschränkungen der Leistungsfähigkeit nicht nur ökonomisch bedeutsam, die damit verbundenen Auswirkungen in Familie, Beruf und Gesellschaft sind erheblich. Trotzdem wird in die systematische Erforschung der Ursachen neurotischer Störungen, die ja eine Prophylaxe voraussetzt, im Vergleich mit anderen psychischen Störungen, etwa den Psychosen, relativ wenig investiert.

Wenn man von der aus der klinischen Erfahrung stammenden klassischen Hypothese Sigmund Freuds ausgeht, der ein Ergänzungsverhältnis von Anlage und Umwelteinflüssen bei der Neurose annahm, so läßt sich in den letzten Jahren ein gewisser Erkenntnisfortschritt im Hinblick auf den Anlagefaktor feststellen. Dieser Fortschritt ist im Hinblick auf Umwelteinflüsse nicht festzustellen, obwohl in zahllosen psychoanalytischen Behandlungen neurotische Bedingungen der äußeren und inneren Lebensgeschichte zur Sprache kommen. Die Erlebnisse in der frühen und späteren Kindheitsentwicklung sowie den weiteren Entwicklungsphasen sind in all diesen Behandlungen zentrales Thema. Das Gewicht und die Art der einwirkenden Umwelteinflüsse werden jedoch höchst unterschiedlich interpretiert. Eigene Erkenntnisinteresssen, etwa die Anprangerung bestimmter sozialer Mißstände als Neurosenursache oder neugeborene Theoriebegriffe, wie Narzißmus und Borderline, gehen nicht nur in die Beschreibung der Neurosen selbst ein, sie sind Teil das ätiologischen Konstruktes, z.B. der Gewichtung des ersten Lebensjahres. Die Untersucher scheinen sich hier selbst im Wege zu stehen; die Einstellung ihrer Wahrnehmung, der theoretische Hintergrund ihrer Beschreibung und ihre Bewertungen wirken sich, gerade wenn sie nicht reflektiert werden, als eine den Erkenntnisfortschritt behindernde affirmative Einstellung aus.

Für eine Weiterentwicklung der Erforschung von Umweltbedingungen bieten sich gegenwärtig epidemiologische Untersuchungen und Feldforschungen neu an. Gerade bei der Neurose ist aber die für die epidemiologische Forschung überhaupt grundlegende Frage, was im Nenner steht, d.h. was hier als Neurose gezählt wird, zu problematisieren (Katschnig u. Strotzka 1975/76). Transkulturelle Untersuchungen und psychohistorische Forschungen, die die Auswirkungen der Erziehungspraktiken bestimmter Epochen bearbeiten, und die empirische Erforschung von klinischen Krankheitsgruppen sowie relativ bestimmbarer Kindheitssituationen (Heimkinder, Diskordanzanalyse von adoptierten Zwillingen etc.) sind sicher aussichtsreich. Nicht weniger wichtig und grundlegend erscheint es aber, die besondere Dimension zu erarbeiten, in der das Zustandekommen von Anlage und Umwelt in der Neurosenentstehung zu denken ist. Bei Anlage und Umwelt handelt es sich ja um zwei höchst ungleiche Einflußfaktoren, deren einfache Addition im Hinblick auf psychische Entwicklungen eine Selbsttäuschung enthält, wie zu zeigen sein wird.

Neurosenbegriff in psychoanalytischer Betrachtung

Daß eine deutsche psychiatrische Fachgesellschaft auf einer wissenschaftlichen Tagung das Thema Neurosen behandelt, ist nicht selbstverständlich. Als Student in Hamburg und als Assistent an einer Universitätsklinik in Heidelberg habe ich noch psychiatrische Kliniken erlebt, wo das Wort Neurose nicht benutzt werden durfte. Noch heute tun sich manche psychiatrische Kliniken unseres Landes schwer mit dem Gebrauch dieses Begriffes. Das ist wohl nicht zufällig und auch nicht mit dem medizinhistorischen Bedeutungswandel dieses Begriffes von Cullen bis in die Gegenwart (s. dazu Bräutigam 1978, S. 105) zu erklären, sondern mit der Innovation, die mit dem Begriff verbunden ist.

Neurose ist Paradigma einer dramatischen Erweiterung des auf das Körperliche beschränkten Krankheitsbegriffes, wie er aus dem vorigen Jahrhundert auf uns gekommen ist. Bei der Neurose tritt Krankheit als innerer Konflikt und Entwicklungsstörung der Persönlichkeit auf, die durch Einschränkungen des emotionalen und des zwischenmenschlichen Bereiches charakterisiert ist. Neurotische Krankheit besteht in Abwandlungen der sozialen und inneren Entfaltung des Menschen, bei der Reste verbliebener Kindlichkeit (Fürstenau 1971) unter Entwicklungsanforderungen der Adoleszenz und des Erwachsenenalters zu Konfliktsituationen führen, die sich dann in einer seelischen oder körperlichen Symptomatik manifestieren. Neurosen sind positiv zu diagnostizieren, sie stehen nicht für alle nicht-organischen oder nicht-psychotischen Störungen.

Was nun die Entstehung der Neurosen betrifft, so ist es auch heute kaum zu umgehen, mit Freud zu beginnen. Er hat nicht nur die theoretischen Modellvorstellungen gegeben, sondern auch in seinen inhaltlichen Aussagen die bis heute wirkenden Anstöße. Freud hat zunächst eine traumatische Verursachung der Neurosen angenommen und die Störung in einem energetischen triebdynamischen Modell gefaßt. Durch das Trauma wird dem seelischen Apparat eine zu große Erregungsmenge zugeführt, wobei diese Traumen zu einem Affektstau führen sollen.

Wir haben ein solches pseudoenergetisches Modell in den letzten Jahrzehnten noch einmal unter dem Streßbegriff erlebt. Erwin Straus (1978) hat einmal den Forscher beschrieben, der sich wie eine Tauchente verhalte, indem er, wenn er mit psychologischen Erklärungen in Schwierigkeiten gerate, beim Herannahen dieser Gefahr unter die Oberfläche der Biologie untertauche. Die methodisch sicher unzulässige Beschreibung seelischer Vorgänge als energetische Abläufe fand stets Kritiker, von Binswangers (1957) Neuinterpretation der Freudschen Idee des homo natura bis zur Annahme von Habermas (1968), Freud sei einem szientistischen Selbstmißverständnis zum Opfer gefallen. Das Festhalten an physikalischen Begriffen und neurophysiologischen Erklärungen bei Freud kann als zügelndes Gegengewicht und Festhalten an vertrauten physiologischen Denkmustern verständlich gemacht werden, verstehbar angesichts seines außerordentlichen Vorstoßes in die uferlosen Weiten der Individualgeschichte und seiner Nöte mit einer Welt von Bildern, Mythen und Widersprüchen, die er in seinen Patienten entdeckte.

Freud hat parallel zu dem triebdynamischen Bild immer schon ein psychologisches Erklärungsmuster gegeben: Erinnerungsspuren oder Vorstellungen der Vergangenheit, „Reminiszenzen", die nicht gelöscht werden, sondern weiter wirken, werden für Neurosen verantwortlich gemacht. Damit ist die wichtigste Dimension der Psychoanalyse genannt, nämlich die lebensgeschichtlichen Erfahrungen des Subjektes. In einer großen und produktiv genutzten Krise seiner Entdeckungsreise hat Freud sich von der traumatischen Verursachung der Hysterie, die er zunächst auf die sexuelle Verführung des Kindes durch die Eltern zurückführte, gelöst. Indem er die Verführung als innere Realität und produktive Gestaltung, als Vorstellungsrepräsentanz charakterisierte, hat er eine entschiedene Zuwendung zu dem vollzogen, was wir heute die innere Lebensgeschichte (Binswanger 1928) nennen. Er hat nach dieser Krise die Entstehung der Neurose dann als ein Triebschicksal beschrieben, das in relativer Autonomie von der Umwelt ablaufe (Rapaport 1959). Wenn er am Anfang die äußeren Ursachen, vielleicht unter dem Eindruck seiner eigenen physikalischen Modellvorstellungen, überschätzt hat und später vielleicht unterschätzte und auch in seinen Krankengeschichten wenig hervorhebt, sollten wir heute vielleicht genug Abstand haben, um beiden gerecht werden zu können. Es bleibt aber die schon erwähnte Fragestellung, wie das Zusammenkommen von Ich und Umwelt gedacht und begrifflich gefaßt wird.

Wenn wir davon ausgehen, daß jede Wahrnehmung, so auch die des Kindes von seinen Eltern, eine aktive, gestaltende und selektive Leistung ist, mit den in gewissen Grenzen möglichen, jeweils eigenen Bedeutungssetzungen, die die äußeren Ereignisse zu repräsentativen Erlebnis- und Sinnzusammenhängen zusammentreten lassen, so ist diese historische Erfahrungsbildung kaum unter dem Ursachebegriff oder einem Reiz-Reaktions-Modell zu fassen. Was zu einer Vorstellungsrepräsentanz im Sinne von Freud, zu einem repräsentativen Erlebnis (Erwin Straus) wird, ist jeweils eine besondere Sinnentnahme. Was Reiz, was Streß oder Tauma wird, ist in der historischen Modalität der Erlebniswelt beschlossen, nicht umgekehrt (Erwin Straus 1978, S. 25) im faktischen äußeren Geschehen.

Für das Verständnis neurotischer Störungen ist nun festzustellen, daß die Sinnentnahme mehr oder weniger durch subjektive Bedeutungssetzung geformt sein kann. Sie kann unter extremen Bedingungen (Isolierung, Trennung, Kaspar-Hauser-Situationen) zum Zwang einer negativen Sinnentnahme z.B. des inneren Alleinseins, des Mißtrauens, des Rückzugs auf das eigene Ich etc. führen.

Andererseits mag die besondere Bedürftigkeit des Kindes, das auf menschliche Nähe in einer Umwelt ausgerichtet ist, die Wärme, Schutz und kontinuierliche Beziehung bietet und für Frustrationen und Konflikte besonders anfällig ist, einen solchen relativen Zwang zur negativen Sinnentnahme nahelegen. Jedenfalls hat Freud in der ihm eigenen Sprache von den frühen Libidoregungen gesprochen, die die Kinder für immer ungesättigt bleibend erscheinen lassen, und von der Gier der inkommensurablen kindlichen Libido, die dazu führen könne, daß Enttäuschungen und Ambivalenz das Regelrechte seien (Freud 1948, S. 524–537). Hier wird angesichts der westlichen Sozialisationsbedingungen eine Diskrepanz von kindlichen Bedürfnissen und äußeren Gegebenheiten beschrieben, die nicht die Frage der Neurosenentstehung, sondern das Problem aufwirft, warum die Mehrzahl der Menschen nicht neurotisch werden. Offenbar ist weder die endogene, zur Neurose führende Reizschwelle für Umwelteinflüsse so niedrig anzusetzen, noch sind extreme traumatische Bedingungen (Kaspar-Hauser-Situation, Heimunterbringung, Trennung etc.) so häufig in unserer Gesellschaft, daß eine Neurose bei jedem eintreten muß. Das läßt der biographischen Forschung Raum, die den internen Stellenwert vielleicht alltäglicher und ubiquitärer Ereignisse für eine neurotische Sinnentnahme beachtet, einer subjektiv nur historisch nachzuvollziehenden, in der Freiheit des Subjektes liegenden Antwort auf die Fragen der Umwelt.

Wichtig erscheint es uns noch, im Sinne des epigenetischen Modells von Erikson (1971) auf die unterschiedlichen Entwicklungsstufen der Erfahrungsbildung hinzuweisen. Im Hinblick auf die lebensgeschichtliche

Entwicklung ist nicht von einer neutralen und gleichmäßigen Zeitstrecke auszugehen, sondern von unterschiedlichen Funktionsstufen der leiblichen und seelischen Reifung in den verschiedenen Lebensaltern mit jeweils eigenen Thematisierungen und bedeutsamen Wechselwirkungen des Subjektes mit seiner Umwelt. Das bedeutet, daß es Knotenpunkte der Entwicklung gibt, die kritische Momente für repräsentative, nicht beliebig wieder umkehrbare und auszugleichende Erfahrungen darstellen.

Neurosenursachen in lerntheoretischer Sicht

Wie jedes Verhalten wird auch neurotisches Verhalten in der Sicht der Lerntheorie grundsätzlich als erlerntes Verhalten interpretiert. Als Lernen wird dabei „jede dauerhafte Etablierung oder Veränderung von exterozeptiven und interozeptiven Verhaltensweisen verstanden, die als Folge von Übung oder Erfahrung auftritt" (Ringler 1975). Gelernt wird im Rahmen des Pawlowschen Modells der klassischen Konditionierung, d.h. durch Lernen an Signalen und durch instrumentelle Konditionierung, z.B. durch Lernen am Erfolg, d.h. durch äußere Bedingungen, die eine Reaktionsweise verstärken oder hemmen. Durch Belohnung bzw. durch zustimmendes Verhalten oder durch Bestrafung eines Verhaltens kann eine Reaktion positiv oder negativ verstärkt werden.

Als Beispiele neurotischer Störungen werden von der Lerntheorie meist Phobien, z.B. Schlangenphobien, Hundephobien, herangezogen und auch Zwangssymptome. Phobien werden als erlernte Reaktionen auf primär angstauslösende Reize aufgefaßt, die aber nicht wie normalerweise abklingen, sondern fortbestehen, weil sie mit angstunterhaltenden Reizen assoziiert werden (operantes Konditionieren). So werden der erste Anblick einer Schlange, Spinne oder eines Hundes und die angstauslösende Situation assoziiert etwa mit einer Überstimulation durch Reize auf allen Gebieten oder durch Reize, die in ihrer motivationalen Tendenz bzw. durch kognitive Dissonanz nicht miteinander vereinbar sind. Damit sollen die Bedingungen gegeben sein, die Angstreaktionen als phobisches Verhalten aufrecht erhalten.

Die Lerntheorie hat ihre Stärke in experimentellen Daten, die durch Untersuchungen bei Tieren, meist durch Hunde- oder Rattenversuche, gewonnen sind. Das Problem der Übertragbarkeit des lerntheoretischen Modells, das in Tierexperimenten gewonnen wurde, auf klinische Phobien und natürliche Lebenssituationen ist nicht leicht zu lösen. Die meisten wissenschaftlichen Arbeiten und Bücher stützen sich mehr auf grundsätzliche Ausführungen zur Lerntheorie und tierexperimentelle Daten als auf klinische Beispiele, die die Bedingungen der Neurosenentstehung im einzelnen Fall oder an einer größeren Gruppe aufzeigen. Gerade wenn man das Prinzip der Lerntheorie festhält, nämlich, daß nur das, was operationalisierbar und experimentell überprüfbar ist, als gesichert angesehen werden kann, kommt man im empirischen Wissen über Neurosenverursachung nicht weit. Häufig werden sekundäre Reaktionen auf die Neurosen, das allgemeine Vermeiden des Phobikers, der sekundäre Krankheitsgewinn des Zwangskranken als Neurosenursachen in den Vordergrund gestellt. Eine Schwierigkeit lerntheoretischer Erklärungen liegt auch darin, daß eine neurotische Verhaltensweise, die man nicht auf den sekundären Krankheitsgewinn reduziert, als unangepaßte Reaktion situationsinadäquat ist und gerade die Grenzen der Lernfähigkeit in neuen günstigen Situationen aufzeigt. „Das bedeutet, daß die Erklärung phobischer Störungen, wie überhaupt aller psychopathologischer Erscheinungen, nicht allein von Lernmechanismen her möglich ist" (Rachman u. Bergold 1976, S. 55). Bei der Entstehung klinischer Phobien werden entsprechend mehrfache Determinanten und der Einfluß von noch nicht absehbaren Umweltfaktoren im individuellen Fall angenommen. Ist das auch ein Verweis auf eine letztlich von außen nicht berechenbare subjektive Sinnentnahme aus der lebensgeschichtlichen Entwicklung des Neurotikers? Jedenfalls stellt sich den neurotischen Bedingungen wie bei dem tiefenpsychologisch verstandenen Zwang zur neurotischen Sinnentnahme auch in der Lerntheorie das neurotische Symptom als ein „Nicht-mehr-lernen-Können", als Verlust an Freiheit und Kreativität zu neuer Erfahrung dar.

Zwillingsuntersuchungen zu Erb- und Umwelteinflüssen

Bedeutsame Forschungsergebnisse über Erb- und Umweltfaktoren bei Neurosen werden in den letzten Jahren durch Zwillingsuntersuchungen vorgelegt. Sie machen es nicht nur möglich, den Erbanteil zu gewichten, es lassen sich auch Umwelteinflüsse in ihren Auswirkungen und in ihren Ansatzpunkten deutlich machen.

Bei 50 Zwillingspaaren, 21 eineiigen und 29 zweieiigen, ist Schepank (1974) der Frage nachgegangen, ob die bei einem Probanden vorhandenen neurotischen Symptome beim anderen ebenso zu finden sind oder nicht. Es zeigt sich, daß bei den eineiigen das Zusammentreffen der gleichen neurotischen Symtome wesentlich häufiger ist als bei den zweieiigen (s. Tabelle 1).

Die Unterschiede der Konkordanzrate von 32,76% bei den erbgleichen eineiigen Zwillingen (EZ) und von 16,72% bei den erbungleichen zweieiigen (ZZ) besitzt eine hohe Signifikanz. Das beweist, daß Erblichkeit überhaupt mit großer Sicherheit bei der Entstehung von Neurosen mitspielt. Die deutlich niedrigere Konkordanzrate etwa im Vergleich mit den endogenen Psychosen bei den eineiigen Zwillingen macht aber deutlich, daß das

Tabelle 1. Verteilung von 657 neurotischen Symptomen bei 50 Zwillingspaaren. (Aus: Schepank 1974)

	n	konk.[a]	disk.	Konk.-Rate
EZ	21	76	156	32,76%
ZZ	29	50	249	16,72%
				$p < 0,0025$

[a] konkordante Symptome nur einmal gezählt

erbliche Gewicht im Verhältnis zu anderen Einflüssen hier weniger groß und die Penetranz der Erbanlage jedenfalls nicht absolut ist. Immer ist auch eine gewisse Vorsicht am Platze, wenn es sich um Zwillingspopulationen handelt, die in der Klinik aufgetreten sind, da diese gewöhnlich eine höhere Konkordanz bei den EZ haben als Zwillingspopulationen, die unausgelesen aus Zwillingsregistern, wie sie in Dänemark vorliegen, gewonnen wurden.

Auch wenn man nur von Leitsymptomen, also dem Symptomangebot ausgeht, ergibt sich trotz der wesentlich geringeren Symptomzahl bei diesen 50 Zwillingen noch eine signifikante Differenz zwischen den erbgleichen und den erbungleichen (Tabelle 2). Erbfaktoren sind nicht nur beim Auftreten von Neurosen mit im Spiel, sondern auch bei der Neurosenwahl, was sich bei Schepank trotz der geringen Zahl für depressive Symptome sichern ließ, nicht aber für Zwangsneurosen, was man ja nach dem klinischen Eindruck erwarten könnte.

Diese Befunde lassen noch viele Fragen offen, nicht nur nach der körperlichen Grundlage dieser Anlage, sondern vor allem wo sie in der seelischen Entwicklung ansetzen. Zwillingsbefunde bieten aber auch einen Ansatz, um Umwelteinflüsse deutlich zu machen. Aussichtsreich sind die Untersuchungen diskordanter eineiiger erbgleicher Zwillinge. Solche erbgleichen und erbungleichen Zwillingspopulationen, die gut untersucht sind, lassen sich auch noch in anderer Weise heranziehen, um den Ansatzpunkt

Tabelle 2. Zusammentreffen von Leitsymptomen. (Aus: Schepank 1974)

	n	konk.	disk.	Konk.-Rate
EZ	21	11	10	52,4%
ZZ	29	4	25	13,8%
				$p < 0,01$

Tabelle 3. Auswirkung der frühen Belastung auf die Neurosenschwere. (Aus: Schepank 1974)

Frühkindliche Belastung (0–5,9 Jahre)	Neurosenschwere leicht	schwer
keine oder leicht	36	28
mittel oder schwer	13	23

$p < 0{,}05$

von Umwelteinflüssen deutlich zu machen. Schepank hat seine neurotischen Patienten in Gruppen mit leichter und schwerer Symptomatik unterteilt und ebenso die frühkindlichen Belastungen bei den Zwillingspaaren, wenn sie different waren, in schwere und leichte Belastungen grob differenziert. Dabei zeigt sich schon, daß leichte Belastungen mit geringerer Neurosenschwere, schwerere Belastungen mit schwereren Neurosenformen korrelieren, wenn auch nicht mit hoher Signifikanz (Tabelle 3).

Untersucht man die Auswirkungen von Umwelteinflüssen in den ersten sechs Lebensjahren bei den 50 Zwillingspaaren weiter, so zeigen sich deutliche Tendenzen und auch signifikante Zusammenhänge vor allem bei unvollständiger Familie mit fehlenden Elternteilen, Ablehnung der Kinder, Unerwünschtheit der Schwangerschaft. Sie wirken sich auf die Neurosenschwere, Symptomzahl und auch auf bestimmte Neurosenformen wie hysterische Symptombildungen aus (Tabelle 4). Sicher sind das nur relativ grobe Daten, die bei einer solchen Exploration im Rückblick festzuhalten sind. Es scheint aber doch bemerkenswert, daß sich hier schon bei einer

Tabelle 4. Auswirkungen von Umwelteinflüssen bei 50 Zwillingspaaren. (Aus: Schepank 1974)

Einflüsse zwischen 0 und 6 Jahren	*Neurosekriterien*	
In Nuancen schwerer belasteter Partner	Neurosenschwere	$p < 0{,}025$
Unvollständige Familie	Neurosenschwere	$p < 0{,}05$
Von Mutter abgelehnt	Hysterische und Verwahrlosungsstrukturen	$p < 0{,}025$
Nicht gestillt	Neurosenschwere (psych., soz. u. komm.)	$p < 0{,}05$
Beide Eltern lehnen Probanden ab	Neurosenschwere	$0{,}10 < p < 0{,}05$
Mutter nicht voll anwesend	Neurosenschwere	$0{,}20 < p < 0{,}10$
Mutter nicht voll anwesend	Symptomzahl	$0{,}20 < p < 0{,}10$
Wechsel der Pflegeperson	Neurosenschwere	$0{,}20 < p < 0{,}10$
Unerwünschtheit der Schwangerschaft	Neurosenschwere	$0{,}20 < p < 0{,}10$
Unerwünschtheit der Schwangerschaft	Symptomzahl	$0{,}20 < p < 0{,}10$

Tabelle 5. Vergleich der Konkordanzraten neurotischer Symptome bei Erwachsenen mit denen von Kindern und Jugendlichen. (Aus: Schepank 1974)

	n	konk.	disk.	Konk.-Rate		n	konk.	disk.	Konk.-Rate
Erwachsene					Kinder/Jugendliche				
EZ	15	56	134	29,5%	EZ	6	20	22	47,6%
ZZ	17	34	176	11,4%	ZZ	12	16	82	16,3%
		$p < 0,0025$					$p < 0,00025$		

einfachen retrospektiven Untersuchung Hinweise finden lassen, die auf die Tragfähigkeit der primären Objektbeziehung zur Mutter und die gesamte emotionale Entwicklungssituation der ersten sechs Lebensjahre deuten.

Bei neurotischen Störungen von Kindern lassen sich negative Umwelteinflüsse meist unmittelbar beobachten. Das Fehlverhalten der Eltern ist in der Gegenwart in die Diagnostik und Therapie direkt einzubeziehen. Auffallend ist jedoch, daß die Konkordanzrate bei Kindern bei den EZ und der Abstand gegenüber den ZZ wesentlich größer ist als bei den Erwachsenen und entsprechend auch das Signifikanzniveau höher (Tabelle 5). Diese Feststellung läßt sich verschieden interpretieren, etwa mit der Annahme, daß lebensgeschichtliche Einflüsse im Laufe des Lebensalters mit unterschiedlichen und vielfältigen neuen Erfahrungsangeboten die Penetranz der neurotischen Disposition abschwächen. Die Anlage wirkt sich hier gegenüber den zeitlich noch nicht lange und intensiv wirkenden Umwelteinflüssen bei den Kindern vielleicht stärker aus. Zu fragen ist auch, ob es sich bei den kindlichen und den Erwachsenenneurosen um die gleiche Gruppe handelt. Die Forderung, daß bei jedem erwachsenen Neurotiker eine kindliche neurotische Primordialsymptomatik festzustellen ist, läßt sich ohnehin kaum aufrecht erhalten.

Klinische Untersuchung zu den Objektbeziehungen und Auslösesituationen bei Neurosen

Eine bei weitem noch nicht ausgeschöpfte Forschungsmöglichkeit liegt in klinischen Beobachtungen, die bei der Untersuchung und Behandlung von neurotischen Patienten gesammelt werden. Im Hinblick auf die umfangreichen und vielfältigen Erfahrungen, die heute in der psychoanalytischen Diagnostik und Therapie gemacht werden, ist es erstaunlich, wie wenig sie zu einer über eine Einzelfallbetrachtung hinausgehenden Aussage und Korrektur benutzt werden. Es gibt keine allgemein eingebürgerte Interviewdokumentation oder Dokumentation der Niederschriften der Krankengeschichten, des Krankheits- und Behandlungsverlaufes. Es gibt noch nicht einmal ein dem Symptomangebot und der strukturellen Diagnose angemessenes allgemein eingeführtes Symptomregister. Der ICD[1]-Schlüssel ist viel zu grob und für eine differenzierte Symptomerfassung nicht ausreichend. Es ist allerdings die besondere Schwierigkeit und Schwäche der psychoanalytischen Gruppen, daß die benutzten Begriffe in der Niederschrift häufig so theoriebezogen und systemimmanent konstruiert sind, daß eine Verständigung und ein Austausch nicht nur zwischen den psychoanalytischen Richtungen, sondern bei genauem Hinsehen auch innerhalb dieser Gruppierungen nur schwer möglich ist. Das hängt sicher auch damit zusammen, daß die Auffassungen hier noch in einer fortlaufenden Entwicklung sind. Man denke nur an die im letzten Jahr modern gewordenen Begriffe des Narzißmus oder der Borderlinestörung. Von ihrer häufigen Benutzung darauf zu schließen, es sei eine Zunahme von narzißtischen oder schizoiden Störungen eingetreten, erscheint sehr gewagt.

Lassen sich Aufzeichnungen von einem diagnostischen Gespräch unter psychoanalytischen Gesichtspunkten, einem Interview also, für eine Erforschung der Neurosenbedingungen überhaupt nützen? Ergeben sich bei verschiedenen Neuroseformen überhaupt Differenzen in den Kindheitssituationen, wie sie hier beschrieben werden. Finden sich solche in den Auslösesituationen im Erwachsenenalter? Ein solches Interview stellt ja durch die geringe Strukturierung eine im Hinblick auf konflikthafte Beziehungen in der Ursprungsfamilie und in der Auslösesituation öffnende Provokationssituation dar.

Wir haben 25 Interviews von Patienten mit einer Herzphobie 25 Interviews von Patienten mit Zwangsneurosen hinsichtlich ihres Elternbildes gegenübergestellt. Es zeichnet sich bei den Herzphobien eindrucksvoll die als verwöhnend und festhaltend wahrgenommene Mutter, bei diesen Symptombildungen, die auch als depressiv-neurotisch zu charakterisieren sind, ab. Das Bild des Vaters ist eher kühl distanziert und negativ gefärbt. Längere Trennungserfahrungen in den ersten Lebensjahren, wie sie bei den depressiv-neurotischen Strukturen vermutet werden, kommen vor, sind aber nicht besonders häufig (Tabelle 6).

Weniger einheitlich ist das Elternbild bei Zwangsneurosen im ersten Interview. Hier überwiegen einerseits die ablehnenden oder unterdrückenden, kühl distanzierten Väter und Mütter. Bemerkenswert sind allerdings auch relativ viele Eltern, die als akzeptierend und warm charakterisiert werden. Ob dies nur eine Form der Verleugnung und konfliktvermeidenden zwanghaften Abwehr des Zwangsneurotikers darstellt, wäre nur der Auswertung des weiteren Behandlungsverlaufes zu entnehmen.

Relativ prägnant und unterschiedlich sind auch die Auslösesituationen bei Herzphobien und Zwangsneurosen. Während bei Herzphobien ganz überwiegend lebensgeschichtlich konstellierte, z.B. durch Krankheit oder

---

1 International Classification of Diseases

Tabelle 6. Elternbild im Erstinterview bei jeweils 25 Patienten

	Herzphobien Mutter	Herzphobien Vater	Zwangsneurosen Mutter	Zwangsneurosen Vater
Akzeptierend, warm	1	3	6	6
Verwöhnend, festhaltend	20	–	3	–
Streng, leistungsfordernd	–	–	2	2
Ablehnend, unterdrückend	2	5	5	6
Kühl, distanziert	1	7	6	7
Schwach, gleichgültig	–	5	–	1
Nicht deutlich	1	5	3	3
	25	25	25	25
Längere Zeit getrennt von	2	3	–	2

Durchschnittsalter Herzphobien: 30,3 Jahre, 14 ♀, 11 ♂
Durchschnittsalter Zwangsneurosen: 29,2 Jahre, 11 ♀, 14 ♂

Todesfälle ausgelöste Trennungs-Bindungs-Konflikte vorliegen, sind es bei den Zwangsneurosen ganz überwiegend sexuelle Versuchungssituationen sowie Prüfungs- und Leistungsanforderungen (Tabelle 7).

Tabelle 7. Auslösesituation der Symptomatik laut Erstinterview bei jeweils 25 Patienten

	Herzphobien	Zwangsneurosen
Trennung vom Elternhaus	6	–
Trennung vom Partner	5	–
Bindungskonflikt	3	–
Krankheits- oder Todesfall	6	1
Prüfungs-, Leistungsanforderung	1	5
Verselbständigung	–	3
Sexuelle Versuchungssituation	–	10
Nicht deutlich	4	6
	25	25

Durchschnittsalter Herzphobien: 30,36 Jahre, 14 ♀, 11 ♂
Durchschnittsalter Zwangsneurosen: 29,2 Jahre, 11 ♀, 14 ♂

Zur Methodik läßt sich nun kritisch anmerken, daß die sprachliche Interaktion eines solchen Interviews und die Aufzeichnung durch den Untersucher unter dem Einfluß eines Vorwissens und bestimmter theoretischer Annahmen geschehen. Ein bestimmtes Symptomangebot lenkt die Aufmerksamkeit und die Fragen in eine Richtung und beeinflußt auch das, was bei der Aufzeichnung etwa für wertvoll erachtet wird. Auch wenn man eine solche selektive Ausrichtung und Wahrnehmung von seiten der klinisch erfahrenen Untersucher annimmt, bleibt doch bemerkenswert, daß 25 Herzphobien im Vergleich mit 25 Zwangsneurosen so unterschiedliche klinische Feststellungen im Interview zulassen und daß ein solcher Konsensus möglich ist. Die Gegenposition einer beliebigen Lenkbarkeit eines Interviews und der Inhalte unter dem Einfluß des voreingenommenen Untersuchers ist jedoch nicht grundsätzlich zu entkräften.

Vertieft man sich in den einzelnen Fall und zieht man dann noch das Bild heran, das sich aus längeren Behandlungen ergibt, so sind die frühkindlichen Belastungen doch durchweg beinahe alltägliche Geschehnisse, die für das Kind zu bleibenden Erlebnisse wurden. Es läßt sich wohl wieder nur aufgrund der besonderen Angewiesenheit des Kindes auf primäre Liebe, auf eine tragende und fördernde Beziehung zu Mutter und Vater ableiten, daß sich diese alltäglichen Geschehnisse so neurosefördernd auswirken sollen. Bei angeborenen starken neurotischen Tendenzen scheint die Gratwanderung zur normalen seelischen Entwicklung und Sinnentnahme besonders gefährdet. Es kann dann bei einer leichten Einengung durch ein überfürsorgliches Festhalten in der Beziehung durch die Mutter eine depressive Sinnentnahme und Abhängigkeit in dem einen Fall resultieren oder bei einer zu strengen Anforderung und motorisch eingeengter Erziehung zu einer zwanghaften Verarbeitung in dem anderen Fall Veranlassung gegeben werden.

Die Auslösesituation für neurotische Entwicklungen sind meist nur konflikthaft besetzte Schwellensituationen. Die normalen Anforderungen der Sexualität, der Verselbständigung im Beruf oder der Trennung aus der Primärfamilie treten hier auf. Durchweg sind es keine Extrembelastungen oder Katastrophen, aus denen sich mit Notwendigkeit eine neurotische Entwicklung ableiten läßt, sondern die Bedeutungssetzung eines Ereignisses wird zur Anlaßsituation. Sicher gibt es aber äußere soziale Gegebenheiten, die eine Risikosituation im Hinblick auf eine neurotische Sinnentnahme und Fixierung darstellen.

Wir haben vor Jahren als ersten Fall einer herzphobischen bzw. herzhypochondrischen Entwicklung einen 20jährigen Studenten beschrieben, der als einziges Kind mit einer dominierenden, aktiven, in ihrem eigenen Leben unerfüllten Mutter aufwuchs. Sie warf alle ihre unerfüllten Wünsche und ihre Vitalität auf den Sohn, nachdem sie von ihrem Mann, der ihr schwach, krank und ungebildet erschien, enttäuscht wurde. Da der Vater auch noch früh verstarb, wuchs der Junge in der Pubertät ganz in der Nähe und unter dem Einfluß der Mutter auf. Er erkrankte an dem Abend an einer Herzphobie, an dem die Mutter wegen einer banalen Erkrankung ins Krankenhaus mußte, wie er phantasierte wegen Krebs, und um zu sterben. Wenn man sich mit der Sicht des Patienten und seiner inneren und äußeren Situation identifiziert und seine Lebensgeschichte nachvollzieht, steht man ganz unter dem Eindruck, daß es zu einer solchen Sinnentnahme hat kommen müssen.

Im einzelnen Fall, im diagnostischen Erstgespräch und vor allem in der psychoanalytischen Therapie stehen Therapeuten und Patient ganz unter dem Eindruck der Evidenz der äußeren und inneren Lebensgeschichte im Sinne der Psychogenie: einer einengenden Umwelt, fixierend wirkender Eltern, ungünstiger Geschwistersituationen, die den Patienten mehr oder weniger zum Opfer der äußeren Umstände machen. Es sieht so aus, als ob er nicht anders antworten und reagieren konnte, als er es tat. Im weiteren Verlauf der psychotherapeutischen Behandlung, in der der eigene Anteil an der Verarbeitung immer deutlicher hervortritt, die Einsicht in die eigenen Reaktionsweise wächst, ändert sich das Bild gewöhnlich. Der Patient erlebt seinen eigenen Anteil, übernimmt die Verantwortung dafür, wie er auf die äußeren Gegebenheiten geantwortet und was er aus ihnen gemacht hat.

Homosexualität und Vaterrepräsentanz

Eine der prägnantesten ätiologischen Hypothesen zu Umwelteinflüssen auf abnormes Erleben und Verhalten betrifft die Feststellungen von Bieber und zehn Mitarbeitern (1962) über die Ursachen der homosexuellen Neigung. Auch wenn es sich bei der Homosexualität sicher nicht um neurotische Störungen im engeren Sinne handelt, so ist doch bemerkenswert, daß hier präzise Aussagen über Umwelteinflüsse gemacht werden, nämlich ein emotionales Vaterdefizit in den ersten Lebensjahren und eine zu enge Verbindung mit der Mutter, die zu späteren gleichgeschlechtlichen Neigungen führen sollten. Die Feststellungen von Bieber lauten: Ein entwicklungsfördernder, hilfsbereiter und warmherzig zugewandter Vater schließt die Möglichkeit von Homosexualität beim Sohn aus.

An unserer Klinik hat Kröhn (1979) bei 50 homosexuellen Patienten in einem strukturierten Interview Fragen eingestreut, die die Anwesenheit des Vaters in den ersten sechs Lebensjahren sowie die Anwesenheit anderer männlicher oder weiblicher Beziehungspersonen und schließlich die Beziehung zum Vater und zur Mutter betreffen. Er hat dabei die Frage der faktischen Anwesenheit des Vaters, das Vaterdefizit und das allgemeine Männerdefizit in den verschiedenen Lebensaltern erfaßt wie auch die Beziehung zwischen Vater sowie Mutter und Sohn. Als klinische Vergleichsgruppen wurden 50 Patienten mit psychosomatischen bzw. neurotischen Störungen unserer Klinik und eine weitere Kontrollgruppe mit 50 Patienten der medizinischen Poliklinik mit nicht psychosomatisch auffälligen Krankheitsbildern genommen. Alle Gruppen waren in Bezug auf Alter, Bildung, Einkommen parallelisiert, unter den Homosexuellen waren lediglich mehr Unverheiratete, was nicht überrascht.

Tabelle 8. Abwesenheit (−) oder Anwesenheit (+) des Vaters im 1.−3. Lebensjahr bei je 50 Patienten

	−	+
Homosexuelle Pat.	16	34
Psychosomatische Pat.	10	40
Pat. d. med. Poliklinik	10	40

Unterschiede zwischen der homosexuellen Gruppe und den Kontrollgruppen im ganzen und im einzelnen nicht signifikant

Das Ergebnis ist bemerkenswert. Wie Tabelle 8 zeigt, ist in den ersten 3 Jahren aus den Zahlen zwar schon eine deutliche Tendenz der gehäuften Abwesenheit des Vaters zu finden, der Unterschied ist jedoch statistisch nicht signifikant. Er ist in den Jahren zwischen dem 3. und 6. Lebensjahr, also der ödipalen Entwicklungsphase deutlicher, erreicht aber auch hier nicht die Höhe, die eine Zufallswahrscheinlichkeit ausschließt. Ebensowenig geschieht das in den Jahren 6−11 und 11−16, die vorhergegebene Tendenz schwächt sich vielmehr deutlich ab. Ebensowenig läßt sich ein Männerdefizit in der Familie im Hinblick auf ältere Brüder, Onkel, Großväter etc. wahrscheinlich machen. Das gleiche gilt übrigens für die Frage eines mehr oder weniger großen Frauenüberschusses, der in keiner der drei Gruppen festzustellen ist (s. Kröhn 1979).

Prägnanter sind die Aussagen zum *dynamischen* Vaterdefizit, d.h. zur Frage der Intensität der sozialen Interaktion und der gegenseitigen Zuneigung oder Distanz. Bei der Frage, wer sich am intensivsten mit dem Sohn beschäftigte, nach der sozialen Interaktion also, besteht bereits ein deutlicher Unterschied zwischen den Homosexuellen und den Kontrollgruppen (Tabelle 9). Noch deutlicher ist die erlebte Zurückweisung durch den Vater bei den Homosexuellen im Vergleich mit den Kontrollgruppen (Tabelle 10). Am deutlichsten aber ist die innere Distanz, die erlebte Zunei-

Tabelle 9. Ergebnisse der Fragestellung „Wer beschäftigte sich am intensivsten mit Ihnen?"

	Vater	Sonst. ♂	Mutter	Sonst. ♀	Niemand (weder noch)
Homosexuelle Pat.	2	3	29	14	2
Psychosomatische Pat.	7	14	13	14	2
Pat. d. med. Poliklinik	13	15	13	9	−

Unterschiede zwischen Homosexuellen und Kontrollgruppen im ganzen und im einzelnen signifikant

Tabelle 10. Ergebnisse der Fragestellung „Wer hat sie am meisten zurückgewiesen?"

	Vater	Sonst. ♂	Mutter	Sonst. ♀	Niemand (weder noch)
Homosexuelle Pat.	21	6	5	1	17
Psychosomatische Pat.	10	3	14	6	17
Pat. d. med. Poliklinik	5	4	12	6	16

Unterschiede zwischen Homosexuellen und Kontrollgruppen im ganzen und im einzelnen signifikant

gung zwischen den homosexuell werdenden Söhnen und ihren Vätern. Hier hebt sich zwar die psychosomatische Kontrollgruppe auch von der medizinischen Kontrollgruppe in der Tendenz etwas ab, der Unterschied ist aber nicht signifikant (Tabelle 11).

Tabelle 11. Ergebnisse der Fragestellung „Zu wem hatten Sie die größte Zuneigung?"

	Vater	Sonst. ♂	Mutter	Sonst. ♀	Niemand (weder noch)
Homosexuelle Pat.	1	1	34	9	5
Psychosomatische Pat.	11	9	18	12	–
Pat. d. med. Poliklinik	23	9	13	4	1

Unterschiede zwischen Homosexuellen und Kontrollgruppen im ganzen und im einzelnen signifikant

Der methodische Einwand, daß die Beziehung des Kindes zum Vater und zur Mutter retrospektiv im Erwachsenenalter gesehen wird, ist sicher berechtigt. Das könnte den Befund überakzentuieren, aber wohl nicht im ganzen entkräften.

Äußere Realität und innere Sinnentnahme

Was bedeuten diese Feststellungen für das Verhältnis von äußerer Realität und innerer Sinnentnahme?

Offenbar ist die Sinnentnahme, z.B. die Errichtung einer negativen Vaterrepräsentanz, nicht unabhängig von der äußeren Realität. Sie scheint aber in der Antwort viel entschiedener, als der äußere Anlaß, das Vater- oder Männerdefizit in der äußeren Umwelt, die soziale Interaktion es nahelegen. Die innere Distanz, das erlebte emotionale Defizit ist größer als das faktisch durch bloße An- oder Abwesenheit gegebene.

Dieses nur lockere Verhältnis von äußerer Realität und innerer Sinnentnahme ist auch bei den Überlegungen zur Prophylaxe zu bedenken. Sicher ist es wichtig, extreme Frustrationen kindlicher Bedürfnisse zu vermeiden, wenn solche extreme Belastungen vielleicht auch eher zu Defektformen der Persönlichkeit, zu abnormen Persönlichkeitsentwicklungen, Borderlinestörungen etc. zu führen scheinen als zu Neurosen im engeren Sinne. Man ist heute sensibler für Trennungen und Isolierungen von Kindern vor allem im ersten Jahr, das Rooming-in in Frauenkliniken wird häufiger gestattet, und die Besuchsmöglichkeiten in Kinderkliniken sind besser als in dem Zeitalter, in dem allein die Hygiene regierte. Die Möglichkeiten, bessere klimatische Beziehungen durch solche äußeren Veränderungen zu schaffen, erscheinen uns aber begrenzt. Gerade aus der Sicht psychoanalytischer Erfahrung ist es ebenso wichtig, den Eltern in ihrer eigenen Lebensentfaltung bessere Voraussetzungen zu geben. Wenn sie in ihrem eigenen Leben ausreichende Befriedigungen haben, wird es ihnen möglich gemacht, sowohl teilnehmend wie auch distanziert ihren Kindern gegenüberzutreten. Solange sie in ihrem eigenen Leben unbefriedigt sind, ihre eigenen unerfüllten Wünsche auf die Kinder verlagern und ihnen ihre kindlichen Erfüllungen aus eigener Frustration neiden müssen, wird auch durch eine bloße Aufklärung kaum eine Veränderung der äußeren Situation und eine bessere familiäre Atmosphäre zu schaffen sein.

Ausblick

Das Auftreten von neurotischen Störungen verweist im ganzen auf Schwächen der kindlichen Sozialisation in der Gesellschaft und auf Einseitigkeiten der Professionalisierung im Leben der Erwachsenen. Das dramatische Gebahren und unecht erscheinende Gespielte der hysterischen Symptomatik, die ja ganz überwiegend von Frauen in Anspruch genommen wird, kann als Gegenregulation gegenüber einem an Männern beherrschten Alltag der Funktionalität, Normalität und Selbstkongruenz interpretiert werden (Blankenburg 1974). „In dieser Familie muß man ja hysterisch sein, um überhaupt gehört zu werden", sagte uns eine angsthysterische Patientin, die mit einem Arzt verheiratet war, der ganz in Pflicht und Aufopferung für seinen Beruf, in selbstlosem Schaffen aufging und durch die Wichtigkeit seiner beruflichen Pflichten unangreifbar war. Er wirkte dabei absolut beherrschend und erdrückend auf die ganze Familie.

Damit ist das Auftreten von Neurosen nicht als bloßer Mangelzustand und Ausfall zu charakterisieren. Als Ausdruck einer inneren Konfliktsituation weist die Neurose auf einen Widerspruch von regressiven und progressiven Entwicklungstendenzen hin. Die Neurose ist häufig ein unvollkommener und selbstwidersprochener seelischer Entwicklungsschritt, die neurotische Gebärde ist auch von der Zukunft bestimmt, sie ist auf das Noch-Nicht gerichtet. Neurosefähig zu sein heißt damit auch, Konfliktfähigkeit zu besitzen, und enthält den verdeckten Wunsch nach einer Veränderung. Therapie bedeutet, diesen verdeckten Wunsch nach Veränderung im neurotischen Leiden aufzunehmen. Die Krankheitssymptome zu beseitigen, den neurotischen Menschen in seinem Verhalten verändern zu wollen ist sicher nicht die einzige und auch nicht die erste Aufgabe. Zunächst einmal geht es darum, zu verstehen und zur Sprache zu bringen. Psychotherapie zielt auf ein neues Selbstverstehen und damit auf ein neues Selbstverhältnis ab, oder, wie Erwin Straus gesagt hat, darauf, daß die Vergangenheit in der Gegenwart eine neue Bedeutung gewinnt. Ein weiter zu vertiefendes Wissen von den Ursprungsbedingungen der Neurose kann uns als Therapeuten dabei eine Hilfe geben.

Literatur

Bieber J et al. (1962) Homosexuality. Basic Books, New York
Binswanger L (1957) Mein Weg zu Freud. In: Binswanger L (Hrsg) Der Mensch in der Psychiatrie. Neske, Pfullingen, S 37–61
Blankenburg W (1977) Hysterie in anthropologischer Sicht. Prax Psychother 29: 262–273
Bräutigam W (1956) Analyse der hypochondrischen Selbstbeobachtung. Beitrag zur Psychopathologie und zur Pathogenese mit Beschreibung einer Gruppe von jugendlichen Herzhypochondern. Nervenarzt 27: 409–418
Bräutigam W (1974) Anthropologie der Neurose. In: Gadamer HG, Vogler P (Hrsg) Philosophische Anthropologie. Thieme, Stuttgart (Neue Anthropologie, Bd 6/1, S 114–137)
Bräutigam W (1976) Genetisch-deterministische oder präsentisch-offene Einstellung in der Psychotherapie. Jahrb Psychol Psychother Med Anthropol 8: 262–274
Bräutigam W (1976) Reaktionen – Neurosen – abnorme Persönlichkeiten, 4 Aufl. Thieme, Stuttgart
Erikson EH (1971) Kindheit und Gesellschaft. Klett, Stuttgart
Freud S (1948) Über die weibliche Sexualität. Gesammelte Werke XIV. Imago, London, S 517–537
Fürstenau P (1971) Praxeologische Grundlagen der Psychoanalyse. In: Pongratz (Hrsg) Klinische Psychologie. Medizinische Psychologie, Göttingen (Handbuch der Psychologie, Bd XIII/1, S 847–888)
Habermas J (1968) Erkenntnis und Interesse. Suhrkamp, Frankfurt
Katschnig H, Strotzka H (1975/76) Epidemiologie der Neurosen und psychosomatischen Störungen. In: Blohmke M, Schäfer H (Hrsg) Handbuch der Sozial- und Arbeitsmedizin II. Enke, Stuttgart, S 272–310
Kröhn W (1979) Untersuchungen zur Vaterbeziehung bei 50 Homosexuellen. Dissertation, Universität Heidelberg
Rachmann S, Bergold J (1976) Verhaltenstherapie bei Phobien, 3 Aufl. Urban & Schwarzenberg, München Berlin Wien

Rapaport D (1959) Die Struktur der psychoanalytischen Theorie. Klett, Stuttgart
Ringler W (1975) Verhaltenstherapie. In: Strotzka H (Hrsg) Psychotherapie: Grundlagen, Verfahren, Indikationen, 2 Aufl. Urban & Schwarzenberg, München Berlin Wien, S 245–264
Schepank H (1974) Erb- und Umweltfaktoren bei Neurosen. Springer, Berlin Heidelberg New York (Monographien aus dem Gesamtgebiete der Psychiatrie – Psychiatry Series, Bd 11)
Straus E (1978) Geschehnis und Erlebnis. Reprint. Springer, Berlin Heidelberg New York
Strotzka H (1975) Psychotherapie: Grundlagen, Verfahren, Indikationen. Urban & Schwarzenberg, München
Weizsäcker V von (1947) Körpergeschehen und Neurosen. Klett, Stuttgart

Hirnorganische Faktoren bei der Entwicklung von Neurosen

A. FOCKEN

Erstmals durch den englischen Arzt Cullen im Jahre 1776 für alle nichtentzündlichen Nervenkrankheiten geprägt (Schäfer 1972), erlebte der diagnostische Terminus „Neurose" bis in die Gegenwart hinein eine wechselvolle Begriffsgeschichte, in deren Verlauf — parallel zur Ausarbeitung neurosenpsychologischer Modellvorstellungen — die zunehmende Eliminierung hirnorganischer Faktoren aus der Neurosendefinition erfolgte.

Zwar wurde auch von tiefenpsychologischer Seite der Versuch unternommen, psychodynamische Begriffe einzelnen Hirnstrukturen zuzuordnen (Hoppe 1975; Henry u. Stephens 1977), und Freud leugnete keineswegs, daß seelische Vorgänge an ein körperliches Substrat — bei Freud geht dieses in den Konstitutionsbegriff mit ein — gebunden sind; hirnorganische Faktoren im Sinne von exogenen Hirnschäden — und nur um solche soll es in diesem Beitrag gehen — werden jedoch in den tiefenpsychologischen Neurosentheorien ausgegliedert.

Diese Auffassung einer rein psychoreaktiven Neurosenentstehung ist in der Psychiatrie nicht unumstritten. So spricht etwa Faust (1972) von durch Kopftraumen ausgelösten neurotischen Entwicklungen und in jüngster Zeit vertreten Berner (1977) und Zapotoczky (1976) mit dem Konzept der Achsensyndrome eine Position, die sowohl hirnorganische als auch psychosoziale Faktoren in der Pathogenese neurotischer Störungen berücksichtigt.

Wie groß die Bedeutung hinrorganischer Faktoren bei der Entwicklung neurotischer Störungen ist, wurde jedoch erst durch die Untersuchungen an verhaltensauffälligen Kindern deutlich, die Lempp (1978) Mitte der 60er Jahre durchführte. Lempp konnte nachweisen, daß bei nahezu 40% der erfaßten Grundschulkinder mit Neurosen und milieureaktiven Verhaltensstörungen eine leichte frühkindliche Hirnschädigung bzw. minimale cerebrale Dysfunktion vorlag.

Ausgehend von diesen Untersuchungsergebnissen soll im folgenden das Problem beleuchtet werden, wie hirnorganisch bedingte Funktionsstörungen und psychodynamische Prozesse bei der Entwicklung von Neurosen und milieuaktiven Verhaltensstörungen zusammenwirken.

Für unsere Ausführungen ergibt sich somit folgende Gliederung

1. Die minimale cerebrale Dysfunktion als Sonderform des chronischen hirnorganischen Psychosyndroms.
2. Die Entwicklung neurotischer Störungen bei Kindern mit minimaler cerebraler Dysfunktion.
3. Therapie und Prävention.

Die minimale cerebrale Dysfunktion (MCD) als Sonderform des chronischen hirnorganischen Psychosyndroms

Seit Bonhoeffer werden die seelischen Folgezustände und Reaktionen nach akuten und chronischen Hirnkrankheiten, die große Teile des Cerebrums in Mitleidenschaft ziehen, in zwei Grundformen psychischer Störungen zusammengefaßt, die als akuter exogener Reaktionstyp und als chronisches hirnorganisches Psychosyndrom bezeichnet werden. Das Konzept der organischen Psychosyndrome hat seit langem in die Kinderpsychiatrie Eingang gefunden, erfuhr hier allerdings entscheidende Erweiterungen (Göllnitz 1972).

Aufgrund entwicklungsneurologisch bedingter Besonderheiten im Kindesalter wurde es notwendig, unter den chronischen Psychosyndromen die frühkindlich verursachten von den später eintretenden zu unterscheiden (Remschmidt u. Stutte 1979; Esser u. Focken 1980). Zunächst als hirnorganisches psychisches Achsensyndrom (Göllnitz 1972) beschrieben, wurden die Folgezustände nach leichter frühkindlicher Hirnschädigung in den 50er und 60er Jahren auch im deutschen Sprachraum intensiver untersucht und 1964 von Lempp unter dem treffenden Begriff des frühkindlichen exogenen Psychosyndroms zusammengefaßt. Synonym dazu finden sich in der Literatur Begriffe wie leichtes Hirnschadensyndrom, leichter frühkindlicher Hirnschaden, minimal brain damage, hyperkinetisches Syndrom.

In jüngster Zeit hat sich der Begriff der minimalen cerebralen Dysfunktion (MCD) eingebürgert, der auf eine ätiologisch nicht festgelegte cerebrale Dysfunktion hinweist. Damit wird die MCD als das hypothetische pathogenetische Zwischenglied zwischen der cerebralen Noxe einerseits und der psychischen Störung andererseits gesehen (Focken 1978). Die psychische Folgesymptomatik nach MCD umfaßt all jene cerebralen Funktionsstörungen, die diskrete Auffälligkeiten des Lernens und Verhaltens bewirken, ohne die Gesamtintelligenz zu beeinträchtigen (s. Abb. 1).

Ein so weit gefaßtes diagnostisches Konzept wie das der MCD ist in der Praxis nur handhabbar, wenn bestimmte diagnostische Kriterien gefunden werden, um die minimale Hirnfunktionsstörung nachzuweisen. Mit dieser Aufgabe hat sich eine Vielzahl von Forschern beschäftigt und sich

```
Ätiolog.           Exogene              Erbanlage           Umwelt (?)
Faktoren:          Hirnschädigung           │
                        ↘                   ↓                   ↙
Pathogenet.                      minimale cerebrale Dysfunktion
Zwischenglied:                              │
                                            ↓
                            frühkindlich-exogenes Psychosyndrom
Psychische           hyperkinetisches              Syndrom der
Primärsymptomatik:      Syndrom                Teilleistungsschwäche
Psychische                     „sekundäre Neurotisierung"
Sekundärsymptomatik:
```

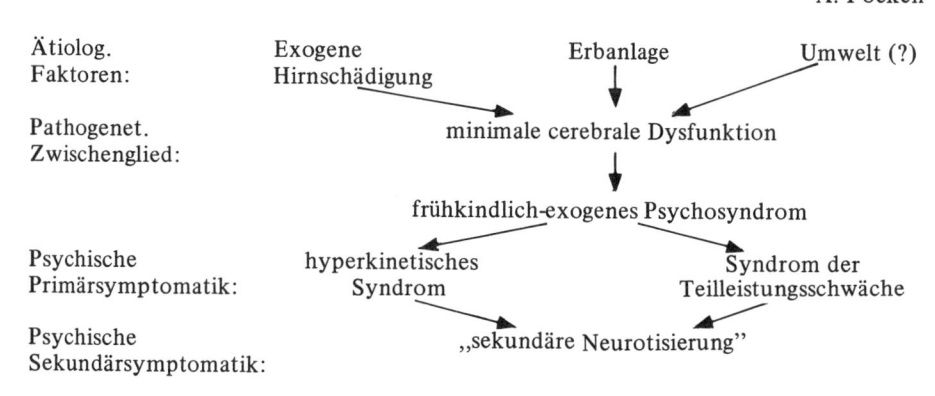

Abb. 1. Ursachen und psychische Auswirkungen der MCD

bemüht, Indikatoren bzw. typische Symptome für die MCD in verschiedenen Bereichen zu beschreiben, vor allem auf der elektrophysiologischen und auf der Verhaltensebene (Cantwell 1975). Soweit die Ergebnisse dieser Untersuchungen in der Praxis anwendbar sind, werden sie einbezogen in das Konzept einer multidimensionalen Diagnostik, die anamnestische Angaben und psychopathologische Befunde genauso berücksichtigt wie testpsychologische und elektroencephalographische Untersuchungen, um daraus die „Summationsdiagnose" MCD abzuleiten.

Tabelle 1. Zur Diagnostik der MCD

I. *Anamnestische Angaben*
   Perinatale Hirnschädigung
   Somatische Entwicklungsretardierung
   Psychische Entwicklungsretardierung
   Erbbiologische Belastung
II. *Klinische Befunde*
   Neurologischer Befund
   Konstitutionsbiologischer Befund
   Motoskopischer Befund
III. *Laborbefunde*
   EEG
   Schädel-Röntgen
   Computertomometrie
IV. *Testpsychologische Befunde*
   Göttinger Formreproduktionstest (GFT)
   Psycholinguistischer Entwicklungstest (PET)
   HAMM-Marburger Körperkoordinationstest
   Hamburg-Wechsler-Intelligenz-Test f. Kinder (HAWIK)
V. *Psychopathologischer Befund*
   Kognitves Verhalten
   Affektives Verhalten
   Motorisches Verhalten
   Soziales Verhalten

In Tabelle 1 ist eine Übersicht über die zu erhebenden diagnostischen Daten zusammengestellt. Als Richtlinie für die Praxis kann gelten, daß eine MCD vorliegt, wenn neben dem psychopathologischen Befund zwei weitere Befundgruppen positiv ausfallen.

Hinsichtlich der *Häufigkeit* der MCD wurde von Lempp (1978) nach Untersuchungen an unausgelesenen Schülerpopulationen ein Prozentsatz von 17,9% angegeben. Andere Autoren nannten Häufigkeiten zwischen 5 und 10% (Wender 1971). Übereinstimmend wird eine Knabenwendigkeit mit einer Relation von 4:1 bis 9:1 berichtet.

In der Literatur über den leichten frühkindlichen Hirnschaden findet sich eine Reihe von Versuchen, die hirnschadenbedingten Verhaltensauffälligkeiten zu beschreiben und zu ordnen. Auf der Suche nach einer Klassifikation, die für den Prozeß der sekundären Neurotisierung von Bedeutung ist, bietet sich auf der Ebene der neuropsychologischen Primärsymptomatik die Abgrenzung von zwei neuropsychologischen Störungsbildern an: das hyperkinetische Syndrom und das Syndrom der Teilleistungsschwäche.

Das *hyperkinetische Syndrom* ist gekennzeichnet durch eine ziellose motorische Hyperaktivität, durch allgemeine Impulsivität und die Unfähigkeit, Befriedigung aufzuschieben (Frustrationsintoleranz), durch leichte Ablenkbarkeit bei normalem Intelligenzniveau sowie durch gesteigerte Erregbarkeit und Reizoffenheit.

Das Leitsymptom beim Syndrom der *Teilleistungsschwäche* ist die Störung in der Informationsaufnahme bzw. -verarbeitung im visuellen, auditiven oder taktil-kinaesthetischen Bereich. Das bekannteste Beispiel ist die Legasthenie. Neben der primären Schwäche der Reizaufnahme und -differenzierung sind spezielle integrative Informationsverarbeitungsfunktionen von Bedeutung, die ihrerseits isoliert geschädigt und funktionell gemindert sein können, wie z.B. die Fähigkeit, in unterschiedlichen Sinneskanälen aufgenommene Signale sinnvoll untereinander zu verbinden und miteinander in Beziehung zu setzen.

Beide Syndrome kommen häufig kombiniert vor und werden von Lempp unter dem globalen Begriff des frühkindlich-exogenen Psychosyndroms subsumiert. Der Versuch einer Abgrenzung erscheint jedoch sinnvoll, da die Gefährdung und der Ablauf der „sekundären Neurotisierung" für beide Syndrome, sofern sie relativ isoliert auftreten, unterschiedlich ausfallen.

Die Entwicklung neurotischer Störungen bei Kindern mit MCD

Daß auch der cerebral geschädigte Patient im weitesten Sinne neurotisch reagieren kann, gehört zur Alltagserfahrung jedes Psychiaters und kommt in

Diagnosen wie psychische Überlagerung oder sekundäre Neurotisierung zum Ausdruck. Diese Feststellung gilt sowohl für akute exogene Psychosyndrome – Todorow (1978) hat dies für das Kindesalter mit dem postkontusionell auftretenden „Dornröschenschlafsyndrom" erst kürzlich beschrieben – als auch für die chronischen exogenen Psychosyndrome, bei denen sich die psychoreaktive Symptomatik in Abhängigkeit von Schädigungszeitpunkt, Primärpersönlichkeit, Umweltreaktion und Intensität der neuropsychologischen Ausfallsymptomatik entwickelt (Remschmidt u. Stutte 1979).

Die Entstehung neurotsicher Störungen im engeren Sinne ist jedoch am ehesten zu erwarten, wenn die hirnorganisch bedingte Symptomatik wie auch der pathogene Milieueinfluß von früher Kindheit an vorhanden sind. Diese Bedingungen sind vor allem bei Patienten mit einer leichten frühkindlichen Hirnschädigung zu finden; deshalb erscheint dieses Störungsbild besonders geeignet, das Zusammenwirken hirnorganischer Faktoren und psychosozialer Einflüsse bei der Entwicklung von Neurosen exemplarisch zu beleuchten.

Freilich kommt es bei diesem Unterfangen schon dadurch zu Schwierigkeiten, daß das gestörte Verhalten einerseits mit neuropsychologischen Begriffen und andererseits mit Hilfe eines neurosenpsychologischen Begriffssystems beschrieben und erklärt wird. Auf hieraus resultierende Probleme gehen wir an anderer Stelle ein (Focken u. Forschner, im Druck). An dieser Stelle soll lediglich festgehalten werden, daß als neurosenpsychologisches Konzept die psychodynamische Betrachtungsweise gewählt wird und daß mit dem Begriff der sekundären Neurotisierung sowohl milieureaktive Verhaltensstörungen als auch Neurosen im engeren Sinn gemeint sind.

Zur Frage der sekundären Neurotisierung liegen zwar verschiedene Hypothesen und Untersuchungsergebnisse vor (Lempp 1978; Müller-Küppers 1969; Wender 1971; Sieber 1978), ein systematisches Konzept zur Beschreibung und Erklärung, wie hirnorganische und psychodynamische Einflüsse bei der Entstehung von sekundären Verhaltensstörungen zusammenwirken, steht jedoch noch aus. Wir beschränken uns deshalb darauf, Einzelaspekte zum Thema aufzuzeigen.

Dabei soll zunächst das familiäre Milieu, in dem das MCD-Kind aufwächst, betrachtet und vor diesem Hintergrund die gestörte Persönlichkeitsentwicklung der hyperkinetischen und teilleistungsgestörten Patienten skizziert werden.

Familiendynamische Aspekte bei Kindern mit MCD

Empirische Untersuchungen von Sieber (1978) belegen, daß in Familien mit leicht hirngeschädigten Kindern psychische Auffälligkeiten bei den erwachsenen Bezugspersonen, insbesondere beim Vater zu finden sind, die mit Verhaltensauffälligkeiten der MCD-Kinder korrelieren. Daß die familienzentrierte Betrachtungsweise — in der Kinderpsychiatrie ein unverzichtbares methodisches Konzept — ein fruchtbarer Ansatz ist, um die Probleme des MCD-Kindes zu erfassen, wurde bereits in den 60er Jahren von Lempp und Müller-Küppers betont. Letzterer arbeitete verschiedene Familientypen heraus und zeigte ihre Bedeutung für die sekundäre Neurotisierung des MCD-Kindes auf. Die am Sozialprestige orientierte Familie, die auf Perfektion eingestellte Familie sowie die überprotektive Familie wurden in der „Soziologie der leichten frühkindlichen Hirnschädigung" als prägnanteste familiäre Risikofaktoren herausgestellt.

Diese Untersuchungsergebnisse werden von Lempp (1978) in seinen Ausführungen *Frühkindliche Hirnschädigung und Neurose* bis in den „mikrosoziologischen" Bereich hinein erweitert. In seinen Ausführungen über die Bedeutung des frühkindlich exogenen Psychosyndroms für das Kind und die Umwelt des Kindes betont Lempp, daß durch Unkenntnis der Eltern über die organische Genese der Verhaltensstörungen des Kindes diese zu — vom Kind aus gesehen — unangepaßten Reaktionen kommen und dadurch, daß das frühkindlich hirngeschädigte Kind durch seine psychische Labilität, Konzentrationsschwäche, Reizbarkeit, Distanzstörung usw. die Eltern überfordert, es zu einem Circulus vitiosus kommt, „der die Entstehung einer Neurose schließlich geradezu erzwingt". In einer sehr subtilen Analyse dieses Circulus vitiosus beschreibt der Autor, wie der kleine Patient mit einem frühkindlich exogenen Psychosyndrom sich die pathogene Familienumwelt sozusagen selbst schafft. Dabei wird unseres Erachtens jedoch nicht ausreichend herausgearbeitet, daß sich der von Sameroff u. Chandler (1975) als „transactionel model of development" bezeichnete Interaktionsprozeß in Abhängigkeit von der Tatsache entwickelt, ob das neuropsychologische Leitsymptom des Kindes mehr in der Hyperkinese und Impulsivität oder vorwiegend in der Teilleistungsschwäche besteht.

Wir halten diese Differenzierung hinsichtlich der Auswirkung auf das familiäre Beziehungsgefüge und die Entwicklung der sekundären Neurotisierung für sehr wichtig. Es soll deshalb versucht werden, die familiendynamische Bedeutung des einen und des anderen Syndroms systematischer aufzuzeigen.

Dabei bietet sich an, in Anlehnung an moderne familientheoretische Konzepte (Stierlin et al. 1977; Howells 1978), innerhalb des familiären Feldes den systemtheoretischen Aspekt von der konfliktdynamischen und kommunikationstheoretischen Ebene zu unterscheiden.

Auch wenn uns so gut fundierte Untersuchungen über die Mutter-Kind-Interaktion, wie sie etwa Müller-Braunschweig (1975) für die nicht gestörte Familie vorgelegt hat, bei MCD-Kindern fehlen, so können wir aufgrund der klinischen Beobachtung und der Mitteilungen von Brazelton (1961) und Stewart et al. (1966) doch annehmen, daß bei hyperkinetischen Kindern der Dialog zwischen Mutter und Kind bereits im frühesten Lebensalter durch die Unruhe und vegetative Störbarkeit irritiert wird. Als Ausgangspunkt für den oben genannten Circulus vitiosus im familiären Beziehungsgefüge führt dieses Verhalten zu einer Verunsicherung der Mutter, die nun wiederum ihrerseits nur schwer in der Lage ist, die für das Kind zu fordernde Ruhe und Konstanz im Zuwendungsverhalten zu entwickeln. Mit Beginn des selbständigen Laufens steht die motorische Hyperaktivität und die Impulsivität des Kindes als Störfaktor der Interaktion im Vordergrund, der in der Familie allzuleicht Ungeduld, Aggressionen und Hilflosigkeit provoziert. Im Vorschulalter wirken sich darüber hinaus Frustrationsintoleranz, mangelnde Ausdauer beim Spiel und erschwerte soziale Einordnung bei geringer Angstbereitschaft störend im familiären Beziehungsgefüge aus. In der weiteren Entwicklung wird die Symptomatik mit der Einschulung häufig akzentuiert, da die schulischen Grundanforderungen der motorischen Kontrolle, der Konzentration und sozialen Einordnung nur schwer erfüllt werden können, ganz abgesehen von den häufig mangelhaften schulischen Leistungen bei durchaus ausreichender Intelligenz. Diese Divergenz wiederum führt schnell dazu, daß das MCD-Kind von seinen Bezugspersonen als faul, unwillig oder boshaft beurteilt bzw. verkannt wird.

Aus dieser komprimierten Darstellung folgt — und damit greifen wir den systemtheoretischen Aspekt der Familie auf —, daß zwar primär das Mutter-Kind-Verhältnis gestört ist, daß aber darüber hinaus sich zunehmend Schwierigkeiten im Subsystem des Geschwisterkreises entwickeln können, wie auch im Verhältnis der Eltern untereinander — etwa durch gegenseitige Vorwürfe, falsche Erziehungsmethoden anzuwenden. Selbst im System der Großeltern-Eltern- und Großeltern-Kind-Beziehungen entwickeln sich häufig Spannungen, die in engstem Zusammenhang mit der neuropsychologischen Primärsymptomatik des Kindes zu sehen sind.

Aus konfliktdynamischer Sicht können wir feststellen, daß sich in der Familie die Einstellung zu dem hyperkinetischen Kind Schritt für Schritt verändert. Enttäuschungen über die unerfreuliche Entwicklung des Kindes, Entmutigungen, daß alle Erziehungsmaßnahmen nichts fruchten, und schulische Mißerfolge werden im Sinne einer — unbewußt ablaufenden — narzißtischen Kränkung verarbeitet und führen zu unbewußten oder bewußten Ausstoßungstendenzen.

Für das teilleistungsgestörte Kind ohne Antriebssteigerung stellt sich das familiendynamische Bild in der Regel anders dar: Die Früherziehung verläuft häufig problemlos, wenn es nicht zu einer durch die Wahrnehmungsstörung bedingten Verlängerung der symbiotischen Entwicklungsphase kommt (Lempp 1978). Die Schwierigkeiten beginnen in der Regel in den ersten Schuljahren, wenn sich die Behinderung des teilleistungsgestörten Kindes beim Erlernen der Kulturtechniken zeigt. In der Familie wird die Kommunikationsebene jetzt geprägt durch das Mißverständnis, daß bei dem normal oder gut intelligenten Kind die Lernschwäche auf mangelnde Motivation und nicht auf die hirnorganische Ätiologie zurückgeführt wird. Übungsprogramme setzen ein, u.U. Strafaktionen und Überforderungen des Kindes, die ein ständiges Streitpotential in der Familie abgeben.

Wie beim hyperkinetischen Kind hat die Störung Auswirkungen auf die Geschwisterbeziehungen und das Verhältnis der erwachsenen Bezugspersonen, jedoch mit dem Unterschied, daß hier zunächst nicht ein aktiv störendes Sozialverhalten im Vordergrund steht.

Konfliktdynamisch führt auch die „narzißtische Kränkung" der Eltern in der Regel nicht so schnell zum Ausstoßungs-, sondern eher zum Bindungsmodus (Stierlin et al. 1977), d.h. zu intensivierten und überprotektiv geprägten Förderungsmaßnahmen, um die Schwäche des Kindes doch noch auszugleichen.

Diskussionen um die Verantwortlichkeit für die Störung, in erzieherischem oder auch genetischem Sinne, belasten zusätzlich das Familienklima.

Die Familie steht sozusagen unter ständiger Belastung, und es ist einsichtig, daß insbesondere die zu Anfang genannten Familientypen, die von Müller-Küppers (1969) herausgearbeitet wurden, durch die neuropsychologische Symptomatik des Kindes immer wieder in eine Krise hineinrutschen.

Die sekundäre Neurotisierung des hyperkinetischen und teilleistungsgestörten Kindes

Betrachten wir nun die Auswirkungen der gestörten Familienbeziehungen auf die Persönlichkeitsentwicklung, so lassen sich unseres Erachtens – wiederum schematisch dargestellt – Unterschiede bei den hyperkinetischen und teilleistungsgestörten Kindern aufzeigen.

Grundsätzlich muß die Frage gestellt werden, ob und inwieweit die hirnorganisch frühgeschädigten Kinder überhaupt zu einer neurotischen Entwicklung im engeren Sinne fähig sind. Haben wir es hier mit einer gestörten Persönlichkeitsentwicklung zu tun, die sich in den Begriffskategorien der sogenannten Übertragungsneurosen beschreiben läßt?

Um es vorwegzunehmen: Vieles spricht unseres Erachtens dafür, daß die neurotischen Sekundärstörungen der MCD-Kinder eher im Sinne präödipaler Neurosen zu interpretieren sind, bei denen der pathogene Kern nicht in der ödipalen Konstellation, sondern bereits in den frühen Objektbeziehungen mit Störungen der Ich-Entwicklung zu finden ist (Kutter 1975).

Die Untersuchung dieser Frage steht jedoch erst am Anfang und die klinischen Erfahrungen und Literaturaussagen zum Problem der sekundären Neurotisierung bei hyperkinetischen Kindern ergeben widersprüchliche Aussagen, die am ehesten subsumiert werden können unter dem weiten Begriff der sogenannten Lern- und Verhaltensstörungen, unter dem dann vor allem folgende Symptome zu finden sind: erhöhte Aggressivität, psychomotorische Unruhe, Konzentrationstörungen, Kontaktstörungen und Sprachstörungen.

Um über diesen deskriptiven Ansatz hinaus aus psychodynamischer Sicht einen Einblick in die gestörte Persönlichkeitsentwicklung der hyperkinetischen Kinder zu bekommen, soll im folgenden kurz die Entwicklung der Ich-Funktionen, der Objektbeziehungen und des narzißtischen Systems beleuchtet werden.

Hinsichtlich der Ich-Funktionen ist sicherlich Merian (1972) zuzustimmen, die von einer „primären Störung in der Ich-Apparatur" bzw. von einem „somatischen Ausfall in der Ich-Apparatur" spricht. Zweifelsohne müssen die neuropsychologischen Grundsymptome der Untersteuerung im motorischen, affektiven und kognitiven Bereich in diesem Sinne interpretiert werden. Dieses Funktionsdefizit, das sich im frühesten Kindesalter vor allem durch die vegetative Störbarkeit und später durch die motorische Expansion manifestiert, kann für die Objektbeziehungen nicht ohne Bedeutung bleiben. Im Gegensatz zu den in der Literatur vertretenen Meinungen (Städeli 1972; Merian 1972) glauben wir jedoch, daß durch diese Konstellation nicht so sehr eine Verlängerung der symbiotischen Phase begünstigt wird, sondern eher das Gegenteil, nämlich eine frühzeitige Auflockerung der Objektbeziehungen.

Wie unter dem Abschnitt über die Familiendynamik beim hyperkinetischen Kind beschrieben, dürfte diese Objektbeziehungsstörung durch die sich häufig entwickelnde ablehnende Reaktion der primären Bezugspersonen noch unterstützt werden. Diese psychodynamische Situation führt hinsichtlich der Ausbildung der Persönlichkeitsinstanzen jedoch zu einem ähnlichen Bild, wie es durch frühen Verlust der Pflegeperson oder häufigen Wechsel der Bezugspersonen entsteht: Zu einer gestörten Ich-Bildung bzw. Fixierung der Ich-Schwäche, wozu unweigerlich Defekte in der Über-Ich-Struktur hinzukommen, da auch die späteren, als Erbe des Ödipuskomplexes auftretenden Identifikationen nicht hinreichend glücken.

Auf diesen gemeinsamen Aspekt im Persönlichkeitsbild der deprivierten und leicht hirngeschädigten Kinder hat bereits Lempp (1978) aufmerksam gemacht. Langmeier u. Matejcek (1977) stellten diesen Typus der Deprivationsstörung besonders heraus. Kutter (1975) zählte diese Form der neurotischen Persönlichkeitsstörung zur Gruppe der „nachklassischen Neurosen" mit mütterlicher Deprivation. Er spricht von „Lakunen im

Ich", die eine eigentliche Konfliktverarbeitung nicht gestatten, sondern vielmehr „vorkonfliktuöse" Verhältnisse aufrecht erhalten.

Die kasuistische klinische Erfahrung zeigt, daß der Strukturmangel im Ich auch noch im Latenzalter ins Auge springt. Triebimpulse werden motorisch abreagiert, Konflikte werden mehr ausagiert als intrapsychisch verarbeitet. Die mangelnde Fähigkeit zur Reflektion (Göbel 1976) und zum Probehandeln läßt darauf schließen, daß die Ausbildung der Objektrepräsentanzen gestört ist. Das gleiche gilt für das narzißtische System (Ohlmeyer 1973), das häufig Tendenzen zur Realitätsverleugnung (z.B. reduzierte Angstbereitschaft) und zu Größenphantasien aufweist.

Insgesamt gesehen handelt es sich um eine Persönlichkeitsentwicklung, die viele Züge des Störungsbildes zeigt, das etwa von Lebovici (1979) als Psychopathie bezeichnet wird.

Mit dem beschriebenen Störungstypus ist nur die eine Seite einer polaren Skala beschrieben, die auf der anderen Seite durch die sekundäre Neurotisierung beim teilleistungsgestörten Kind ohne Antriebssteigerung ergänzt wird.

Hier würden wir durchaus Lempp (1978) und Merian (1972) zustimmen, die bei diesen Kindern aufgrund der Wahrnehmungsstörung ein Disposition zur Verharrung in der symbiotischen Objektbeziehung sehen. Von entscheidender Bedeutung ist hier das Fehlen der Impulsivität, des psychomotorischen Expansionsdranges, der bei den hyperkinetischen Kindern als eine Art „triebhafter Drang nach Unabhängigkeit" (Kutter 1975) bzw. „Trennungsaggression" auf Auflösung der symbiotischen Objektbeziehungen zielt.

Damit wird die Verbindung zur Gruppe der narzißtischen bzw. symbiotischen Neurosen sichtbar, die auch in der Hypothese von Lempp (1973) zum Ausdruck kommt, daß der symbiotischen Objektbeziehung beim frühkindlichen Autismus eine Teilleistungsschwäche als wesentlicher pathogenetischer Faktor zugrunde liegt. Diese klinischen Beobachtungen erscheinen besonders interessant angesichts vereinzelt mitgeteilter epidemiologischer Untersuchungsergebnisse, nach denen die MCD einen Risikofaktor für die Erkrankung an Psychosen darstellen könnte (Schaffer 1978). Lempp (1973) hat sich mit dieser komplexen Frage sehr ausführlich und differenziert auseinandergesetzt.

Zweifelsohne stellt die Entwicklung symbiotischer Neurosen eine Extremvariante dar, bei der die Beziehungspathologie bis in die frühesten Entwicklungsphasen zurückreicht. In weniger gravierenden Fällen scheint uns jedoch eine andere Form der sekundären Neurotisierung bei den teilleistungsgestörten Kindern vorzuliegen. Hier verläuft die frühe Persönlichkeitsentwicklung weitgehend ungestört bis zum Schuleintritt, was bedeutet, daß die Persönlichkeitsentwicklung die ödipale Stufe erreicht hat. Erst jetzt setzt infolge der mangelnden kognitiven Leistungen ein Prozeß ein, der zum Erlebnis der fortgesetzten Minderwertigkeitssituation führt und häufig durch noch so große Leistungsanstrengungen nicht durchbrochen werden kann. Bei diesen Fällen scheint uns die sekundäre Neurotisierung mehr nach einem Muster abzulaufen, wie es Adler (1974) mit seinem Konzept der Überkompensation von Minderwertigkeitsgefühlen beschrieben hat. Diese Überkompensation kann sich u.U. auf dissozialen Gebieten abspielen. Wir haben dann das typische Bild eines entmutigten Kindes vor uns, bei dem sich die fehlenden psychosozialen und schulischen Erfolgserlebnisse im eigenen Selbstkonzept niedergeschlagen haben mit der Folge, daß es jetzt durch Stören des Unterrichts oder aggressives, auch delinquentes Verhalten auffällig wird. Darauf hat bereits Weinschenk (1965) hingewiesen.

Therapie und Prävention

Mit den beiden Formen einer sekundären Neurotisierung beim hyperkinetischen und beim teilleistungsgestörten Kind wurden sicherlich Extremvarianten aufgezeigt, die sich nur bei entsprechend ungünstigen Umweltbedingungen entwickeln, ohne daß sich allerdings der genaue pathogenetische Anteil der neuropsychologischen und psychosozialen Einflüsse objektivieren ließe. Aus den Ausführungen wird jedoch deutlich, daß hinsichtlich der therapeutischen Konsequenzen in der Regel ein mehrdimensionales Vorgehen indiziert ist.

Bei den patientenzentrierten Interventionen müssen insbesondere beim hyperkinetischen Syndrom Ich-stützende Maßnahmen im Vordergrund stehen, die die Nachreifung bzw. kompensatorische Entwicklung der strukturgestörten Persönlichkeit zum Ziel haben. Daß hierbei besondere, nämlich stärker direktiv ausgerichtete Techniken notwendig sind, hat Goebel (1976) betont. Hier ergeben sich fließende Übergänge zu heilpädagogischen Maßnahmen, die bei der Legasthenie im frühen Stadium im Vordergrund stehen. Während beim hyperkinetischen Kind die Therapiemaßnahmen u.U. durch eine psychopharmakologische Behandlung, insbesondere mit Psychostimulantien, unterstützt werden können (Clicpera 1978), ergibt sich beim teilleistungsgestörten Kind in der Regel keine Indikation zur zusätzlichen Pharmakotherapie.

In jedem Falle ist die Einzeltherapie zu ergänzen durch eine Beratung der Familie, wenn nicht überhaupt ein familientherapeutisches Vorgehen gewählt wird. Aus der Tatsache, daß die mit der MCD gegebene Disposition zur sekundären Neurotisierung erst durch die pathologische Interaktion im sozialen Feld realisiert wird, resultiert die Forderung nach präventiven Maßnahmen im Sinne einer möglichst frühzeitigen Beratung zur differentiellen, störungsspezifischen Erziehung des MCD-Kindes. Dabei kommen dem niedergelassenen Arzt in Anbetracht der erheblichen Prävalenzraten wichtige Aufgaben zu, deren Wahrnehmung Kenntnisse über die Bedeutung hirnorganischer Faktoren bei der Entwicklung von Neurosen, die lediglich schematisch vereinfacht und exemplarisch aufgezeigt werden konnte, voraussetzen.

Literatur

Adler A (1974) Praxis und Theorie der Individualpsychologie. Fischer, Hamburg
Berner P (1977) Psychiatrische Systematik. Huber, Stuttgart Wien
Bonhoeffer K (1917) Die exogenen Reaktionstypen. Arch Psych 58: 58–70
Brazelton TB (1961) Psychophysiologic reactions of the neonate: I. The value of observation of the neonate. J Pediatr 58: 508–512
Cantwell BP (ed) (1975) The hyperactive child. Spectrum, New York
Clicpera C (1978) Die Stimulantienbehandlung bei Kindern. Z Kinder Jugendpsychiatr 6/2: 177–196
Esser G, Focken A (1980) Störungen der Gedächtnisfunktion und des Lernens. In: Remschmidt H, Schmidt MH (Hrsg) Neuropsychologie des Kindesalters. Enke, Stuttgart
Faust C (1972) Die psychischen Störungen nach Hirntraumen: Traumatische Psychosen und Dauerschäden. In: Kisker KP, Meyer J-E, Müller M, Strömgren E (Hrsg) Klinische Psychiatrie. Springer, Berlin Heidelberg New York (Psychiatrie der Gegenwart Bd II/2, S 147–218)
Focken A (1978) Die Bedeutung der minimalen cerebralen Dysfunktion für die Entwicklung von Lern- und Verhaltensstörungen im Kindesalter. Med Welt 29: 1349–1352
Focken A, Forschner W (im Druck) Das hyperkinetische Syndrom aus neuropsychologischer und psychodynamischer Sicht. Prax Kinderpsychol Kinderpsychiatr
Goebel S (1976) Spezielle Aspekte klientenzentrierter Spieltherapie bei verhaltensgestörten Kindern mit minimaler cerebraler Dysfunktion. Prax Kinderpsychol Kinderpsychiatr 25: 42–47
Göllnitz G (1972) Das organische Psychosyndrom – ein klinischer Begriff –. In: Rett A (Hrsg) Das organische Psychosyndrom im Kindesalter. Springer, Wien New York, S 10–25
Harbauer H (1980) Das hypermotorische Syndrom im Kindesalter. Dtsch Med Wochenschr 105: 355–357
Henry JP, Stephens PM (1977) Stress, health, and the social environment. Socio-biologic approach to medicine. Springer, New York Heidelberg Berlin
Hoppe KD (1975) Die Trennung der Gehirnhälften. Ihre Bedeutung für die Psychoanalyse. Psyche 29: 919–940
Howells JG (1978) Familienpsychotherapie. Reinhardt, München Basel
Kutter P (1975) Über moderne Neuroseformen und ihre gesellschaftliche Bedingtheit. In: Goeppert S (Hrsg) Die Beziehung zwischen Arzt und Patient. List, München, S 215–226
Langmeier J, Matejcek Z (1977) Psychische Deprivation im Kindesalter. Urban & Schwarzenberg, München Wien Baltimore
Lebovici S (1979) Arbeiten zur Kinderpsychotherapie. Reinhardt, München Basel
Lempp R (1973) Psychosen im Kindes- und Jugendalter – eine Realitätsbezugsstörung. Huber, Bern Stuttgart Wien
Lempp R (1978) Frühkindliche Hirnschädigung und Neurose, 3 Aufl. Huber, Bern Stuttgart Wien

Merian D (1972) Psychotherapie beim leicht hirngeschädigten Kind. In: Städeli H (Hrsg) Die leichte frühkindliche Hirnschädigung. Huber, Bern Stuttgart Wien, S 105–119

Müller-Braunschweig H (1975) Die Wirkung der frühen Erfahrung. Klett, Stuttgart

Müller-Küppers M (1969) Das leicht hirngeschädigte Kind. Hippokrates, Stuttgart

Remschmidt H, Stutte H (1979) Neuropsychiatrische Folgen nach Schädel-Hirn-Traumen bei Kindern und Jugendlichen. Huber, Bern Stuttgart Wien

Sameroff AJ, Chandler MJ (1975) Reproductive risk and the continuum of caretaking casualty. In: Horowitz FD (ed) Review of child development research, vol 4. University of Chicago Press, Chicago, S 103–114

Schäfer ML (1972) Der Neurosebegriff. Goldman, München

Shaffer D (1978) Longitudinal research and the minimal brain damage syndrom. In: Adv biol Pschiat, vol 1. Karger, Basel, S 18–34

Sieber M (1978) Das leicht hirngeschädigte und das psychoreaktiv gestörte Kind. Huber, Bern Stuttgart Wien

Städeli H (1972) Das leicht hirngeschädigte Kind in seiner Umwelt. In: Städeli H (Hrsg) Die leichte frühkindliche Hirnschädigung. Huber, Bern Stuttgart Wien, S 76–89

Stewart MA, Pitts FN, Cray AG, Dieruf W (1966) The hyperactive children syndrome. Am J Orthopsychiatry 36: 861–867

Stierlin H, Rücker-Embden E, Wetzel N, Wirsching M (1977) Das erste Familiengespräch. Klett-Cotta, Stuttgart

Todorow S (1978) Hirntrauma und Erlebnis. Huber, Bern Stuttgart Wien

Weinschenk PH (1965) Die erbliche Rechtschreibschwäche und ihre sozialpsychiatrischen Auswirkungen. Huber, Bern Stuttgart

Wender PH (1971) Minimal brain dysfunction in children. Wiley, New York

Zapotoczky HG (1976) Neurosen – Mythen, Modelle, Fakten. Karger, Basel

Familienneurosen

H. MESTER

Definition

Das Wort Familienneurose, von René Laforgue 1936 auf dem 9. internationalen Kongreß für Psychoanalyse eingeführt und näher bestimmt, bezeichnet die in sich weitgehend stabile Anordnung unbewußter Beziehungskonflikte, die die nächsten Angehörigen untereinander austragen und durch die sie eng aneinander gebunden werden. Der Begriff hebt besonders auf die komplementäre Konstellation dieser Konflikte ab: Nicht nur gegenseitig gewährte Triebbefriedigungen stellen ein Bindemittel für den Familienzusammenhalt dar, sondern auch die Ängste und Abwehrformationen der Familienmitglieder ergänzen einander und schmieden sie als Gruppe zusammen. Ihre Cohäsion gewinnt dadurch zusätzliche Festigkeit.

Die neurotischen Bedürfnisse der einzelnen schaffen starke gegenseitige Abhängigkeit. Diese Bedürfnisse bedingen und ergänzen sich wechselseitig. Es resultiert ein relativ stabiles Systemgleichgewicht. Deshalb ist das neurotische Wesen des jeweiligen Interaktionsmusters in seinen entscheidenden Anteilen nur indirekt erschließbar. Am deutlichsten tritt es zutage, wenn Reifungsanforderungen oder äußere lebensgeschichtliche Ereignisse die Fähigkeit des Systems, sich zu wandeln und an neue Gegebenheiten plastisch anzupassen, so sehr überfordern, daß einer der Beteiligten klinisch erkrankt und deshalb nicht mehr fähig ist, die Rollen im emotionalen Kräftespiel der Familie zu übernehmen, die er bis dahin innehatte. Mit äußerster Anstrengung, manchmal fast um jeden Preis, versuchen die Betroffenen, dasjenige Beziehungsmuster wieder herzustellen, das ihr früheres Zusammenleben bestimmte.

Nach Möglichkeit strebt eine solche Familie also an, die in ihr herrschenden Verhaltensstrukturen zu bewahren. Einflüsse von außen, durch die sie sich verändern könnten, werden als sehr beunruhigend erlebt. Gegen Störungen aus der Umwelt, die die eigene Idiologie und das Zusammenspiel der aufeinander bezogenen Verhaltensweisen beeinflussen, schirmt die Familie sich ab. Die gesunde Familie muß „als Kleingruppe imstande sein, sowohl den Spielraum jedes einzelnen ihrer Mitglieder (die personale Eigenheitssphäre) als auch ihren eigenen Spielraum (die familiäre Intimsphäre) zur Erweiterung und Entfaltung zu bringen, indem sie

Kommunikationsmuster nicht schablonenhaft einfrieren läßt, sondern immer wieder neu entwickelt" (Gastager u. Gastager 1973). Ein Kind kann nur dann gesund heranwachsen, wenn von der Familie bestimmte soziale Funktionen phasengerecht übernommen werden. Die Voraussetzungen, die dazu gegeben sein müssen, lassen sich z.T. nicht unmittelbar erkunden, sondern nur aus den Störbedingungen ableiten, die nach klinischer Erfahrung zur Entstehung verschiedener Krankheitsbilder beitragen. Gewähr für die störungsfreie Entwicklung des Kindes ist am ehesten gegeben, wenn 1. die Eltern eine ausgeglichene, von beiden Seiten als befriedigend erlebte Ehe führen, 2. die Trennung zwischen den Generationen infolgedessen deutlich vollzogen wird, so daß keine Koalitions- oder Paktbildung zwischen einem Elternteil und Sohn oder Tochter erfolgt, und 3. die geschlechtsgebundene Rollenverteilung unter den Familienmitgliedern gelingt (Fleck 1960; Lidz et al. 1959/60 u.a.). Darüber hinaus hat die Familie sich in ihrer Einstellung fortlaufend an entsprechende Veränderungen in der sozialen Umgebung zu adaptieren, wenn es nicht zu ernsthaften inneren Spannungen kommen soll. Die Fähigkeit dazu besitzt die neurotisch gestörte Familie gerade nicht. Je stürmischer die gesellschaftlichen und moralischen Umwälzungen sich vollziehen, umso ausdrücklicher und beharrlicher wird am eigenen Wertsystem festgehalten. Im Hinblick auf die derzeitigen Normveränderungen, die als chaotisch empfunden werden und Angst hervorrufen, wirken die alten Wertvorstellungen und Verhaltensanweisungen klar und eindeutig. Sie vermitteln als Lebensgewohnheit Halt und werden deshalb idealisiert, aber auch unbedingt fest- und vorgeschrieben. Der Jugendliche, der in einer Familie aufwuchs, welche sich nach außen übermäßig stark abgrenzte und starr hinter einer eigenen Ideologie verschanzte, erscheint seinen Altersgefährten als Sonderling. Konflikte der Identitätsfindung sind für ihn vorprogrammiert.

Die Familienneurose darf *nicht als nosologische Einheit verstanden* werden, im Gegenteil, es gibt nicht einmal eine gut begründete Klassifikation der verschiedenen Beziehungsstörungen, die sich als Hintergrund eines schweren Paarkonfliktes oder einer bestimmten Psychopathologie von Kindern und Jugendlichen finden.

Klassifikationsversuche

Aus verschiedenen Gründen ist die herkömmliche Neurosenterminologie, die aus der Psychotherapie von Einzelpersonen stammt, zur Kennzeichnung gestörter Familien wenig geeignet (Howells 1978). Einige amerikanische Autoren (Lidz et al. 1959) legten auch bei klinischen Untersuchungen eine Einteilung zugrunde, die sich mehr nach den Dominanzverhältnissen zwischen den Eheleuten richtet und nicht so sehr an der Kombination ihrer neurotischen Grundstruktur informiert: Man unterschied männlich bzw. weiblich beherrschte Kampfehen, Ehen zweier annähernd gleich unreifer und abhängiger Personen sowie Ehen mit Selbsterniedrigung der Frau oder des Mannes.

Willi (1975) arbeitete eine Typologie verschiedener Eheformen aus, die sich an den zwischen den Partnern vorherrschenden unbewußten Interaktionsstilen orientiert: Das Konzept, das er vorlegte, grenzte je nach den hauptsächlichen infantilen Konflikten, die die Partnerwahl und das weitere Zusammenleben des Ehepaares bestimmten, fünf Formen der „Kollusion" gegeneinander ab, nämlich die narzißtische, die orale, die anal-sadistische, eine Eifersuchts-Untreue-Kollusion und schließlich die phallische.

Weitgehend ununtersucht ist jedoch, welche Reaktionen ein Kind auf derartige elterliche Haltungen im einzelnen zeigt und wie die verschiedenen Dauerkonflikte, die Mutter und Vater miteinander austragen, sich auf seine Charakterentwicklung auswirken. Die Frage, welche Besonderheiten der Beziehungsstruktur einer Familie eine bestimmte klinische Störung hervorrufen, kann nicht beantwortet werden.

Viele Verstrickungen innerhalb der Familienbeziehungen, die sich für ein Kind in besonderem Maße pathogen auswirken (wie Loyalitätskonflikte, narzißtische Projektionen und Delegationsprozesse), kommen in den bisherigen Einteilungsversuchen nur unzureichend zum Ausdruck. Eine wissenschaftlich gut abgesicherte Lehre von der Psychopathologie der Familie wurde noch nicht entwickelt.

Die Bedeutung einer Familienneurose für die Entwicklung des Kindes und Jugendlichen

Selbsfindung und -verwirklichung ist nur in einer „Gemeinschaft" möglich. Diese Erkenntnis hob Aristoteles ausdrücklich hervor. Es dauerte aber noch bis in die allerjüngste Vergangenheit, ehe begonnen wurde, die Bedeutung der Familie für die gesunde seelische Entwicklung des Menschen wissenschaftlich zu erforschen.

In unserer Kultur besteht zumindest während der ersten anderthalb Lebensjahrzehnte eine starke Abhängigkeit von den Eltern. Einzelfallstudien, aber auch statistische Untersuchungen machen deutlich, daß bestimmte Neuroseformen in einer Familie gehäuft auftreten. So manifestiert sich eine Zwangssymptomatik bei nahen Verwandten nicht selten auf sehr ähnliche oder sogar identische Weise. Selbst in einem Fall, in dem eine derartige Neurose über vier Generationen hinweg immer wieder zum Ausbruch kam (Ehrenwald 1963), spricht die stete Wiederholung der Krankheit nicht unbedingt für die Durchsetzungskraft eines mutierten Gens. Wahrscheinlicher ist eine besonders ausgeprägte soziale Übertragung. Das Augenmerk wäre also darauf zu richten, auf welchen Wegen solche Symptomtraditionen zustande kommen. Wie die Familiendynamik, die zur Entstehung bestimmter neurotischer oder psychosomatischer Krankheitsbilder führt, spezifischerweise aussieht, wurde noch kaum untersucht. Die zahlreichen Befunde über die Familienkonstellation bei seelisch Kranken, insbesondere bei Patienten mit einer Psychose (Alanen 1966; Delay et al. 1957; Schmidt u. Tölle 1977 u.a.), sagen wenig über die Erlebnissphäre, die emotionalen Beziehungen und etwaige Besonderheiten des Interaktionsmusters in den jeweiligen Elternhäusern aus. Indessen sind es nicht die zahlenmäßig ohne große Schwierigkeiten faßbaren äußeren Umstände, die krank machen, sondern traumatische Erfahrungen, denen das Kind in einer besonderen „emotionalen Familienstruktur" (Benedek 1959) eventuell lange Zeit ausgesetzt ist.

Neurotisches Verhalten ist ansteckend. Es pflanzt sich in der Familie von einer Generation auf die nächste fort. Zwangsläufig zieht die Verzerrung der gegenseitigen Bindungen durch unbewußte Konflikte, die eine eheliche Beziehung beeinträchtigen, schwere Störungen der seelischen Entwicklung des Kindes nach sich. „Neurotische Eltern haben neurotische Kinder, und der Ödipus-Komplex der Kinder reflektiert den ungelösten Ödipus-Komplex der Eltern. . . . Die unbewußte sexuelle Liebe der Eltern zu ihren Kindern ist größer, wenn ihre eigene sexuelle Befriedigung aufgrund äußerer Umstände oder wegen ihrer eigenen Neurose unzureichend ist. Eine solche Liebe wird von den Kindern unbewußt als sexuelle Verführung erlebt und verstärkt ihren Ödipus-Komplex; gelegentlich wird sie auch von den Eltern so empfunden. Sie reagieren darauf mit plötzlichen Drohungen und Frustrationen, so daß häufig dieselben Kinder von denselben Eltern zunächst erregt und dann frustriert werden" (Fenichel 1974/77). Laforgue (1936) stellte vor allem heraus, welchen krankmachenden Einfluß auf ein Kind Eltern, deren Beziehungen zueinander weitgehend neurotischer Motivation entsprechen, u.U. besitzen.

Ein eindrucksvolles Beispiel für eine solche Paarbildung wäre eine sadomasochistische Ehe, etwa eine von selbstzerstörerischen Tendenzen getriebene Mutter, die einen ihr weit unterlegenen Mann heiratete, von dem sie sehr genau wußte, daß er ebenso trunksüchtig wie rauflustig war. In einem solchen Beispiel wird schon bald ersichtlich, wie sehr die Wahl des Partners der Frau dazu diente, sich bei ihm vor einer Versuchung zu retten, die vom Vater ausging, und wie mit der verfehlten Heirat gleichzeitig angestrebt wurde, die Mutter zu kränken und direkt zu erniedrigen. Im Grunde sehr „schlechte" Ehen sind oft die haltbarsten. Zwei Faktorenbündel können sich in diesem Falle verhängnisvoll für die psychische Entwicklung von Kindern auswirken, die aus einer solchen Verbindung hervorgehen. Die Wahrnehmung, daß ihre Mutter Männer nicht leiden kann und insbesondere den Vater verachtet oder sogar haßt, zieht bei einer Tochter ausnahmslos verheerende Folgen nach sich. Die zunehmende Enttäuschungshaltung, die die Mutter gegenüber dem Vater erkennen läßt, warnt aber auch einen Sohn davor, ein gleicher Nichtsnutz zu werden wie dieser. Der Mutter gelingt es auf die Dauer nicht, gegenüber dem Ehemann und überhaupt gegenüber dem anderen Geschlecht angesammelte Ressentiments zu verbergen, und sie beginnt, den Vater vor der Familie auch offen abzuwerten. Jungen geraten infolgedessen zunehmend in Angst, sich mit ihm als Mann zu identifizieren und es ihm gleich zu tun, hätte das doch aller Voraussicht nach zur Folge, von der Mutter verachtet und zurückgewiesen zu werden. Diese Angst ist umso berechtigter, je stärker die Mutter dazu neigt, „ihren Antagonismus und ihren Haß von ihrem Mann auf ihre Kinder zu übertragen. Sie wird eine Abneigung gegen die Charakteristika haben, die das Kind mit dem ungeliebten Mann gemeinsam hat, und wird unfähig sein, ihm die Sicherheit ihrer mütterlichen Liebe zu geben" (Fromm-Reichmann 1978). Gleichzeitig beginnt die Mutter, unbewußt bei ihrem Sohn Ersatz für emotionale Zuwendung zu suchen, die sie auf Seiten des Ehemannes vermißt. Zwangsläufig gestaltet sich die Einstellung der Mutter gegenüber dem Kind stark widersprüchlich: Sie lehnt es als Teil oder Ebenbild des Vaters ab, wendet sich aber dem Sohn dennoch ersatzweise verstärkt zu, besitzt sie doch in ihm ihren „einzigen Halt". Nicht nur, daß die Identitätsfindung eines Jungen, der in einem solchen Elternhaus aufwuchs, grundlegend gestört werden kann, gleichzeitig verschärft sich die ödipale Problematik in beträchtlichem Maße. Von der Mutter geht ein ebenso starker verführerischer Sog aus wie eine ständige Zurückweisung und Verachtung der eigenen Geschlechtlichkeit. Vor den mütterlichen Angriffen auf sein männliches Selbstbewußtsein ist der Heranwachsende nur sicher, wenn er alle entsprechenden Eigenschaften an sich verleugnet. Die ödipalen Konflikte, Angelpunkt jeglicher neurotischer Entwicklung, werden durch die „Spaltungserscheinungen" in der Ehe der Eltern außerordentlich verschärft. Während der Adoleszenz, mit dem Wiederaufleben dieser Konflikte, droht eine schwere gesundheitliche Krise.

Ein anderer, von der Familie versteckt oder offen abgelehnter und mißachteter Vater zieht sich zunehmend in die Berufswelt zurück und beweist nun auf dem Leistungssektor nicht nur die eigene Tüchtigkeit und Macht, sondern auch, wie viel er tatsächlich für seine Angehörigen tut. Die materielle Versorgung und ihr Prestige verdanken sie nur ihm. Er wird arbeitssüchtig. Durch seine großen Erfolge rückt er für den Sohn aber womöglich auch in unerreichbare Ferne, so daß eine wirkliche Auseinandersetzung mit ihm nicht mehr möglich ist. Als der Sohn im Beginn einer psychotischen Episode äußert, ein absoluter Nichtsnutz zu sein, wundert der Vater sich über solche Versagensängste und über die negative Bewußtseinshaltung des Jungen sehr, habe er ihn doch auf alle nur denkbare Weise protegiert und ihm durch die Hilfe anderer eine Erfolgskarriere ermöglicht, die kaum Anstrengungen kostete.

Wie an solchen Beispielen deutlich wird, sollen mit dem Ausdruck Familienneurose bestimmte Erkenntnisse der Psychoanalyse auf verkürzte und bildhafte Weise zusammengefaßt werden (Laplanche u. Pontalis 1973): 1. Die zentrale Bedeutung der Identifizierung mit den Eltern bei der Herausbildung der Persönlichkeitsstruktur; 2. die zentrale Rolle ödipaler Konflikte (als „Kernkomplex der Neurose") in der gesamten psychosexuellen Entwicklung; 3. die große Bedeutung, die die Beziehung der Eltern zueinander für die Konstellation der ödipalen Problematik und für deren Überwindung besitzt.

Da die neurotischen Konflikte der Beteiligten sich zumeist vollständig ergänzen, ähnlich wie die Valenzen verschiedener chemischer Elemente so zueinander finden, daß eine stabile molekulare Verbindung entsteht, sind sie nicht ohne weiteres erkennbar. Vielmehr trägt die komplementäre Anordnung der unbewußten Konflikte ja gerade dazu bei, daß die Familie nach außen als in sich geschlossene Einheit in Erscheinung tritt, als ein System von Beziehungen, das keine einschneidende Veränderung seiner Konstellation zuläßt. Auf die Art dieser Konflikte ist demnach zumeist nur mittelbar zu schließen, nämlich vom spezifischen Widerstand her, der sichtbar wird, sobald die bisherige „Familienhomöostase" nicht länger aufrecht erhalten werden kann.

Kennzeichnend für das Bestehen einer Familienneurose ist somit die geringe Toleranz der Angehörigen gegenüber jeglichem Wandel ihrer bisherigen Beziehungen. Diese sind nach vergleichsweise starren Mustern festgelegt. Ereignisse, die zwangsläufig eine Umstellung der gegenseitigen Beziehungen zur Folge haben, rufen Alarmstimmung hervor und führen nicht selten zum Ausbruch manifester Psychopathologie. Das kann beispielsweise ebenso bei der Geburt eines Kindes der Fall sein wie dann, wenn ein Jugendlicher beginnt, sich von der Familie abzulösen und ein eigenverantwortliches Leben zu führen. Letzterer Anlaß könnte die Eltern dazu bewegen, ein Kind nur unter der Vorbedingung in ärztliche Behandlung zu geben, daß es durch die Therapie in seinem Verhalten wieder so gefügig und angepaßt wird, wie es vor Beginn der Krankheit war. Bei Jugendlichen mit einer Anorexia nervosa ist das die Regel.

Antitherapeutisches Agieren nimmt bei Eltern von Magersüchtigen nicht selten extreme Ausmaße an. In ihren Herkunftsfamilien gilt, daß die herangewachsene Tochter zwar todkrank und hilflos ertragen werden kann, nicht jedoch als Person, die autonom wird und über sich selbst verfügt. Die Symptomatik läßt sich gleichsam als Auskristallisation einer schweren Familienneurose begreifen (Mester 1977). Petzold (1979) bezeichnete die Pubertätsmagersucht als „Perversion du système familial". Für die Eltern, vor allem die Mütter, von Anorexiekranken trifft mehr als für andere zu, daß sie ihre Kinder nicht entlassen können in eine eigenständige Lebensführung, sondern sie am sichersten wissen, „wenn sie tot sind – und sie sind so gut wie tot, wenn man sie kindlich bleiben läßt, wenn man sie nicht anders werden läßt, als man selbst ist" (Meistermann-Seeger 1976). Wenn auch Sonder- und nicht Musterfall, so verrät das Beispiel eines Lehrerehepaares, das als Ersatz ein Kleinkind adoptierte, als die 16jährige magersüchtige Tochter sich den Eltern emotional entzog – zunächst mittels der Symptomatik, dann zunehmend auf gesunde Weise – doch eindrucksvoll, wie unbedingt die Familie versucht, ihre bisherige Konstellation beizubehalten. Die Bedürfnisstruktur solcher Familien läßt Veränderungen unter ihren Mitgliedern nur äußerst widerstrebend zu. Intensive Eifersucht der Mutter auf den Arzt (Rechenberger 1971) kann die Therapie von vornherein vereiteln oder schon sehr früh zum Scheitern bringen. Vereinzelt erkrankt ein Elternteil schwer depressiv und begeht Suicid, sobald das Kind, das an einer Anorexia nervosa litt, gesund und selbständig wurde. Andererseits fürchten die Patientinnen, ihr krankhaftes Verhalten aufzugeben und sich von der Familie zu trennen, weil sie allzu deutlich spüren, wie sie als eine Art Puffer oder Kittsubstanz zwischen den innerlich entfremdeten Eltern benötigt werden. Mehr noch als bei anderen Krankheitsbildern wurden diese Jugendlichen „zum Objekt in der neurotischen Auseinandersetzung zwischen den Eltern und nicht selten zum letzten Bindeglied einer zutiefst gestörten Ehe" (Biermann 1964). Gleichstarkes Bestreben der Eltern oder auch Geschwister, die familiären Beziehungen möglichst unverändert zu lassen und den Kranken nicht aus den Rollen freizugeben, die er in diesem emotionalen Kräftespiel übernahm, findet man sonst nur noch bei Schizophrenen. Der Patient hat innerhalb der Familie ganz besondere Funktionen übernommen. Er wird von ihr nicht nur als innerer Feind, nämlich als Vertreter einer bedrohlichen Triebgefahr, abgelehnt, sondern gleichzeitig auch als Agent dieser uneingestanden doch erwünschten Regungen benötigt (Johnson u. Szurek 1952 u.a.). Eine solche in sich widersprüchliche Einstellung gegenüber dem Kranken tritt in den Herkunftsfamilien Magersüchtiger ebenso deutlich hervor wie bei Jugendlichen mit einer Psychose aus dem schizophrenen Formenkreis.

Sehr früh kann es zu einem Rollentausch kommen. Eine Mutter, die Liebe und Anerkennung vermißt, entdeckt im Kleinkind einen Menschen, der ihr vollkommen verfügbar ist. Sie benutzt das Baby als Mutterersatz und zwingt ihm das an Zuwendung und Respekt ab, was sie in der eigenen Kindheit entbehrte (Miller 1979). Wurde die „Grenze zwischen den Generationen" verwischt oder weitgehend aufgehoben (Lidz et al. 1959), wirkt sich das auf den Adolescenten in jedem Falle verhängnisvoll aus. Im gegenseitigen Wettkampf der Eltern um die Vorherrschaft ihrer eigenen Identitäts- und Wertbindungen „werden die Kinder gezwungen, Partei zu ergreifen, und so ist die Familie in rivalisierende Parteien geteilt. In einem derartigen Familienkrieg kämpft jede Partei mit der anderen, um eine Veränderung nach ihren jeweiligen Bedürfnissen und Maßstäben zu erzwingen" (Ackerman 1971). Das Kind, das einem Elternteil dazu diente, Bedürfnisse zu befriedigen, die der Ehepartner unbeachtet ließ, rückt in dessen Stellung und Rolle auf und beginnt von sich aus, die Kluft zu erweitern, die zwischen Vater und Mutter besteht. Infolgedessen können die ödipalen Konflikte nicht endgültig überwunden werden. Zeichen beginnender Geschlechtsreife des Jugendlichen wecken sowohl bei dem Jugendlichen selbst als auch bei den Eltern lebhafte Sexual- und Trennungsängste. Je wichtiger der Platz ist, den das Kind im Leben der Eltern einnimmt, desto stärker wird von ihnen seine Verselbständigung behindert.

Aber nicht nur als Gattenersatz wird ein Kind häufig benötigt, meist von der Mutter, sondern oft auch, um Selbstaspekte, die die Eltern nicht verwirklichen konnten, nun stellvertretend nach außen zu tragen (Richter 1967). Das Kind wird in Rollen gezwungen, in denen es gleichsam als Teil des Vaters und der Mutter deren Idealselbst darzustellen oder aber auch verpönte Wunschregungen auszuleben hat. Schwere Ich-Verzerrungen und Störungen der Identitätsfindung sind das Ergebnis. Die Entwicklung zu einer autonomen Persönlichkeit wird durch solche psychischen Manipulationen grundlegend beeinträchtigt. Vater und Mutter beginnen einen Wettbewerb um die Zuneigung des Jugendlichen und versuchen, ihn als Bundesgenossen gegen den anderen zu gewinnen. Die Loyalitätskonflikte, die sich für den Adolescenten daraus ergeben, vermischen sich mit starker Ambivalenz insbesondere gegenüber dem Elternteil, der ihn durch seine innige

Zuneigung so fest an sich band, aber gleichzeitig auch in einer Art Leibeigenschaft gefangen hielt und kontrollierte. Haßgefühle, die als Reaktion darauf entstehen, sind dann oft eine stärkere Fessel als Liebe. Die Furcht des Kindes „vor Vergeltung für seinen Haß wird seine primäre Angst intensivieren, denn es gibt wenige Dinge im Leben, die Kinder mehr übelnehmen als Frustration in ihren Bemühungen zur Selbstverwirklichung und Selbstvollendung" (Fromm-Reichmann 1978). Gegen das Selbst zurückgewendeter Haß, der hier und nicht unbedingt in sexueller Rivalität seinen Ursprung hat, sowie damit zusammenhängende Minderwertigkeitsgefühle bestimmen zu einem wesentlichen Teil den Aufbau schwerer seelischer und psychosomatischer Krankheiten dieses Lebensabschnittes.

Je nach dem, wie die Familie einem Kind während der einzelnen Perioden seiner Entwicklung begegnete, kommt es zu bestimmten Arten der Internalisierung der Objektbeziehungen. Stierlin (1971, 1975a) beschrieb als solche Modalitäten elterlicher Haltung das Binden, das Delegieren und das Vertreiben. Beruht ersteres entweder auf überstarker Triebbefriedigung oder als „Gewissensbindung" auf dem Zwang, sich mit hochgespannten Moralanforderungen zu indentifizieren, und kommt die Zurückweisung des Kindes bereits durch seine emotionale Vernachlässigung zustande, so nimmt das Delegieren gleichsam eine Mittelstellung dazwischen ein. In diesem Falle wird der Jugendliche zwar in die außerfamiliäre Welt entlassen, dabei aber doch an einer langen Leine geführt. Daseinsberechtigung außerhalb des Elternhauses erhält er dadurch, daß er elterliche Bedürfnisse und Wünsche in die Tat umsetzt. Ebenso „wie der mittelalterliche, zum abenteuernden Kreuzritter gewordene Vasall bewegt sich auch der als Delegierter seiner Eltern fungierende moderne Jugendliche in einem komplexen und zweideutigen zwischenmenschlichen Feld. Einmal sind ihm seine Aufträge oft nur unter der Hand, gleichsam chiffriert, aufgetragen und entziehen sich daher einer klaren Definition; zum anderen liegen diese oft mit den eigenen autonomen Bedürfnissen — die wir die eigentlichen Bedürfnisse des Adolescenten nennen können — in Konflikt, mit jenen Bedürfnissen also, die ihn dazu bewegen, eine Person nach eigener Maßgabe zu werden das eigene Leben zu leben, eigene Ziele zu verfolgen" (Stierlin 1975b). Der Versuch, die elterlichen Gebote zu erfüllen, kann schon allein dadurch zur unlösbaren Aufgabe werden, an der der Jugendliche zerbricht, daß die gleichzeitig erhobenen Forderungen einander absolut widersprechen. Schwerste pathogene Konflikte ergeben sich, wenn das Kind zum Alliierten und Racheengel eines Elternteils gemacht und gezwungen wird, den anderen Elternteil abzuwerten und zu vernichten (Boszormenyi-Nagy u. Spark 1973). In diesem Falle wird die Entfaltung des Herangewachsenen zu einer unabhängigen, eigenverantwortlichen Persönlichkeit sehr weitgehend blockiert. Unter dem Druck der familiären Konflikte, in deren Mittelpunkt er steht, kommt es zur Regression auf frühere Stufen seiner

Entwicklung und zur manifesten Erkrankung. In diesem stillen Drama gibt es keine eigentlichen Täter, sondern nur Opfer. Die Eltern sind es ebenso wie ihre Kinder. Mutter oder Vater brachten ihnen zwar kein wirkliches Verständnis entgegen, gaben sich aber doch ganz für sie hin. Ein junger Krebskranker, der angesichts des Todes versuchte, mit dem Leid seiner Erziehung autobiographisch „abzurechnen" und sich von den Denkzwängen seiner Erzieher zu befreien, wußte auf die Frage, ob seine *Eltern* ihn getötet haben oder nicht, nur unsichere Antwort; und dennoch fand er das Zutreffende: „Sie haben es getan und haben es doch auch wieder nicht getan, und vor allem haben sie nicht gewußt, daß sie es getan haben. Sie haben es ohne böse Absicht, unbewußt und letztlich wider ihren Willen getan" (Zorn 1977).

In einer solchen Familie ist der Adolescent absoluter Bevormundung ausgesetzt. Er wird nur dann akzeptiert, wenn er im Auftrage der Familie bestimmte Rollen übernimmt. Sie lehnt ihn ab und stößt ihn aus, sobald er sich zu weigern beginnt, die ihm übertragenen Funktionen zu erfüllen. Besser gäbe es ihn nicht mehr, als daß der Jugendliche ein Leben führte, das von den Ansprüchen der Familienideologie abweicht oder ihnen sogar direkt zuwiderläuft. Dem Wesen nach beschrieb Shakespeare im Trauerspiel „Romeo und Julia" einen derartigen Generationskonflikt: Das Oberhaupt einer Patrizierfamilie droht der 14jährigen Tochter nicht nur an, sie auf immer zu verbannen, sondern schwört sogar ihren Tod herauf, falls sie nicht seinem Wunsch nachkommt und unverzüglich den von ihm als Schwiegersohn ausersehenen Mann heiratet. „Wenn mein du bist, so soll mein Freund dich haben; wo nicht: geh, bettle, hungre, stirb am Wege! Denn nie, bei meiner Seel', erkenn ich dich, und nichts, was mein, soll dir zugute kommen" (4. Aufzug, 1. Auftritt). Gefordert wird unbedingter Gehorsam gegenüber elterlichen Geboten, die keinerlei Rücksicht auf die Bedürfnisse und Wünsche des Kindes nehmen. Ausschließlich die Eigeninteressen des Vaters bestimmen über das zukünftige Schicksal der Tochter. Will sie überleben, hat sie sich ihnen widerspruchslos unterzuordnen. Im selben Drama zeigt der Dichter gleichzeitig auf, wie die Rivalität zweier Familien zu offenem, für beide Seiten verhängnisvollem Hader führt, dem die Kinder zum Opfer fallen – „wie der Väter fortgesetzter Groll – erst an dem Grab der Kinder höret auf" (Prolog).

Die pathogene Bedeutung einer Familienneurose im Leben Erwachsener

Während zumeist von einer Familienneurose gesprochen wird, wenn die abnorme Verflechtung der gegenseitigen emotionalen Beziehungen zur Erkrankung eines Kindes führte (das Kind als „Präsentiersymptom der Eltern"), ist nachfolgend aufzuzeigen, daß derartige Konfliktkonstellationen sich nicht nur in diesem Terzett pathologisch auswirken, sondern daß oft auch ein Erwachsener in bestimmten Schwellensituationen seines Lebens psychisch krank wird, weil seine Partnerwahl ganz überwiegend einem neurotischen Manöver entsprach. Menschen mit einer Charakterneurose werden mit nur wenigen anderen eine Beziehung aufbauen können, die auf längere Sicht in einem für beide Seiten befriedigendem Gleichgewichtszustand bleibt. Auf unbewußter Ebene, teilweise sogar gewollt, wird der Ehegefährte nach einem ganz bestimmten Schema ausgesucht. Eigene Unsicherheit und innere Zwänge legen das Muster, nach dem die Partnerwahl erfolgt, weitgehend fest. Wie sehr sie zumeist von bestimmten Wunschbildern geleitet wird, so daß Zufälligkeiten dabei kaum noch eine Rolle spielen, läßt sich schon durch die außerordentliche Häufigkeit belegen, mit der bei einer Wiederverheiratung die Liebeswahl gleichsam auf einen „Doppelgänger" des früheren Gatten fällt (Meyerhoff 1961). Doch ist es nicht so sehr die Übereinstimmung äußerer Einzelmerkmale, die diesen „Wiederholungszwang" bedingt, sondern das zielgerichtete Suchen nach einer Ergänzung zu eigenen unbewußten Bedürfnissen. Je konfliktbestimmter, d.h. neurotischer diese sind, desto selektiver gestaltet sich die Möglichkeit der Paarfindung. Dabei klammern sich die durch unbewußte Konflikte verbundenen Partner oft erstaunlich fest und lange aneinander, denn „unglückliche Ehe und körperliches Siechtum sind die gebräuchlichsten Ablösungen der Neurose. Sie befriedigen insbesondere das Schuldbewußtsein (Strafbedürfnis), welches viele Kranke so zähe an ihrer Neurose festhalten läßt" (Freud 1975).

Die emotionale Kommunikation zweier neurotisch gehemmter Menschen, die zueinander gefunden haben, bleibt stets eingeengt durch starke Ängste, die beide miteinander teilen. Statt sich gegenseitig in der Entwicklung zu größerer Reife zu fördern, schränken sie einander ein. Eine „häufige Komplikation entsteht dadurch, daß ein Neurotiker seine Über-Ich-Funktionen auf seine Partnerin projiziert, die dann allmählich gewisse Eigenschaften eines Polizisten entwickelt" (Hau 1964). Nicht selten verstärken die Partner sich in der Realitätsverzeichnung gegenseitig. Wenn schon die Suche nach einem Lebensgefährten durch unbewußte Ängste und Unsicherheiten weitgehend beeinflußt wurde, so daß er eine möglichst gute Ergänzung für die eigenen neurotischen Bedürfnisse darstellen soll, so kommt dieses Bestreben im späteren Zusammenleben nicht zur Ruhe, sondern es weitet sich sogar aus. „In einer Familie pflegt jeder unbewußt die Tendenz zu entwickeln, jedes andere Familienmitglied in die Rolle zu drängen, die zu der eigenen Neurose bzw. zu den eigenen Schwierigkeiten am besten paßt" (Richter 1966).

Unter allen menschlichen Bindungen stellen diejenigen der Ehe und Elternschaft die größten Herausforderungen dar. Das Ergebnis der Objektbeziehungen der eigenen Kindheit wird in der ehelichen Gemeinschaft einer harten Bewährungsprobe unterworfen. „Eine Eheneurose ist als die Übertragung und Projektion von ungelösten Konflikten aus der Vergangenheit beider Partner in die Gegenwart hinein zu verstehen" (Hau 1964). Beginn oder Verschlimmerung psychischer und psychosomatischer Krankheiten fallen häufig mit tatsächlicher oder phantasierter Zurückweisung durch den Ehegatten zusammen. Außerordentlich oft ist Liebesverlust ein Trauma von erheblicher pathogener Bedeutung. Bereits durch die Ankunft eines Kindes kann das Gleichgewicht, das sich in den Beziehungen zwischen Ehepartnern eingespielt hatte, ernsthaft bedroht werden. Das Kind entfremdet die Eltern voneinander und bedeutet für beide einen mehr oder weniger großen Verlust gegenseitiger Befriedigung. Zu schweren Enttäuschungen und Neid- oder Eifersuchtsreaktionen kommt es immer dann, wenn der Gatte als Elternsubstitut diente.

Wiederholt sich im späteren Leben die interpersonelle Konfliktkonstellation, die in der Kindheit oder Jugend bestand, ist die durch solche traumatischen Erfahrungen geprägte Persönlichkeit zu keiner anderen Auseinandersetzung mit den Kränkungen fähig als damals: Die Konfliktlösung erfolgt oft auf die gleiche Weise. Die neurotischen Erscheinungen des Erwachsenen gleichen dann abklatschartig denjenigen, die schon in früherem Alter unter äußeren Bedingungen auftraten, die in ihrer subjektiven Bedeutung den jetzigen entsprachen.

Ein 10jähriger Schüler, das ältere von zwei Kindern eines Arbeiters, wurde wegen häufiger Schwindelanfälle und anderer vegetativer Störungen in die Klinik eingewiesen. Im Unterricht erreichte der Junge nicht mehr die Leistungen, die er sich selbst abverlangte. Sein brennender Ehrgeiz wurde von der Mutter geschürt. Sie konnte die nur mittelmäßige Begabung des Sohnes nicht wahrhaben und wollte ihm später alles das an äußeren Erfolgen ermöglichen, was ihr selbst im Leben versagt geblieben war. Während der Vater diesen Konflikt klar erkannte, suchte die Mutter angestrengt Nachweise einer „greifbaren" Krankheit, die den Jungen offenkundig am Weiterkommen hinderte. Die Symptomatik trat auf, als dem Patienten auf zweierlei Weise ein Abzug von mütterlicher Liebe und Anerkennung drohte. Dieser Liebesverlust wäre für ihn unerträglich gewesen. Die Mutter, deren ganzer Stolz der Sohn bisher war, würde ihn verachten, falls er die bevorstehende Aufnahmeprüfung an einer höheren Schule nicht bestünde. Die weitere Abkehr der Mutter wäre aber besonders schwer zu ertragen gewesen, weil sie sich ohnehin dem kürzlich geborenen Schwesterchen vermehrt hatte zuwenden müssen.

In einem Test, in dem der Junge aufgefordert wurde, seine Familie zu zeichnen, stellte er sich außen, an erster Stelle, an der Hand der Mutter dar, gleich groß mit ihr; abgesondert von ihnen, durch eine größere Kluft getrennt, tauchte die Personengruppe Vater und Schwester auf. Am breitschulterigsten fiel in der Skizze die Mutter aus.

18 Jahre später kehrte der Patient mit gleichartigen Beschwerden, wie sie in der Frühpubertät bestanden, in die Klinik zurück. Seit vielen Monaten hatten sie zur vollständigen Arbeitsunfähigkeit geführt. Wiederum zeichneten sich zunächst Leistungsprobleme als eine wichtige Ursache der Symptomatik ab. Als psychodynamisch bedeutungsvoller stellte sich jedoch heraus, daß der seine Eigenständigkeit und sein berufliches Leistungsstreben betonende Mann nach der Geburt des ersten Kindes, einer Tochter, von der Ehefrau nicht mehr so viel an emotionaler Zuwendung und Bestätigung seines Selbstwertgefühls erhielt, wie er unbedingt benötigte. Das Beschwerdesyndrom, das dem früher beschriebenen fast haargenau glich, begann kurze Zeit, nachdem der Patient Vater geworden war. Dadurch, daß er sich gleichsam selbst wieder wie ein Kind

verhielt, wegen der Schwindelanfälle blieb er stets auf Unterstützung und Fürsorge angewiesen, rivalisierte er mit der Tochter um die Gunst der „Mutter", als die er seine Frau in weiten Bereichen betrachtete, und zwar mit gleichartigen Mitteln wie das kleine Mädchen.

In derartiger Kasuistik zeigt sich, wie eine bestimmte Entstellung der emotionalen Beziehungsstrukturen in der Herkunftsfamilie, nämlich ein ungewöhnlich inniges Attachement der Mutter an den Sohn, dazu führt, daß dieser auf unreife Weise in der Ehe Ersatz für sie sucht. Die randständige Position des Vaters erschwert es dem Heranwachsenden, sich positiv mit ihm zu identifizieren. Selbstachtung kann der Patient nur solange aufrechterhalten, wie er den Auftrag der Mutter erfüllt, so weit wie möglich emporzustreben und sozial viel höher aufzusteigen als der Vater. Je weiter er sich jedoch in die Arbeitswelt vorwagt, desto mehr entfernt er sich zwangsläufig von der Frau, auf deren unmittelbare Zuwendung er unverändert angewiesen bleibt. Die Ankunft des ersten Kindes stellt für ihn eine spezifische Versagungssituation dar: Er, der doch nur für seine Familie gearbeitet hatte, erfährt nun zu Hause nicht mehr das ersehnte Maß an Aufmerksamkeit. Der Mann, der in seiner Bedürfnisstruktur ein Kind blieb, erlebt das eigene Kind unvermeidlich als bedrohlichen Konkurrenten (Mester 1980 u.a.). Die Auseinandersetzung mit ihm erfolgt durch den Rückgriff auf ehemals in gleichartiger Konfliktsituation erprobte Verhaltensmuster. Die Symptomatik entspricht dem Versuch, die enge Bindung an die Ehefrau wieder herzustellen. Während der Erkrankung zu Beginn der Pubertät erwiesen die Beschwerden sich als geeignete Maßnahme, um die durch das Erscheinen einer Rivalin bedrohte enge Zugehörigkeit zur Mutter zu sichern. Die Ehefrau hatte nun zwei hilflose Menschen zu pflegen und widmete sich beiden gleich geduldig.

Der Keim zur jetzigen Erkrankung war bereits in der besonderen Art der Partnerwahl enthalten. In der ehelichen Neurose wird die ursprüngliche infantile Situation wiederholt, insbesondere die Geschwisterbeziehung (Laforgue 1936).

Die Bindung an den Ehegefährten kann schon an sich zu so starken Ambivalenzkonflikten führen, daß in unmittelbarem zeitlichem Zusammenhang mit ihr klinische Erscheinungen auftreten. Bei verheirateten Frauen, die wegen einer schweren Zwangssymptomatik in stationäre Behandlung kamen, begann die Krankheit in etwa 40% der Fälle mit dem Kennenlernen des Ehemannes oder der Heirat. Und annähernd ebenso häufig setzte sie nach einer Entbindung ein, also mit dem Wechsel von einer diadischen zu einer triangulären familialen Beziehungsstruktur (Mester, unveröffentlicht). Die Charakterstruktur der „anankophilen" Ehemänner weist sehr kennzeichnende Besonderheiten auf.

An den untersuchten Krankheitsverläufen war besonders eindrucksvoll, wie lange die Ehemänner friedfertig, ja unterwürfig davon absahen, aktiv gegen die Zwangserscheinungen einzuschreiten, die alsbald das gesamte Familienleben einengten. In vielen Fällen verhalfen die Männer den Patientinnen sogar unmittelbar dazu, immer mehr neurotische Verhaltensweisen zu entwickeln. Die Ehepartner wurden unermüdliche Handlanger der Kranken. Willi (1970) beschrieb den „hysterophilen" Mann und ging der Frage nach, ob dessen Affinität zu einer schwer hysterischen Frau „in fast unausweichlichem Maße bestehe". Die Antwort lautete, daß die Ehe einer solchen Frau „mit einem anderen Typus von Mann entweder gar nicht zustande kommt oder nach relativ kurzer Zeit in die Brüche geht". Das gilt für die Verbindungen, die eine zwanghafte Frau einzugehen vermag, offenbar noch viel mehr. Nur ist der Mann, mit dem sie die Ehe schließt, im wesentlichen anders strukturiert. In der weit überwiegenden Mehrzahl der Fälle zeichnet er sich ebenfalls durch ausgeprägt anankastische, seltener durch überwiegend depressive Züge aus.

In diesen „Neurosen zu zweit" geht der klinisch gesund gebliebene Partner nicht selten schon bald dazu über, verschiedene Zwangshandlungen so akurat mitzuvollziehen, wie der Kranke es von ihm fordert. In einer Art Arbeitsgemeinschaft unterstützt sich das Paar bei der Durchführung der pathologischen Aktionen gegenseitig, doch wird nur von einer Seite vorgeschrieben, um welche Vorkehrungen oder Wiedergutmachungsmaßnahmen es sich dabei zu handeln hat. Schließlich erstarrt die gesamt Lebensführung des Ehepartners ebenso weitgehend unter einer Fülle von anankastischen Symptomen wie die des ursprünglich Kranken, für den er „als Hilfsperson fungiert" (Delkeskamp u. Meyer 1967).

Bei einer gemeinsam ausgetragenen Neurose solcher Art wird vom Partner des Patienten manches an krankhaftem Verhalten nur imitiert oder stellvertretend nachvollzogen, um diesen zu beschwichtigen und in seinem Abwehrkampf zu unterstützen. Demgegenüber entwickelt sich bei einer induzierten Neurose insofern eine eigenständige Symptomatik, als diese hauptsächlich aus Konflikten gespeist wird, die der Lebensgefährte des Primärpatienten unter dessen Einfluß akkumulierte. Auch unter therapeutischen Aspekten sollte begrifflich zwischen „symbiotischen" Neurosen und den sehr viel selteneren „induzierten" Neurosen unterschieden werden. Die eine läßt sich nicht nur als Vorstufe der anderen betrachten.

Konsequenzen für die Therapie

Unter den Begriff Familientherapie fällt jede Form von Psychotherapie, „die an der Interaktion von zwei oder mehr Angehörigen ansetzt und eine Veränderung der zwischenmenschlichen Beziehungen in der Familie anstrebt, um psychopathologische Störungen des Verhaltens oder psychosomatische Krankheiten bei einem oder mehreren Familienmitgliedern zu beheben oder zu lindern" (Kaufmann 1975). Die Notwendigkeit zu derartigem Behandlungsansatz ergibt sich immer dann, wenn der Symptomträger eingebunden ist in ein enges Geflecht neurotischer Beziehungsstrukturen, in denen er die Aufgabe übertragen erhielt, stellvertretend für andere, im Grunde schwerer Gestörte, bestimmte Konflikte auszutragen. In diesen Fällen ist vielfach sogar der scheinbar Gesündere Hauptverursacher der Familienneurose: „Alle haben vor ihm Angst und bekommen durch ihn Schuldgefühle, die in mannigfachen Symptombildungen zur Erscheinung kommen können. Nur er selbst findet im Agieren nach außen eine hinreichende Abfuhrmöglichkeit für innere Spannungen. Also wird nicht er selbst, sondern das im landläufigen medizinischen Sinne kränkste Familienmitglied beim Arzt erscheinen. Der zum Arzt gelangende Kranke ist dann sozialpsychologisch eine Art ‚Lokalsymptom' der neurotischen Familiengruppe, d.h. er stellt eine sekundäre, abhängige Manifestation der im Grunde überwiegend anderswo originär verwurzelten Familienneurose dar" (Richter 1966).

Vom psychoanalytischen Standpunkt aus werden der Begriff Familienneurose und das Konzept, das hinter ihm steht, zurückhaltend aufgenommen. Wichtigster Einwand ist, dieser Zugangsweg zur Symptomatik verführe in der Therapie dazu, die Bedeutung der Phantasien und Ängste des Patienten zu vernachlässigen, um stattdessen die reale Situation, die nun als wesentlichster Determinationsfaktor der Neurose betrachtet wird, nach Möglichkeit zu manipulieren (Laplanche u. Pontalis 1973). Allzuleicht werde von der Innenwelt des Patienten abgelenkt auf äußere Ereignisse. Inwieweit sind psychoanalytische Theorien noch am Objekt Familie anwendbar?

Von herkömmlicher Betrachtungsweise, bei der die Betonung auf die Psychopathologie des einzelnen gelegt und ihre individuelle Entstehungsgeschichte zurückverfolgt wird bis auf traumatische Kindheitserfahrungen, unterscheidet sich ein „transaktionsanalytischer" Ansatz dadurch, daß nicht nur der Symptomträger Untersuchungsgegenstand ist, sondern seine Herkunftsfamilie als Ganzes, also ihr Identitätsgefühl, ihre Konflikte, ihre Ängste sowie die dagegen entwickelten Abwehrmaßnahmen. Patient ist die Familie als Einheit (Ackerman 1966; Howells 1978; Richter 1970 u.a.). Die Symptomatik entstand unter dem Diktat eines kollektiven Konfliktes. An ihm waren alle Familienmitglieder beteiligt. Es gibt nicht einen Kranken, sondern eine gestörte Gruppe, wobei therapeutischerseits behauptet wird, „daß der designierte Patient im Grunde das stärkste Mitglied sei, weil er das Veränderungspotential darstellt" (Sperling 1979). Aus dieser Perspektive rückt gegenwärtiges Geschehen gegenüber vergangenen traumatisierenden Einflüssen stärker in den Vordergrund. Die Behandlung darf nicht daran scheitern, daß früher abgelaufenen Prozessen große Aufmerksamkeit geschenkt wird, während ganz und gar unberücksichtigt bleibt, was sich zur Zeit an der Front der Realität ereignet. Jede einschneidende Veränderung, die durch die Therapie eines psychisch oder psychosomatisch Kranken erreicht wird, schon die bloße Symptombeseitigung, greift entschieden in das dynamische Gefüge der Familie ein und verändert die Art der Beziehungen, die in ihr herrschen. Das lehren nicht nur die Fälle eines Abbruchs der Behandlung durch die Familie, sondern besonders eindrucksvoll auch Beispiele einer Symptomverschiebung auf nahe Angehörige. Bei Vernachlässigung „horizontaler" Vektoren im Aufbau des neurotischen Verhaltens droht oft, daß es an anderer Stelle als der zunächst behandelten in neuer Gestalt in Erscheinung tritt und daß durch die Therapie insgesamt wenig gewonnen wurde.

Nach familientherapeutischer Auffassung sind viele Krankheiten sowohl ihren Ursachen als ihrer Bedeutung, ihrer finalen Ausrichtung nach als hauptsächlich interpersonaler Vorgang zu betrachten. Diese Auffassung trifft jedoch nur einen Teilaspekt des jeweiligen psychodynamischen Geschehens. Die Neigung, das emotionale Problem des Patienten aus überindividueller Perspektive zu betrachten und therapeutisch anzugehen, kommt in zweifacher Hinsicht seinem Widerstand entgegen. Wie der Vorschlag einer Familientherapie u.U. Abwehrstrategien des Patienten oder auch seiner Angehörigen dient, darf nicht übersehen werden: Zum einen neigt jeder Neurosekranke dazu, möglichst alle Ursachen seines Leidens nach außen zu verlagern und in anderen zu suchen, also einen „abwesenden Patienten" zu konstruieren. Zum anderen ist die Arbeitsweise vieler familientherapeutischer Richtungen explizit vorwärts orientiert. Sie kümmern sich wenig um Erkundung und Verständnis der Entstehungsgeschichte des Leidens, sondern versuchen, die gegenwärtige Situation zu „manipulieren". Indem der Therapeut vorübergehend mit der Familie eine Einheit herstellt, hofft er, daß sein „Geist" zukünftig hilfreich in ihr weiterlebt, nachdem er sich wieder zurückgezogen hat (Minuchin 1974). Diese Haltung läuft auf eine Rolle hinaus, die belehrend eingreifender Autorität entspricht und überwiegend stützenden Charakter hat. Bei solcher therapeutischer Stoßrichtung gelingt es dem Patienten womöglich weitgehend, die nochmalige Auseinandersetzung mit schmerzhaften Erfahrungen der Vergangenheit ebenso zu vermeiden wie die Konfrontation mit bisher unakzeptierten, vom Bewußtsein peinlich ferngehaltenen Triebwünschen. Somit wird der Familientherapeut leicht zum Ratgeber, an den sich allumfassende Hoffnungen knüpfen, die er letztlich nicht einmal annähernd erfüllen kann.

Schon aus diesem Grunde sind die technischen Schwierigkeiten der Familientherapie sehr viel größer als die einer Einzelbehandlung. Bis heute wurden die Fragen nach der Indikation und insbesondere nach etwaigen Kontraindikationen familientherapeutischer Vorgehensweise noch wenig geklärt (Sperling 1979 u.a.). Deshalb besteht auch zunächst noch „die Gefahr, daß durch allzu unkritische familientherapeutische Aktivitäten der Patient Familie mehr strapaziert als kuriert wird und die Familientherapie sich mehr in Richtung einer therapeutischen Heilslehre als eines seriösen Therapieverfahrens entwickelt" (Buddeberg 1979). Erfolgskontrollen wurden bisher kaum durchgeführt. Bei katamnestischen Erhebungen ist zu berücksichtigen, daß schon die Nachuntersuchung an sich den Beobachtungsgegenstand wieder verändert (Kaufmann u. Pancheri 1976).

Zusammenfassung

Das Zusammenleben einer Familie kann weitgehend von unbewußten Konflikten ihrer Mitglieder gesteuert werden. Die komplementäre Anordnung dieser Konflikte belastet die Angehörigen nicht nur, sondern bedingt auch eine besonders feste Cohäsion der Beteiligten. Gerade wegen ihrer unbewußten Schwierigkeiten sind sie eng aufeinander angewiesen.

Entspricht die Partnerwahl weitgehend einer neurotischen Kompromißbildung, benötigen die Eheleute sich in einer ganz bestimmten Rolle. Diese ist durch unbewußte Ängste relativ starr definiert. Ein Wechsel des durch die innig miteinander verschränkten Neurosen der Einzelnen festgelegten Beziehungsmusters wird nicht zugelassen, sondern mit heftiger Gegenwehr beantwortet. Das Ausmaß der Bemühungen, am bisherigen gegenseitigen Arrangement festzuhalten, stellt geradezu einen Gradmesser für die Schwere der koadaptierten individuellen Neurosen dar. Lange Zeit bilden sie miteinander eine gut integrierte Einheit.

Da die Konflikte der einzelnen Familienmitglieder einander ergänzen und sich weitgehend neutralisieren, ließe sich von „symptomlosen Neurosen" sprechen. Zwar äußern sie sich bei den Beteiligten im charakterologischen Bereich, doch bleiben sie so lange verborgen, wie ihre gegenseitige Abstimmung aufeinander gelingt. Allerdings ist dieses Systemgleichgewicht sehr störanfällig: Reifungsbiologische Vorgänge führen unvermeidbar zu einem „familiären Phasenwechsel", der unerträglichen Konfliktdruck nach sich zieht. Die Geburt eines Kindes und ebenso später sein Selbständigwerden oder etwa auch plötzliche schwere Körperkrankheiten des Ehepartners zwingen zu Veränderungen des Beziehungsmusters und lassen die bisherigen Kompensations- und Entlastungsstrategien nicht länger zu, so daß das neurotische Geschehen zwangsläufig nach außen in Erscheinung tritt.

Aus klinischer Sicht machen schwere „Adolescentenkrisen" mit neurotischer, psychosomatischer oder psychotischer Symptomatik am ehesten deutlich, wie der Patient Konflikte austrägt, von denen die gesamte Familie betroffen ist. Beispielsweise führen Magersüchtige nicht nur die ihnen vorgelebte „Familienaskese" ad absurdum, sondern sie sind auch Gefangene geheimer elterlicher Aufträge, die oft in sich absolut widersprüchlich erscheinen müssen und deshalb nicht erfüllt werden können. Schon daraus leiten sich schwerste Störungen der Identitätsfindung ab. Ein Durchbrechen der Generationenschranke, das zu einer besonders engen Mutter-Sohn- oder auch Vater-Tochter-Beziehung führt, scheint in den Herkunftsfamilien der an einer Anorexia nervosa Leidenden weniger grobe Ausmaße zu erreichen als in den Elternhäusern von Jugendlichen mit einer Schizophrenie. Bei den Magersüchtigen ist die Fixierung in einer inzestuösen Bindung weniger offenkundig.

Als Manifestationsbedingung von Krankheiten des Erwachsenenalters zeichnet sich die plötzliche „Dekompensation" eines familienneurotischen Arrangements vergleichsweise seltener ab. Praktisch bedeutsam ist, daß auch unter Eheleuten ein Symptomshift vorkommt: Mit der Genesung des ursprünglich psychoneurotisch oder psychosomatisch Erkrankten treten erstmals stärkere Beschwerden beim Partner auf, der die nun pathogen gewordenen Konflikte bisher hauptsächlich in der Beziehung zum Primärpatienten ausagierte. Aber auch gewöhnliche Schwellensituationen des Lebens (etwa die Ankunft eines Kindes) können die neurotischen Kompromißbildungen, die das Paar miteinander einging, so empfindlich stören, daß einer der Beteiligten klinisch krank wird. Aus theoretischen, aber auch praktischen Gründen sollten „symbiotische Neurosen" und „induzierte Neurosen", zu denen es innerhalb einer innigen Lebensgemeinschaft vereinzelt kommt, voneinander abgegrenzt werden.

Zu den therapeutischen Folgerungen, die sich aus der Erweiterung der Betrachtungsweise des neurotischen Geschehens über den individuellen Rahmen hinaus ergeben, wird besonders hervorgehoben, daß der Wunsch nach einer Familientherapie auch neurotischem Widerstand entsprechen kann.

Literatur

Ackerman NW (1966) Treating the troubled family. Basic Books, New York
Ackerman NW (1971) Familientherapie – Theorie und Praxis. In: Biermann G (Hrsg) Handbuch der Kinderpsychotherapie. Reinhardt, München Basel, S 666–677
Alanen YO (1966) The family in the pathogenesis of schizophrenic and neurotic disorders. Acta Psychiatr Scand 42, Supp 189
Benedek T (1959) The emotional structure of the family. In: Anshen RN (ed) The family, its function and destiny. Harper & Row, New York, pp 353–380
Biermann G (1964) Die Familienneurose, ihre Diagnose und Therapie. Heilkunst 77: 159–164
Boszormenyi-Nagy J, Spark G (1973) Invisible loyalities: Reciprocity in intergenerational family therapy. Hoeber & Harper, New York
Buddeberg C (1979) Indikation zur Familientherapie. Prax Psychother Psychosom 24: 185–194
Crain F (1979) Zur Bedeutung ehelicher Beziehungskonflikte für die Entstehung dissozialen Verhaltens bei Kindern. Eine Fallstudie. Dissertation, Universität Basel
Delay J, Deniker P, Green A (1957) Le milieu familial du schizophrénie. Encephale 46: 189–234
Delkeskamp H, Meyer J-E (1967) Zum Problem der symbiotischen Neurose. Entstehungsbedingungen eines zwangsneurotischen „Endzustandes". Z Psychosom Med Psychoanal 13: 153–159
Ehrenwald J (1963) Neurosis in the family and patterns of psychosocial defense: A study of psychiatric epidemiology. Harper & Row, New York
Fenichel O (1974/77) Psychoanalytische Neurosenlehre. Walter, Olten Freiburg
Fisher S, Mendell D (1962) The communication of neurotic patterns over two and three generations. In: Bell NW, Vogel EF (Hrsg) A modern introduction to the family, 3rd edn. Free Press of Glencoe, New York, pp 663–669

Freud S (1975) Wege der psychoanalytischen Therapie. Gesammelte Werke, Bd XII; Studienausgabe Erg-Bd. Fischer, Frankfurt/M (Orig 1919), S 239–249
Fromm-Reichmann F (1978) Bemerkungen über die Rolle der Mutter in der Familiengruppe. In: Fromm-Reichmann F (Hrsg) Psychoanalyse und Psychotherapie. Klett-Cotta, Stuttgart, S 340–353
Fleck S (1960) Family dynamics and origin of schizophrenia. Psychosom Med 22: 333–344
Gastager H, Gastager S (1973) Die Fassadenfamilie. Kindler, München
Howells JG (1978) Familien-Psychotherapie. Reinhardt, München Basel
Hau EC (1964) Familienneurose und Familientherapie. Z Psychosom Med Psychoanal 10: 145–152, 221–227
Jackson DD (1957) The question of family homeostasis. Psychiatr Q 31: 79–90 (Suppl 1)
Johnson A, Szurek SA (1952) The genesis of antisocial acting aut in children and adults. Psychoanal Q 21: 323–343
Kaufmann L (1975) Familientherapie. In: Kisker KP, Meyer JE, Müller H, Strömgren E (Hrsg) Psychiatrie der Gegenwart, 2. Aufl, Bd II. Springer, Berlin Heidelberg New York, S 669–700
Kaufmann L, Pancheri E (1976) Beurteilung der Familientherapie in der Nachuntersuchung. In: Richter HE, Strotzka H, Willi J (Hrsg) Familie und seelische Krankheit. Rowohlt, Reinbek, S 201–328
Laforgue R (1935) A propos de la frigidite de la femme. Rev Fr Psychoanal 8: 217–226
Laforgue R (1936) Nevrose familial. Rev Fr Psychoanal 9: 327–355
Laplanche J, Pontalis J-B (1973) Das Vokabular der Psychoanalyse. Suhrkamp, Frankfurt/M
Lehrman PR (1939) Psychopathological aspects of emotional divorce. Psychoanal Rev 26: 1–10
Lidz T, Cornelison A, Fleck S, Terry D (1959/60) Zur Familienumwelt des Schizophrenen. Psyche 13: 243–256
Meistermann-Seeger E (1976) Gestörte Familien. Beck, München
Mester H (1977) Anorexia nervosa. Habilitationsschr, Universität Münster (Monogr Gesamtgeb Psychiatr, Springer, Berlin Heidelberg New York 1981, im Druck)
Mester H (1980) Psychiatrische Probleme der Elternschaft. In: Peters UH (Hrsg) Die Psychologie des 20. Jahrhunderts, Bd 10. Kindler, Zürich, S 274–287
Meyerhoff H (1961) Begegnung – Liebe - Bindung. Reinhardt, München
Miller A (1979) Das Drama des begabten Kindes und die Suche nach dem wahren Selbst. Suhrkamp, Frankfurt/M
Minuchin S (1974) Structural family therapy. In: Arieti S (ed) American handbook of psychiatry, 2nd edn, vol II. Basic Books, New York, pp 178–192
Minuchin S (1977) Familie und Familientherapie. Lambertus, Freiburg
Petzold E (1979) Familienkonfrontationstherapie bei Anorexia nervosa. Entwicklung eines familiendynamischen Therapiemodells. Vandenhoeck & Ruprecht, Göttingen Zürich
Rechenberger H-G (1971) Psychotherapeutische Maßnahmen bei familienneurotischen Störungen. In: Biermann G (Hrsg) Handbuch der Kinderpsychotherapie. Reinhardt, München Basel, S 677–684
Richter H-E (1966) Zur Theorie und Therapie von Familienneurosen aus psychoanalytischer Sicht. Nervenarzt 37: 1–7
Richter H-E (1967) Eltern, Kind und Neurose, 2. Aufl. Klett, Stuttgart
Richter H-E (1970) Patient Familie. Rowohlt, Reinbek
Schmidt CW, Tölle R (1977) Familienkonstellationen von psychisch Kranken. Fortschr Neurol Psychiatr 45: 20–52
Sperling E (1979) Familientherapie unter Berücksichtigung des Dreigenerationenproblems. Psychother Med Psychol (Stuttg) 29: 207–213

Stierlin H (1971) Das Tun des Einen ist das Tun des Anderen. Versuch einer Dynamik menschlicher Beziehungen. Suhrkamp, Frankfurt/M
Stierlin H (1975a) Eltern und Kinder im Prozeß der Ablösung. Suhrkamp, Frankfurt/M
Stierlin H (1975b) Adolf Hitler. Familienperspektiven. Suhrkamp, Frankfurt/M
Stierlin H (1975c) Von der Psychoanalyse zur Familientherapie. Klett, Stuttgart
Toman W (1974) Familienkonstellationen, 2. Aufl. Beck, München
Willi J (1970) Zur Psychopathologie der hysterischen Ehe. Nervenarzt 41: 157–165
Willi J (1975) Die Zweierbeziehung. Rowohlt, Reinbek
Zorn F (1977) Mars. Kindler, München

Verläufe

Der Verlauf der Neurosen

Fakten und Hypothesen

J.-E. MEYER

Es kann hier nicht darum gehen, auf die zahlreichen Arbeitsergebnisse zu verweisen, die zwar auch zur Kenntnis vom Verlauf psychogener Erkrankungen beitragen, aber durch methodische Einschränkungen oder Mängel einen geringen Aussagewert haben. Hier soll versucht werden, sich auf wenige Feststellungen zu beschränken, aus denen ein – wenn auch noch sehr unvollkommenes – Gerüst der „natural history" der Neurosen hervorgeht.

Es geht um Psychoneurosen und Charakterneurosen bzw. Psychopathien und deren *Spontanverlauf*. Unerörtert bleiben, weil im Zusammenhang mit anderen neurotischen Störungen oder mit vergleichbarer Methodik kaum untersucht, die Suchten, die sexuellen Deviationen, aber weitgehend auch die Psychosomatosen. Die Beschränkung auf die Spontanverläufe ist unvermeidlich, obwohl es besonders interessant und praktisch bedeutsam wäre, Spontanverläufe und ihre möglichen Veränderungen durch psychotherapeutische Maßnahmen einander gegenüberzustellen. Erinnert sei nur, als historisches Schlaglicht, an die Diskussion über Eysencks (1968) – gerade durch seine wissenschaftliche Diktion – provozierende Behauptung von den erwiesenen exzellenten Selbstheilungstendenzen bei Neurotikern und der ebenso erwiesenen Nutzlosigkeit jedenfalls aller analytisch orientierten psychotherapeutischen Verfahren. Es gibt übrigens auch neuere Untersuchungen über hohe Besserungsraten – z.B. bei neurotischen Patienten, die in Londoner allgemeinärztlichen Praxen betreut wurden und schon nach einem, spätestens aber nach drei Jahren zu 73% psychiatrisch als symptomfrei bezeichnet wurden (Kedward 1969). Hier stellt sich natürlich die Frage, wieweit es sich um akute abnorme Erlebnisreaktionen oder um besonders leichte Fälle gehandelt hat.

Mit *Spontanverlauf* und noch deutlicher mit dem Terminus natural history wird zum Ausdruck gebracht, daß wir es mit einem quasi autonomen Geschehen zu tun haben, wie es sich als regelhafter, typischer Ablauf bei Patienten mit einer neurotischen Erkrankung erkennen läßt. Das Thema hat für alle psychischen Störungen heute eine ähnliche Aktualität bekommen wie die psychiatrische Epidemiologie und hat mit ihr gemeinsam, daß verläßliche Aussagen über die entscheidenden Tatbestände nicht aus einem Mosaik von Einzelarbeiten abgeleitet werden können, sondern letztlich nur aus sehr aufwendigen und langfristigen Studien. Ernst (1978),

Der Verlauf der Neurosen 79

der Wesentliches zu diesem Thema beigetragen hat, hebt hervor, daß allein prospektive Studien an repräsentativen Stichproben einer Gesamtpopulation zu eindeutigen Aussagen gelangen können, während bis heute die meisten Verlaufsstudien in retrospektiven Serien von Langzeitkatamnesen bestehen. Deren Ergebnisse sind in hohem Maße von Variablen abhängig wie Ausgangskrankengut (etwa ambulant oder stationär, Diagnosekriterien, Alterszusammensetzung etc.), Zeitabstand bis zur Katamneseerhebung, Drop-out-Rate (sind die nicht erreichbaren Probanden am besten remittiert oder haben gerade sie sich noch weiter verschlechtert?) und schließlich der Art der katamnestischen Untersuchung.

Freud (1917) hat den Unterschied retrospektiver und prospektiver Erfassung der Entwicklung neurotischer Symptomatik ganz klar formuliert: ,,Solange wir die Entwicklung von ihrem Endergebnis aus nach rückwärts verfolgen, stellt sich uns ein lückenloser Zusammenhang her, und wir halten unsere Einsicht für vollkommen befriedigend, vielleicht für erschöpfend. Nehmen wir aber den umgekehrten Weg, gehen wir von den durch die Analyse gefundenen Voraussetzungen aus und suchen diese bis zum Resultat zu verfolgen, so kommt uns der Eindruck einer notwendigen und auf keine andere Weise zu bestimmenden Wertsetzung ganz abhanden."

Noch eine letzte Vorbemerkung: Es ist nicht kontrovers, daß es zwischen gesund und neurotisch keine scharfe Grenze gibt und daß für die Gewichtung neurotischer Mikrosymptome, wie sie etwa aus Beschwerdelisten hervorgehen, keine verbindlichen Maßstäbe vorliegen, so daß man meist gezwungen ist, zur Definition ,,was ist ein Fall für mein Untersuchungssample?" eine operationale Definition zu konstruieren.

Eine Schwierigkeit besteht aber auch in der Unklarheit darüber, was unter ,,Besserung" oder ,,Verschlechterung" zu verstehen ist. Bedeutet ,,Besserung" eine Besserung oder ein Verschwinden aller neurotischen Symptome oder nur der besonders offenkundigen? Bezieht sich ,,Besserung" überhaupt nur auf die Symptome, d.h. die Verhaltens- oder Befindensstörungen, die zum Therapeuten führen, oder auch auf die neurotische Struktur? Sollte sich der Terminus ,,Besserung" statt dessen auf den Störungsgrad, die Krankheitswertigkeit der Symptome stützen oder auf allgemeinere Fähigkeiten, etwa zur Arbeit, zum adäquaten Lebensgenuß, zur sozialen Anpassung oder Behauptung?

Aus dem was hier als methodische Probleme angesprochen wurde, ergibt sich, daß klare Aussagen über den Verlauf von Neurosen gar nicht in dem Maße erwartet werden können, wie dies etwa hinsichtlich des Krankheitsverlaufes bei Morbus Alzheimer oder bei der bipolaren Cyclothymie möglich ist.

Basisdaten, welche zum Verständnis des Verlaufs von Neurosen beitragen können, lassen sich unter vier Gesichtspunkten aufführen:

1. Angaben zum Erkrankungsalter,
2. Angaben über den Verlauf aufgrund von Untersuchungsunterlagen *aus* der Katamnesezeit,
3. die katamnestische Querschnittsuntersuchung,
4. die Differenzierung der verschiedenen Neuroseformen.

Es sollen nun nacheinander einzelne Lebensabschnitte und ihre Bedeutung für den neurotischen Krankheitsverlauf, ferner einzelne neurotische Syndrome eingehender erörtert werden, insofern es heute möglich ist, hierzu gut belegte Feststellungen zu treffen oder doch wenigstens Hypothesen zu formulieren, die durch Einzeluntersuchungen und klinische Beobachtungen hinlänglich gestützt scheinen:

1. Die kinderneurotischen Symptome und ihre Relevanz für die Erwachsenenneurose.
2. Der Einfluß von Pubertät und Adoleszenz auf die vorbestehenden kinderneurotischen Symptome und auf die Entwicklung von Neurosen im Erwachsenenalter.
3. Unterschiedliche Verlaufstendenzen bei den verschiedenen neurotischen Syndromen.
4. Die Neurosen in der zweiten Lebenshälfte und im Senium.

Die kinderneurotischen Symptome

Es ist nicht strittig, daß wir bei vielen sich im Erwachsenenalter manifestierenden Neurosen kinderneurotische Symptome in der Anamnese gehäuft vorfinden. Schwidder (1956) beobachtete sie in 70% seiner erwachsenen neurotischen Patienten, Zauner (1978) sogar in 87%, während letzterer bei psychosomatischen Erkrankungen in einem Drittel keine kinderneurotischen Symptome in Erfahrung bringen konnte. Das Alter, in dem diese kinderneurotischen Symptome auftreten, liegt zwischen dem 1. und dem 9. Lebensjahr, wobei psychoanalytische Autoren von einer festen Beziehung zwischen den einzelnen, sich entwickelnden Strukturen und sehr eng umschriebenen Lebensjahren ausgehen (s. auch Schwidder). Der Häufigkeitsgipfel der kinderneurotischen Symptome fällt gegen das 10. Lebensjahr deutlich ab. An seine Stelle treten Verhaltensauffälligkeiten dissozialer Art, die sich dann im klinischen Bild oft als akzentuierte Reifungskrisen darstellen (Abb. 1).

Wichtige Langzeitstudien, vor allem von Robins (1966), die von Kindern einer Child Guidance Clinic ausgegangen sind, haben nun eindeutig belegen können, daß die dissozialen Verhaltensstörungen mit Neigung zu Verwahrlosung und Frühkriminalität sich im besonderen Maße auf den weiteren Lebensweg prognostisch ungünstig auswirken, daß also antisoziales, aggressives Verhalten sehr häufig persistiert. Nach Robins stellen sie

Abb. 1. Erstmanifestation neurotischer und dissozialer Symptome. Gipfel der neurotischen Symptome bei 6 Jahren (für Verhaltensstörungen um 13 Jahre). Die *Kurven 1–3* (Pavloff) sind durch Auszählung der Symptome gewonnen. *Kurve 4* (Schwidder) entstand durch Auszählung der Anzahl der Kinder zum Zeitpunkt des ersten Auftretens neurotischer Symptome. *Kurve 5* (Stutte) wurde an Fürsorgezöglingen gewonnen. Sie betrifft das Alter der amtlich registrierten Verwahrlosung, die zu Heimeinweisung führte. (Nach Stutte u. Leuner 1961)

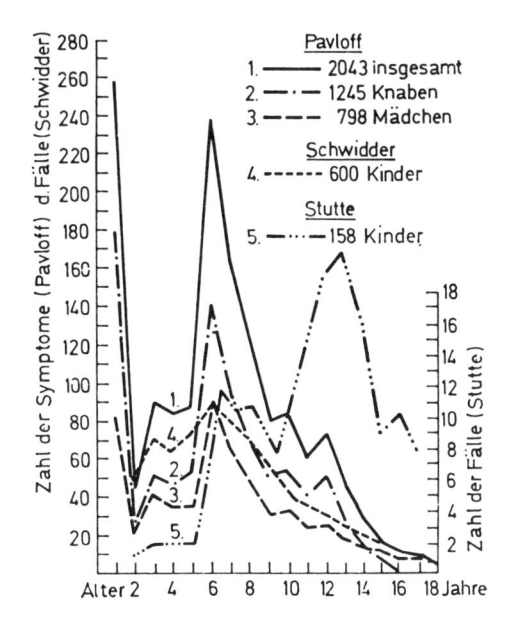

(einschließlich einer unterdurchschnittlichen Intelligenz) sehr viel verläßlichere Prädiktoren einer „sociopathic personality" dar als neurotische Symptome in der Kindheit für neurotische Entwicklungen im Erwachsenenalter. In der von ihm zitierten Isle-of-Wight-Studie von Rutter waren von den im Alter von 10 Jahren bestehenden neurotischen Symptomen mit 14 Jahren die Hälfte verschwunden, von den dissozialen Verhaltensstörungen im gleichen Zeitraum nur 25%. Nach Livson u. Peskin (1967) sind die Verhaltensweisen im 11.–13. Lebensjahr prognostisch besonders bedeutsam, während die Verhaltensauffälligkeiten in der eigentlichen Adoleszenz (14–16 J.) kaum Rückschlüsse auf die psychische Gesundheit im Erwachsenenalter erlauben. Robins (1979) hat noch einmal die seit seiner eigenen Untersuchung durchgeführten wesentlichen Studien zusammengestellt und kritisch interpretiert: Die sehr unterschiedliche Bedeutung der kinderneurotischen Symptome einerseits und der — meist um das Schulalter einsetzenden — dissozialen Verhaltensstörungen andererseits als Prädiktoren für psychische Gesundheit und Lebensbewährung im Erwachsenenalter kann nach dem jetzigen Stand der Forschung als weitgehend gesichert angesehen werden. Robins formuliert das heute sehr eindeutig: Aggressives Verhalten kommt bei Erwachsenen nicht vor, wenn es in Kindheit und Jugend fehlt; kinderneurotische Symptome schließen dissoziales Verhalten im Jugendalter nicht aus, erhöhen aber auch nicht das Risiko ihres Auftretens; neurotische Probleme der Eltern erhöhen bei den Kindern nicht das Risiko, dissoziale Verhaltensstörungen zu entwickeln. Und Rutter (1972) fügt hinzu: „Most neurotic children become normal adults and most neurotic adults develop their neurosis in adult life". Auch Schmidt (1979) hebt die Persistenz dissozialer Störungen hervor, welche häufig mit dem hyperaktiven Verhalten männlicher Vorschulkinder korreliert. Ein Wechsel zwischen antisozialen und emotional-neurotischen Störungen wurde nur „äußerst selten" beobachtet. Aufgrund der Kontrollgruppenresultate und wegen der Interkorrelation zwischen Variablen wie broken home, Unehelichkeit, Adoption und niedrigem sozioökonomischen Status kann — so Robins — die unterschiedliche Prognose neurotischer und dissozialer Störungen von entsprechenden Unterschieden in den Umweltbedingungen her nicht hinreichend erklärt werden. Oder mit den Worten Robins (1966): „Antisocial behavior predicts class status more efficiently than class status predicts antisocial behavior." Trotz dieses deutlichen Unterschieds in der prädiktorischen Relevanz dissozialer und nichtdissozialer neurotischer Frühsymptome (Pitchard u. Graham 1966) sollte man nicht übersehen, daß bei kinderneurotischen Symptomen auch ohne dissoziale Anteile das Risiko, als Erwachsener neurotisch zu erkranken, erhöht ist (Cox 1975).

Der Einfluß von Pubertät und Adoleszenz

Der oben erwähnte Terminus Reifungskrise erinnert an die Häufigkeit psychischer Auffälligkeiten in dieser Lebensphase. Wenn man etwa von Coreys (1946) Zusammenstellung ausgeht, sind die Aufgaben des Jugendalters so zu umreißen: Lernen, mit dem eigenen Körper zurechtzukommen, neue Beziehungen zu Gleichaltrigen herzustellen, von den Eltern unabhängig zu werden, den sozialen und ökonomischen Status Erwachsener zu erreichen, Selbstvertrauen und ein eigenes Wertsystem aufzubauen. Von diesem Katalog her scheint es nur zu verständlich, die Pubertät und Adoleszenz als eine besonders labile, vulnerable Lebensphase zu bezeichnen. Um so erstaunlicher ist die Tatsache, daß viele kinderneurotische Symptome zu diesem Zeitpunkt ihr Ende finden, andere in dieser Zeit sich eher bessern. Studien über die Erst- und Remanifestation neurotischer, aber auch kernneurotischer Auffälligkeiten (die dissozialen ausgenommen) stimmen darin weitgehend überein, daß sich für das Jugendalter keine Häufung und keine Symptomverstärkung in dieser Lebensphase beobachten läßt (Ernst 1969; Rutter 1972; Schwidder 1956; Tölle 1966). Von einer überzeugenden Deutung dieses auffallenden Phänomens sind wir wohl noch weit entfernt. Um einen Erklärungsversuch hier zu erwähnen: Blos (1962) hebt hervor, daß in dieser Zeit eines zweiten Individuationsprozesses dem — durch den Reifungsprozeß gestärkten — Ich die Möglichkeit erwächst, kindliche Traumen, Konflikte und Fixierungen zu modifizieren. Wenn wir aber von unseren Erfahrungen bei der Entwicklung mehr dissozial färbter Reifungskrisen im Jugendalter ausgehen, ist von einer solchen positiven Ich-Stärkung gerade nichts zu erkennen. Auch das Kretschmersche (1949) Asynchroniekonzept, also die ungleichmäßige Reifung im intellektuellen und im emotionellen, aber auch im körperlichen Bereich, läßt sich schwer mit der einfach klingenden Annahme einer reifungsbedingten Ich-Stärkung in Einklang bringen.

Neben diesen günstigen Auswirkungen des Eintritts in die Adoleszenz, die von einem Verschwinden kinderneurotischer Symptome bis zum — häufigeren — Symptomwandel während des Jugendalters reichen, gibt es, wie sich für die Pubertätsmagersucht zeigen läßt — auch autochthone Reifungskrisen nicht-dissozialer Art in diesem Lebensabschnitt, die ohne gestörte Kindesentwicklung jetzt erstmals auftreten. Es sind gewissenmaßen Neurosen in statu nascendi mit einer ihrer Akuität entsprechenden besonders hohen Spontanremissionsrate (Meyer 1972). Diese auch von Eitinger (1969) bei der Anorexie beobachteten Verläufe werden von psychoanalytischen Autoren meist nicht bestätigt, obwohl die Auffassungen etwa von A. Freud (1958) und Erikson (1961) mit einer solchen Hypothese durchaus in Einklang zu bringen wären. Bei Verlaufsuntersuchungen von Anorexia-nervosa-Patienten fand etwa Cremerius (1978) keine Spontanheilungen, sondern fast ausnahmslos sehr ungünstige Verläufe.

Als übereinstimmend bleibt aber festzuhalten, worauf besonders auch Ernst (1969) und früher Schwidder (1956) hingewiesen haben, daß es im Jugendalter (wie auch an anderen biologischen Krisenpunkten) *nicht* zu einer Verstärkung und Häufung neurotischer Symptome im engeren Sinne kommt. In diesem Zusammenhang ist auch die Studie von Shepherd et al. (1973) erwähnenswert, die vor und nach dem 10. Lebensjahr bei Jahreskatamnesen über 4 Jahre in 70% eine Besserung konstatieren konnten, wobei hier allerdings die Symptomunterscheidung zwischen mehr neurotischen und mehr dissozialen Auffälligkeiten nicht deutlich wird. Auch Kagan u. Moss betonen die prädiktorische Bedeutung der frühen Schuljahre. Für die folgenden Charakteristika im Erwachsenenalter konnten sie Verhaltensäquivalente schon zwischen dem 6. und 10. Lebensjahr nachweisen: Rückzug in Belastungssituationen, Abhängigkeit von der Familie, rasches Abklingen von Affektreaktionen, Neigung zu intellektuellen Problemlösungen, Identifikation mit der Geschlechtsrolle und Art des sexuellen Verhaltens. Shepherd konnte in seiner Untersuchung auch zeigen, daß ausgesprochen schwere kinderneurotische Symptome unverändert durch die Adoleszenz persistieren. Er bestätigte damit die alte Regel von der ungünstigeren Prognose bei persistierenden Primordialsymptomen. In Untersuchungen von Abe (1972, 1976) war der Anteil aus der Kindheit persistierender Symptome bis ins Erwachsenenalter relativ hoch, obwohl es auch jenseits der Adoleszenz noch zu Spontanremissionen kam.

Die unterschiedlichen Verlaufstendenzen

Bei der Frage nach dem Verlauf der einzelnen neurotischen Syndrome im Erwachsenenalter ist vor allem auf die eingehenden Untersuchungen von Ernst (1959) und Ernst et al. (1968) zu verweisen. Das Ergebnis dieser teils von ambulant, teils von stationär behandelten Patienten ausgehenden Studien läßt sich etwa so zusammenfassen: hysterische Syndrome klingen am raschesten ab oder werden von einer anderen neurotischen Symptomart abgelöst, neurotische Depressionen zeigen einen mehr episodischen Verlauf mit häufigen Rückfällen, während Zwangsneurosen und Hypochondrien (Ladee 1966), aber auch Angstsyndrome einen chronischen Verlauf mit geringen „wellenförmigen" Intensitätsschwankungen durchmachen. In den Ernstschen Katamnesen über mehr als 2 Jahrzehnte erwies sich die Sozialprognose der Neurosen als günstiger als die Syndromprognose, obwohl in seinen Untersuchungen die Kindheitssituation durchweg in einem hohen Prozentsatz deutlich bis grob gestört war. Als günstige Prädiktoren werden genannt: lebenstüchtige prämorbide Persönlichkeit, Begabung, Akuität in der Manifestation und kurzer Krankheitsverlauf zum Zeitpunkt der Erstuntersuchung bzw. -hospitalisierung.

Ein besonderes Problem stellen die sog. *Residualzustände* dar. Ernst (1968) fand sie bei verschiedenen Neuroseformen und verweist ausdrücklich auf die Parallele zum schizophrenen Defekt (so auch Müller, im Druck). Schwidder (1972) spricht unter Hinweis auf Ernst von einer „das Persönlichkeitspotential beeinträchtigenden Wesensänderung". In unseren Katamnesen von Zwangsneurotikern fand Delkeskamp (1965) unter 41 Patienten nicht weniger als 12 Fälle, die man als Residualzustände oder — nach dem hier beobachteten Verlauf — besser als Endzustände im Sinne von Schindler (1930) bezeichnen konnte. Sie waren fast symptomfrei geworden und verbrachten seit Jahren ihr Leben im Bett. Tölle (1966) beobachtete derartige Dauerverfassungen als „kompromißhafte Anpassungsversuche" bei abnormen Persönlichkeiten ebenfalls und diskutiert unter dem Stichwort „Einengung", wieweit sie mit den Ernstschen Residualzuständen identisch sind. Auch in Häfners (1961) Psychopathie- und in Feldmanns (1972) Hypochondriearbeit findet man mindestens je einen solchen, eingehend beschriebenen Entwicklungsstillstand. Schließlich gehören die von Bürger-Prinz (1950) mitgeteilten Endzustände hyperthymer Persönlichkeiten hierher, auch wenn diese z.T. durch beginnende hirnorganische Alterung mit entsprechenden Charakterzuspitzungen bedingt sein dürften. Das gilt aber sicher nicht für alle zuvor erwähnten Formen. Heute wissen wir noch nicht, ob es sich hier um einen gleichartigen, nur durch die jeweilige Ausgangssymptomatik variierten Vorgang handelt und wie dieser Stillstand der neurotischen Entwicklung und ihrer Psychodynamik zu erklären ist.

Auf die Wiedergabe weiterer katamnestischer Untersuchungen über den Verlauf einzelner neurotischer Syndrome sei hier verzichtet. Es würde sich aber dabei zeigen, daß sie von den Ernstschen Ergebnissen oft erheblich abweichen. So fand Cremerius (1968) in seiner Studie über die Prognose funktioneller, d.h. psychosomatischer Syndrome gerade eine gute Syndromprognose, aber häufig einen Wandel der Symptomatik und eine

Tabelle 1. Zum Erkrankungsalter von Neurotikern und abnormen Persönlichkeiten (erster poliklinischer Kontakt bzw. Ersthospitalisierung)

A. Neurotische Patienten, poliklinisch; n = 120. (Nach Ernst 1959)

Alter	Männer	Frauen
10–19	4	4
20–29	20	23
30–39	20	27
40–49	7	13
50–59	2	–
60–69	–	–
Durchschnittsalter:	31 J.	33 J.

B. Neurotische Patienten, stationär; n = 100. (Nach Ernst et al. 1968)

Alter	Männer	Frauen
10–19	1	2
20–29	4	22
30–39	12	28
40–49	10	11
50–55	3	7
Durchschnittsalter:	38 J.	34 J.

C. Abnorme Persönlichkeiten, stationär; n = 115. (Nach Tölle 1966)

Alter	Männer	Frauen
20–25	20	23
26–30	24	15
31–35	12	12
36–40	6	3
Durchschnittsalter:	28,0 J.	27,3 J.

„extrem ungünstige" Entwicklung der neurotischen Grundstörung. Diese Uneinheitlichkeit der Resultate hat sicher methodische Gründe. Aber vielleicht nicht ausschließlich: In diesem Zusammenhang sei zunächst auf das relativ späte Manifestationsalter vieler Neurosen des Erwachsenenalters verwiesen (Tabelle 1) und auf die starke Abnahme neu auftretender Neurosen im höheren Lebensalter. 300 neurotische Patienten von Schwidder (1956) hatten zwei Ersterkrankungsgipfel um 25 und um 35 Jahre, wobei sich in 20% ein akuter Streß als auslösender Faktor nachweisen ließ; die von Richter und Beckmann (1969) untersuchten Herzneurosen hatten ein Durchschnittsalter von 35 Jahren. Auch die Untersuchung von Crisp et al. (1978) mit dem Middlesex Hospital Questionaire an Personen mit Phobien in einer Landgemeinde kamen zu einem Häufigkeitsgipfel von 35–39 Jahren. Es stellt sich die Frage – es ist wohl kaum mehr als eine Spekulation –, ob trotz abgeschlossener Persönlichkeitsreifung die Mannigfaltigkeit der individuellen Lebensbedingungen (Ehe, Familie, Beruf) in diesem Lebensabschnitt des Erwachsenen doch auf den Verlauf der Neurose mehr Einfluß nimmt, als zumeist angenommen wird. Wirken sich umgekehrt in Kindheit, Jugend und Alter die biologischen und psychosozialen Veränderungen nicht eher auf das neurotische Geschehen so aus, daß das Biographische gegenüber dem alters- und phasenspezifischen Geschehen zurücktritt? Angesichts der uneinheitlichen Ergebnisse und der sehr divergenten Verlaufsformen bei einem und demselben neurotischen Syndrom im mittleren Erwachsenenalter bleibt vorläufig offen, ob Kindheit und Alter nur einfach öfter und genauer untersucht worden sind oder ob hier, wie eben ausgeführt, weniger individuelle Variablen eine Rolle spielen als für das mittlere Erwachsenenalter.

Die Neurosen der zweiten Lebenshälfte

Geht man von Statistiken aus, so zeigt sich, daß der allgemeinärztlichen Praxis eindeutig weniger neurotische Patienten des höheren Lebensalters neu zugewiesen und behandelt werden als im jüngeren und mittleren Lebensalter. Es ist auch die vorherrschende Meinung, daß das Klimakterium nicht zu einer Häufung oder Verstärkung neurotischer Symptome führt (Ernst 1969; Schwidder 1972). Ob dies der Realität entspricht oder ob ein adäquates therapeutisches Angebot für solche Patienten mit solchen Beschwerden geringer ist, ob sie häufiger als endogene Depression verkannt werden, wissen wir nicht. Es ist denkbar, daß unter stationären Bedingungen bei begrenzter Aufnahmemöglichkeit die schwer endogen Depressiven, wie später die deutlich hirnorganisch Kranken, eher Aufnahme finden, zumal sich, wie Pflanz (1962) wohl zuerst gezeigt hat, das Hilfesuchverhalten, die Klagsamkeit älterer Menschen verändert, nämlich abnimmt. Immerhin haben Shepherd et al. (1966) in der Monographie *Psychiatric Illness in General Practice* eindeutig zeigen können, daß psychiatrische Patienten, unter ihnen über 80% mit neurotischen Störungen, beim praktischen Arzt zunehmend seltener als „newcomer" auftauchen, während die neurotischen Patienten, die dort schon früher behandelt wurden, fortfahren, ihren Arzt regelmäßig aufzusuchen.

Zwei wichtige Befunde können für die Neurosen im höheren Lebensalter als gesichert gelten: Die *„Lausanner Enquête"* hat recht konsistent gezeigt, daß alle früheren psychischen Erkrankungen im Senium, d.h. jenseits von 65 Jahren, in ihrer Symptomatologie eine Mitigierung erfahren, wobei z.T. an die Stelle der neurotischen Symptomatik eine Zuspitzung charakterlicher Auffälligkeiten tritt (Ciompi u. Müller 1969). Auf die Symptomabmilderung im Alter, die sich in der *Lausanner Enquête* für Phobien und Angstneurosen besonders deutlich nachweisen ließ, verweisen u.a. auch Cremerius (1968) und Ernst (1978).

Der andere bemerkenswerte Tatbestand ist der, daß es in der zweiten Lebenshälfte zur Erstmanifestation von Neurosen sensu strictori nicht mehr kommt; stattdessen sind einfache, relativ gleichförmige depressive und hypochondrische Reaktionen auf die besonderen Belastungen des Alters häufig – aber ohne Verdrängung, zeitliche Latenz und die anderen Kennzeichen der Neurosenentstehung (Meyer 1974). Sie machen auch meist keine Hospitalisierung erforderlich (Abb. 2).

Im *Handbuch der Neurosenlehre und Psychotherapie* von 1959 taucht im allgemeinen Teil das Stichwort Verlauf noch gar nicht auf. Seitdem ist zweifellos eine Menge Arbeit geleistet worden. Die hier hervorgehobenen Ergebnisse, die als gesichert oder als wahrscheinlich mitgeteilten Resultate, sollten nicht den Eindruck hinterlassen, daß wir im großen und ganzen über den Verlauf psychogener Erkrankungen jetzt Bescheid wissen. Der Eindruck unseres heutigen Wissensstandes würde sich noch ungünstiger darstellen, wenn diese Arbeit von der Literaturübersicht von Ernst et al. (1968) ausgegangen wäre. Noch etwas anderes ist hervorzuheben: Die immer wieder gegen die Psychotherapie, vor allem gegen ihre zeitaufwendigen Verfahren erhobenen Vorwürfe, viel zu wenig wissenschaftliche Effizienzkontrolle zu betreiben, erscheinen in einem anderen Licht, wenn man erkennt, daß die entscheidende Grundlage für solche Therapieforschung, nämlich die Kenntnis des Spontanverlaufs, noch so lückenhaft ist.

Zusammenfassung

Kinderneurotische Symptome von besonderer Schwere persistieren bis zum Erwachsenenalter, was als prognostisch ungünstig betrachtet wird.

Alter 0 20 40 60 80 100 %

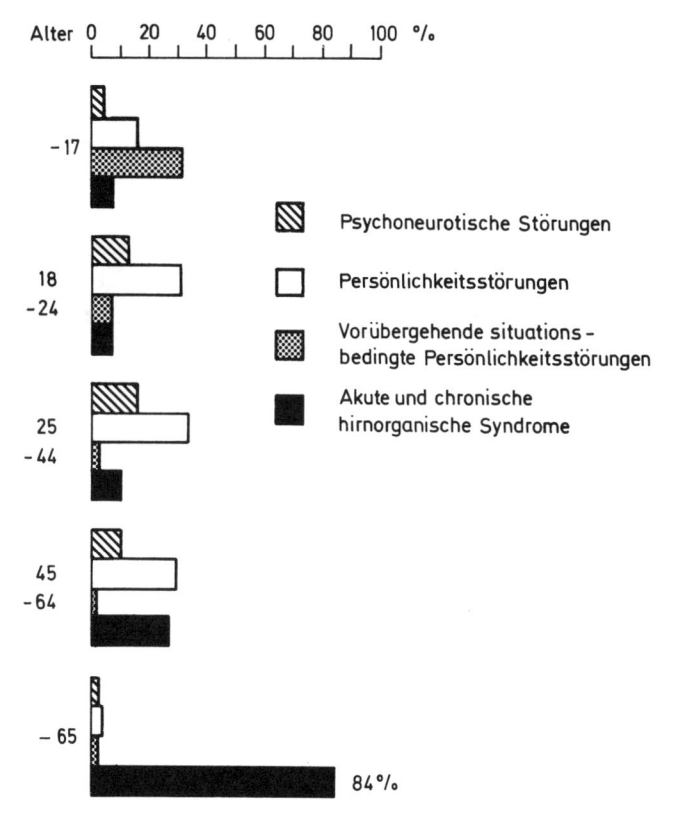

-17

18
-24

25
-44

45
-64

-65

84 %

- ▨ Psychoneurotische Störungen
- ☐ Persönlichkeitsstörungen
- ▦ Vorübergehende situations-
  bedingte Persönlichkeitsstörungen
- ■ Akute und chronische
  hirnorganische Syndrome

Abb. 2. Verteilung der Erstaufnahmen in den Staatlichen Psychiatrischen Anstalten der USA nach Alter und Diagnose (1967). (From U.S. Department of Health Biometry Branch, No. 7, 1971. Nach Meyer 1974)

Mehr als die Hälfte der kinderneurotischen Symptome klingen mit Erreichen des Jugendalters ab. Es kommt im Jugendalter nicht zu einer Verstärkung oder Häufung vorbestehender neurotischer Symptome.

Dissoziale Verhaltensstörungen, vor allem aus der späten Kindheit, verhalten sich sehr stabil. Im Gegensatz zu einer neurotischen Symptomatik dürfen sie als ausgesprochen relevante Prädiktoren für die Entwicklung zu einer soziopathischen Persönlichkeit gelten.

Die Mehrzahl der neurotischen Syndrome jenseits der Kindheit wird nicht schon in der Adolescenz oder im frühen Erwachsenenalter manifest. Es gibt eine breite Streuung im 3. und 4. Lebensjahrzehnt mit einem Gipfel um 25, wahrscheinlich auch um 35 Jahre, was die Häufigkeit der Erstmanifestation anbelangt.

Während hysterische, aber auch neurotisch depressive Syndrome zu kurzfristigen bzw. episodischem Verlauf tendieren, zeigen Hypochondrien und Zwangssyndrome, aber auch Angstsyndrome, einen chronischen Verlauf mit nur geringen Schwankungen.

Wie für die Adoleszenz, läßt sich auch für das Klimakterium keine Häufung und Verstärkung neurotischer Symptomatik nachweisen.

Alle Neurosen erfahren im Senium eine Mitigierung ihrer Symptomatik, z.T. treten Akzentuierungen der Charakterstruktur an ihre Stelle.

Literatur

Abe K (1972) Phobias and nervous symptoms in childhood and maturity: persistence and associations. Br J Psychiatry 120: 275–282
Abe K (1976) Persistence of childhood symptoms until maturity. Acta Paedopsychiatr (Basel) 42: 231–237
Bergmann K (1971) The neuroses of old age. In: Kay DWK, Walk A (eds) Recent developments in psychogeriatrics. Ashford, Headly, pp 39–50
Blos P (1962) On adolescence. Free Press of Glencoe, New York
Bürger-Prinz H (1950) Endzustände in der Entwicklung hyperthymer Persönlichkeiten. Nervenarzt 21: 476–480
Ciompi L, Müller C (1969) Katamnestische Untersuchungen zur Altersentwicklung psychischer Krankheiten. Nervenarzt 40: 349–355
Corey SM (1976) The developmental tasks of youth. In: 8. Yearbook of the John Dewey Society. Harper, New York London
Cox A (1975) The association between emotional disorders in childhood and neuroses in adult life. In: Van Praag HM (ed) Research in neurosis. Bohn, Scheltema & Holkema, Utrecht
Cremerius J (1968) Die Prognose funktioneller Syndrome. Enke, Stuttgart
Cremerius J (1978) Zur Prognose der Anorexia nervosa. Z Psychosom Med 24: 56–69
Crisp AH, Ralph PC, McGuines B, Harris G (1978) Psychoneurotic profiles in the adult population. Br J Med Psychol 51: 293–301
Delkeskamp H (1965) Langstreckenkatamnesen bei Zwangsneurosen. Acta Psychiatr Scand 41: 564–581
Eitinger L (1969) Anorexia nervosa. Nord Psykiat Tidsskr 23: 238–252
Erikson EH (1961) Kindheit und Gesellschaft. Klett, Stuttgart
Ernst K (1959) Die Prognose der Neurosen. Springer, Berlin Heidelberg New York (Monographien aus dem Gesamtgebiete der Neurologie und Psychiatrie, Bd 85)
Ernst K, Ernst C (1969) Familie, Pubertät und Generationsvorgänge in der Anamnese neurotischer Klinikpatientinnen. Arch Psychiatr Nervenkr 212: 357–370
Ernst K, Kind H, Rotach-Fuchs M (1968) Ergebnisse der Verlaufsforschung bei Neurosen. Springer, Berlin Heidelberg New York (Monographien aus dem Gesamtgebiete der Neurologie und Psychiatrie, Bd 125)
Eysenck HJ (1968) The effects of psychotherapy. In: Eysenck HJ (ed) Handbook of abnormal psychology. Pitman, London
Feldmann H (1972) Hypochondrie. Springer, Berlin Heidelberg New York (Monographien aus dem Gesamtgebiete der Psychiatrie, Bd 6)
Frankl VE, von Gebsattel V, Schultz JH (eds) (1959) Handbuch der Neurosenlehre und Psychotherapie. Urban & Schwarzenberg, München Berlin
Freud A (1958) On adolescence. Psychoanal Study Child 13: 255–278
Freud S (1917) Über die Psychogenese eines Falles von weiblicher Homosexualität. Imago, London (Gesammelte Werke, Bd XII)
Häfner H (1961) Psychopathen. Springer, Berlin Heidelberg New York (Monographien aus dem Gesamtgebiete der Neurologie und Psychiatrie, Bd 94)
Kagan J, Moss HA (1962) Birth to maturity. Wiley, New York
Kay DWK, Beamish P, Roth M (1964) Old age mental disorders in Newcastle upon Tyne. I Mr J Psychiatry 110: 146–158

Kedward H (1969) The outcome of neurotic illness in the community. Soc Psychiatry 4: 1–4
Krauss B (1974) Zur Interpretation und Wertung somatischer Beschwerden bei älteren Menschen. Internist (Berlin) 15: 254–257
Kretschmer E (1949) Psychotherapeutische Studien. Thieme, Stuttgart
Ladee GA (1966) Hypochondriacal syndromes. Elsevier, Amsterdam London New York
Livson N, Peskin H (1967) Prediction of adult psychological health in a longitudinal study. J Abnorm Psychol 72: 509–518
Meyer JE (1972) Psychopathologie und Klinik des Jugendalters, der Pubertät und Adoleszenz. In: Kisker KP, Meyer J-E, Müller C, Strömgren E (Hrsg) Klinische Psychiatrie 1. Springer, Berlin Heidelberg New York (Psychiatrie der Gegenwart, Bd II/3, 2. Aufl)
Meyer JE (1974) Psychoneuroses and neurotic reactions in old age. J Am Geriatr Soc 22: 254–257
Müller C (im Druck) Der Verlauf psychischer Erkrankungen bis ins Alter
Pflanz M (1962) Sozialer Wandel und Krankheit. Enke, Stuttgart
Pitchard M, Graham P (1966) An investigation of a group of patients who have attended both the child and adult departments of the same psychiatric hospital. Br J Psychiatry 112: 603–612
Richter HE, Beckmann D (1969) Herzneurose. Thieme, Stuttgart
Robins LN (1966) Deviant children grown up. Williams & Wilkins, Baltimore
Robins LN (1979) Longitudinal methods in the study of normal and pathological development. In: Kisker KP, Meyer J-E, Müller C, Strömgren E (Hrsg) Grundlagen und Methoden der Psychiatrie. Springer, Berlin Heidelberg New York (Psychiatrie der Gegenwart, Bd I/1, 2. Aufl)
Rutter ML (1972) Relationship between child and adult psychiatric disorders. Acta Psychiatr Scand 48: 3–21
Schindler W (1930) Was wissen wir von den Endzuständen der Zwangsneurose? 5. Kongreß allg ärztl Psychotherapie. Hirzel, Leipzig
Schmidt MH (1979) Verhaltensstörungen bei Kindern und Jugendlichen. Med Welt 29: 1345–1348
Schwidder W (1956) Krisenpunkte der seelischen Entwicklung und der Beginn psychogener Symptomatik. Prax Kinderpsychol Kinderpsychiatr 5: 193–198
Schwidder E (1972) Klinik der Neurosen. In: Psychiatrie der Gegenwart, 2. Aufl, Bd II/1. Springer, Berlin Heidelberg New York
Shepherd M, Cooper B, Brown AC, Kalton GW (1966) Psychiatric illness in general practice. University Press, London Oxford
Shepherd M, Cooper B, Brown AC, Kalton GW (1973) Auffälliges Verhalten bei Kindern. Vandenhoeck & Ruprecht, Göttingen
Stutte H, Leuner H (1961) Grenzprobleme der Neurosen des Kindes- und Jugendalters aus kinderpsychiatrischer Sicht. In: Frankl E, Gebsattel V von, Schultz JH (Hrsg) Handbuch der Neurosenlehre und Psychotherapie, Bd 5. Urban & Schwarzenberg, Wien München, S 102–116
Tölle R (1966) Katamnestische Untersuchungen zur Biographie abnormer Persönlichkeiten. Springer, Berlin Heidelberg New York (Monographien aus dem Gesamtgebiete der Neurologie und Psychiatrie, Bd 116)
Zauner J (1978) Psychosomatische Aspekte der Adoleszenz. Z Psychosom Med Psychoanal 24: 17–30

Abgrenzung

Psychosomatische Störung und Neurose

W. SENF

Die Entwicklung der psychosomatischen Medizin in Europa und in den USA stand zunächst ganz im Zeichen der Neurosenlehre. Das gilt nicht nur für die psychoanalytische Theorie, in der Ursachen, Psychodynamik und Therapie der psychosomatischen Störungen als „Neurosenvariante" (Schultz-Hencke 1951) konzipiert waren. Auch in den ersten reflexologischen und lerntheoretischen Beiträgen zur psychosomatischen Medizin waren „experimentelle Neurosen" mit klassischer Konditionierung (Pawlow) oder mit operanter Konditionierung (z.B. bei Biofeedback) das Modell. Die körperliche Störung wurde auch hier nach dem Konzept der Neurose gefaßt.

Im Laufe der letzten beiden Jahrzehnte ist sowohl in der Praxis der psychosomatischen Medizin als auch in ihrer Theorie eine Differenzierung eingetreten, die nicht nur zu einer Entwicklung von neuen psychotherapeutischen Techniken in der psychosomatischen Medizin geführt hat, sondern auch zu theoretischen Abgrenzungen. Um überhaupt gegenüber der organzentrierten Betrachtungweise der Medizin psychogene und psychodynamische Gesichtspunkte durchsetzen zu können, war für diese Entwicklungsphase die Anlehnung an die Krankheitslehre von den Neurosen notwendig. Die Erweiterung der Perspektiven, nicht zuletzt durch Berührung mit Patienten in allgemeinen Krankenhäusern und im Sprechzimmer des praktischen Arztes, führten zu Entwürfen, in welchen die psychosomatische Störung der Neurose als Bereich gegenübergestellt wird, der ätiologisch, psychodynamisch und therapeutisch eigenen Gesetzen folgt.

Definitionen

Es gibt mehrere Fassungen des Begriffes psychosomatische Medizin, die sowohl medizingeschichtlich als auch durch den Standort des Beobachters bestimmt sind. Llain Entralgo (1936) konnte mit Recht sagen, daß der psychosomatische Gesichtspunkt in der *Behandlung* schon immer benutzt wurde, was bedeutet, daß magisch-animistische und suggestive Komponenten die ärztliche Heilungspraxis schon immer getragen haben. In seiner modernen Prägung als eine *Perspektive,* welche die organzentrierte Betrachtung durch Einführung des Subjektes (v. Weizsäcker 1947, 1973) – sowohl auf seiten des Patienten wie des Arztes – ergänzt, ist er erst ein halbes Jahrhundert alt. Eine *weite* Fassung des Begriffes Psychosomatik umfaßt alle Beschwerdebilder mit einer körperzentrierten Klage, ob sie nun mit oder ohne organisches Substrat auftreten. Ob dabei Körperliches oder Seelisches am Anfang steht, Somatopsychisches oder Psychosomatisches „angefangen hat" (v. Weizsäcker 1947), ist ohne Bedeutung. Es sind also ausdrücklich sowohl Somatisierungen ohne krankhaften organischen Befund einbezogen als auch seelische Einflüsse, welche die Entwicklung, den Verlauf oder die Verarbeitung aller körperlicher Leiden mitbestimmen. In diesem Sinne wäre auch die seelische Verarbeitung eines körperlichen Leidens, soweit sie den Verlauf bestimmt, als somato-psychosomatische Erkrankung zu fassen.

Psychosomatische Krankheitsbilder im *engeren* Sinne sind solche, bei denen sichtbare organische und/oder funktionelle Veränderungen in ihrer Entstehung und in ihrem Verlauf durch das Erleben und Verhalten des Kranken bestimmt werden. Die klassischen psychosomatischen Krankheiten in diesem Sinne sind die peptischen Geschwüre des Magens und Zwölffingerdarms, die neurodermitischen Ekzeme der Haut, das Asthma bronchiale, die Colitis ulcerosa, die rheumatoide Arthritis und die essentielle Hypertonie. Alexander (1951) rechnete dazu auch die Thyreotoxikose. Es würden heute aber sicher vor allem noch die Anorexia nervosa (Pubertätsmagersucht), die Ileitis terminalis (Morbus Crohn), die Fettleibigkeit und eine Reihe anderer körperlicher Störungen zu nennen sein. Psychosomatische Einflüsse werden ebenso bei den coronaren Herzkrankheiten, beim Verlauf von Infektionskrankheiten, ja selbst bei Krebserkrankungen diskutiert. Der Bereich psychosomatischer Krankheiten wird durch den jeweiligen Wissensstand bestimmt. Schon diese Erweiterungen machen aber deutlich, daß hier durch klinische Erfahrungen und wissenschaftliche Forschungen neue Bereiche angesprochen sind, die nicht mehr durch die hysterischen Symptombildungen umgrenzt und durch die Neurosenlehre geprägt sind. Indem die psychosomatische Medizin dem Erleben des Patienten auch bei körperlichen Krankheiten Aufmerksamkeit schenkte, wurde bei der weiten Fassung des Begriffes psychosomatische Medizin deutlich, daß anstelle des Erlebens von depressiven Affekten, aggressiven oder sexuellen Impulsen Körpersymptome wie Herzklopfen, Magenbeschwerden oder andere vegetative Störungen stehen können. Die körperliche Symptombildung als Affektäquivalent bzw. als Stellvertretung (v. Weizsäcker) kann alle funktionellen Organstörungen, aber auch Krankheiten mit Organläsion einbeziehen.

Fallbeispiel:
Ein 20jähriger kaufmännischer Angestellter hatte vor seiner Geburt seinen leiblichen Vater aufgrund einer Blutvergiftung verloren und war vaterlos aufgewachsen. Er hatte

sich einem 4 Jahre älteren Bruder besonders stark angeschlossen. Eines Nachts wird er von der Mutter geweckt mit der Nachricht, daß der ältere Bruder gerade bei einem Motorradunfall tödlich verunglückt sei. Er legt sich wieder ins Bett und schläft weiter. Als er am nächsten Morgen aufwacht und zum Frühstück kommt, fragt er erstaunt, warum seine Mutter und die anderen Geschwister so bedrückt um den Tisch sitzen, warum sie die Köpfe hängen ließen. Er hat die Mitteilung vom tödlichen Unfall des Bruders, der Vaterstelle bei ihm einnahm, völlig verdrängt. – Auch im Laufe der nächsten Tage und Wochen kommt es nicht zu einer emotionalen Reaktion. Er hat keine Tränen bei der Beerdigung, geht scheinbar unbeteiligt weiter seiner Arbeit nach. 5 Tage nach dem tödlichen Unfall des Bruders beginnt eine schwere Colitis ulcerosa (Bräutigam u. Christian 1975).

Diese Symptombildung wurde verstehbar durch den Zeitpunkt des Auftretens und die Vorstellung, daß ein heftiger Affekt nicht zum Ausdruck kam und vom Bewußtsein ferngehalten wurde. Es ließen sich auch Zusammenhänge zwischen Einengungen der Persönlichkeitsentwicklung feststellen, ohne daß neurotische Symptome manifest waren, und der Bedeutung der Auslösesituation vor dem Hintergrund der inneren Lebensgeschichte des Patienten.

Was hat aber hier dazu geführt, daß der Patient nicht reaktiv depressiv wurde? War es ein organisches Entgegenkommen von seiten einer anlagemäßig gegebenen labilen Darmfunktion? War es eine Unfähigkeit zu einer neurotischen Symptombildung mit depressiv-konflikthafter Verarbeitung? War es der Mangel in der Phantasiebildung und der Verbalisierung des Objektverlustes, die Entwertung der eigenen Person und der Verlust des narzißtischen Gleichgewichtes?

Es bedarf eines Überblicks über die Geschichte der psychosomatischen Theorie von den Anfängen in der Konversionstheorie über die Spezifitätslehre, die Regressionstheorie bis zu den Konzepten der emotionalen Sprachunfähigkeit, um die Besonderheit psychosomatischer Gesichtspunkte in der Pathogenese und auch in der therapeutischen Annäherung erfassen zu können.

Konversion und Angstneurose

Freud entwickelte erste gültige Vorstellungen zur Auswirkung von Erlebnisvorgängen auf den Körper. Ausgehend von den Symptombildungen der Hysterie und der Angstneurose deckte er die pathogenetische Beziehung zwischen gestörter Triebbefriedigung einerseits und dem Auftreten von somatischen Störungen andererseits auf. In dem Vorgang der Konversion beschrieb er einen psychischen Abwehrmechanismus, durch den die „unverträgliche Vorstellung" infantil-sexueller Impulse dadurch unschädlich gemacht werde, daß deren „Erregungssumme ins Körperliche umgesetzt wird" (Freud 1969). Die körperliche Symptombildung stellt aus dieser Sichtweise den Lösungsversuch eines Konfliktes dar mit dem Zweck, das

Bewußtsein vor unangenehmen, peinlichen und unverträglichen Affekten und Vorstellungsinhalten vor allem sexueller Art zu bewahren.

Das Symptom ist Repräsentant, symbolischer Ausdruck, Kompromißbildung und Ersatzbefriedigung eines ins Unbewußte verdrängten psychischen Vorganges mit dem Gewinn teilweiser Spannungsabfuhr. Da es nach Freud eine infantile Sexualregung ist, die mittels der Konversion in den körperlichen Bereich verschoben wird, kann die körperliche Organstörung als Folge regressiv entstellter Sexualbefriedigung eines Partialtriebes an der ihm zugehörigen Zone angesehen werden. Mit der Ausarbeitung der Metapsychologie und dem strukturellen Modell der Psychoanalyse wird das körperliche Symptom später nicht mehr als direkter symbolischer Ausdruck verhinderter Sexualstrebungen interpretiert, sondern als eine Kompromißbildung zwischen den Instanzen Es, Ich, Über-Ich und den Realitätsanforderungen. Cremerius (1957) faßt die Ergebnisse Freuds aus der Sicht der Libidotheorie zusammen: „In Versagungssituationen äußerer oder innerer Art kommt es zu einer Regression der Libido auf alte Fixierungsstellen derselben an erogenen Zonen oder an Objekten dieser Phase. Der Partialtrieb kommt wieder zur Herrschaft, die ihm zugehörige erogene Zone sucht isoliert nach Befriedigung. Die Organe oder Organsysteme der jeweiligen erogenen Zonen verhalten sich nun wie die Genitalien, was zu Funktionsstörungen führt." Zu betonen ist noch die Bedeutung der phallisch-ödipalen Phase der Libidoentwicklung für die Entstehung des hysterischen Konversionssymptomes als Neuroseform der genitalen Stufe, und die Anbindung der Konversion an die hysterische Symptombildung.

In dem Bemühen, das Freudsche Konversionsmodell auf alle organischen Krankheiten zu übertragen, postulierte Groddeck (1966) eine unbegrenzte Symbolisierungsfähigkeit seines mystisch-zeitlosen „Es" und dessen uneingeschränkte Fähigkeit, den Körper durch Symbolisierungsvorgänge in seinen Dienst zu nehmen. Jedes Körpersymptom sei Symbol, Ausdrucksgeschehen und verberge in jedem Fall einen analytisch aufzudeckenden psychischen Konflikthintergrund. Auch Deutsch (1953) versuchte durch seine Ausweitung des Neurosenmodells in seinen triebtheoretischen Annahmen die körperliche Symptombildung aller Erkrankungen auf dem Boden des Konversionsmodells zu erklären.

Fenichel (1945) schlug die Ausweitung des Konversionsbegriffes auf die prägenitalen Störungen vor und formulierte das Prinzip der prägenitalen Konversion für Störungen wie Stottern, Tics und bestimmte Formen des Asthma bronchiale, und besonders mit den Arbeiten Rangells (1959) verbindet sich eine Lockerung des Konversionsbegriffes von der hysterischen Symptombildung und die Auffassung, daß Konversion auf jeder Stufe der libidinösen Entwicklung anzutreffen sei.

Von der hysterischen Konversion grenzte Freud die somatischen Erscheinungen der narzißtischen Neurose und der Angstneurose ab. Die Körpersymptome der letzteren wie Störungen der Herztätigkeit, der Atmung, Schweißausbrüche, Zittern und Schütteln, Heißhunger, Diarrhoe, Schwindel und andere werden von ihm nicht als verstehbarer konflikthaft-symbolischer Körperausdruck und als Repräsentant eines ins Unbewußte verdrängten Erlebnisses angesehen, sondern als direktes physiologisches

Äquivalent emotionaler Spannungen, hier der Angst. Diese Erkenntnis, daß es zwei verschiedene Mechanismen in der primär psychogenen körperlichen Symptombildung gibt, die Konversion bei der Hysterie und das physiologische Äquivalent bei der Angstneurose, war für die weitere Entwicklung der pathogenetischen Entwürfe in Richtung auf eine Differenzierung („Spezifizierung") der Konflikt- und Affektäquivalente maßgebend.

Das psychophysiologische Korrelat

Entsprechend den Beobachtungen Freuds zur Angstneurose wies Alexander (1943, 1951) eindeutig darauf hin, daß die psychosomatischen Störungen eben nicht wie bei der Konversionshysterie als einfache Symbolisierungen zu interpretieren sind, sondern daß zwischen Erleben und organischem Vorgang vielfältige physiologische und pathophysiologische Vorgänge zwischengeschaltet sind. In seiner strengen Unterscheidung zwischen willkürlichem Verhalten, Ausdrucksinnervation und vegetativer Reaktion auf emotionale Zustände versuchte er in seinen theoretischen Entwürfen psychoanalytische Hypothesen mit den Erkenntnissen über die physiologischen und pathologischen Körpervorgänge in Beziehung zu setzen. Er differenzierte strikt drei Formen von psychosomatischen Symptomen: Zum einen die Konversionssymptome, die er auf eine umschriebene Gruppe und auf das sensomotorische System eingrenzte, zum anderen die Symptome der „vegetativen Neurose". Diese an die Ausbreitung und Funktion des autonomen Nervensystems gebundenen körperlichen Erscheinungen stellen nach Alexander im Gegensatz zum Konversionssymptom lediglich die funktionellen Begleiterscheinungen, Funktionsstörungen und Läsionen der vegetativen Organe in Folge chronisch gehemmter Gefühlsspannungen dar. Als dritte Gruppe nennt er die psychosomatischen Erkrankungen im engeren Sinne, als psychogene organische Störungen ohne symbolisches Ausdrucksverhalten oder Deutungsmöglichkeit. Hier sollen psychologische Auslöser und Vorgänge zu einem selbständigen körperlichen Eigengeschehen führen. Die weitere Beobachtung, daß bestimmbare vegetative Innervationsmuster spezifischen Affekten und emotionalen Konflikten entsprechen, führte ihn zu seiner Theorie der krankheitsspezifischen psychodynamischen Grundkonflikte (Spezifitätshypothese).

Der zentrale psychodynamische Hintergrund jeder psychosomatischen Erkrankung sei nun ein Ambivalenzkonflikt zwischen den Polen verstärkter Abhängigkeit mit starken Anlehnungsbedürfnissen und verstärkter Unabhängigkeit mit Verselbständigungs- und Fluchttendenzen. Diese beiden Grundhaltungen „Rückzug" (parasympathicotoner Zustand) und „kämpferischer Einsatz" (sympathicotoner Zustand) sowie die Folgen einer Blockierung dieser Tendenzen für die organischen Substrate hat Alexander in seiner bekannten schematischen Zeichnung zusammengefaßt (Abb 1).

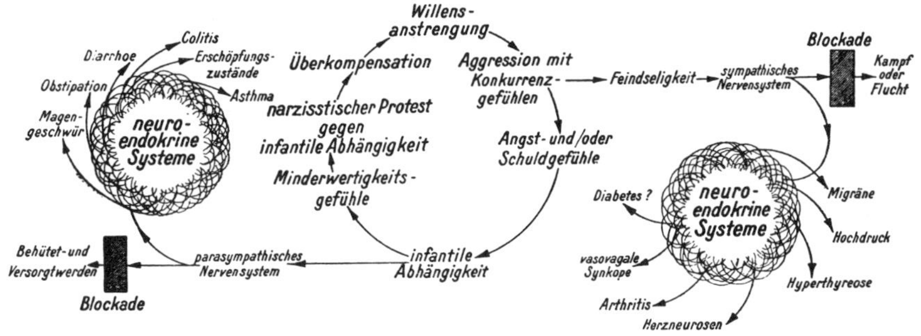

Abb. 1. Schema zur Systematik der psychosomatischen Erkrankungen, nach Alexander (entsprechend Abb. 1 in: Alexander 1951, S. 43)

Die Psychosomatische Erkrankung im engeren Sinne entwickelte sich nach Alexander aus diesem unlösbaren Ambivalenzkonflikt im Rahmen einer regressiv wiederbelebten präödipalen Abhängigkeitsbeziehung. Zwei Lösungsmöglichkeiten ergeben sich, einmal in passiv-hilfesuchender Weise, zum anderen in überkompensierend aggressiv-feindseliger Tendenz, gemäß den in dem Schema unterschiedenen Grundgruppen der psychosomatischen Erkrankungen.

Im Gegensatz zu den Konversionssymptomen, die er wie Freud entwicklungsgeschichtlich gesehen auf Konflikte in der phallisch ödipalen Phase zurückführt, lokalisiert Alexander die Fixierungen der vegetativen Neurose in die orale und anale Phase. Die Wurzeln der Erkrankung legt er damit in eine Störung der frühen Mutter-Kind-Beziehung mit Konflikten auch aus der präverbalen Zeit, in welcher leibliche Ausdrucksmodi dominieren (Janus 1979). Durch die frühe Störung in der Mutter-Kind-Beziehung werde der Zentralkonflikt ausgebildet mit den dazugehörigen Abwehrformationen. Zunächst kann das Individuum kompensiert im Gleichgewicht leben, wird aber der Konflikt verstärkt oder die Abwehr geschwächt, manifestiert sich die Erkrankung mit regressiver Wiederbelebung der konflikthaften Abhängigkeitsbeziehung in der frühen Entwicklungszeit und der damit verbundenen Symptombildung.

Zur Erläuterung der Betrachtungsweise Alexanders sei kurz seine pathogenetische Vorstellung von der Konfliktkonstellation bei der Ulcuskrankheit referiert. Für diese Patienten beschreibt er als zentralen dynamischen Faktor die innerpsychische Vereitelung von receptiv-oralen Abhängigkeitswünschen auf dem Boden oraler Fixierungen. „Die starke Fixierung an die frühe abhängige Kindheitssituation gerät mit dem Ich des Erwachsenen in Konflikt und führt zu verletztem Stolz, da der kindliche Anspruch auf Hilfe sich nicht mit dem Selbstrespekt des Erwachsenen, mit seinem Wunsch nach Unabhängigkeit und Selbstvertrauen vereinbaren läßt. Er muß wegen dieses Konfliktes verdrängt werden." In der Regel ebenfalls auftretende oral-aggressive Impulse müssen ebenso verdrängt werden. Die häufigste Abwehr gegen die oral-abhängigen oder oral-aggressiven habsüchtigen Impulse sei nun die Überkompensation, das beste Beispiel der überaktive Geschäftsmann, der sich niemals Ruhe gönnt. „Der Wunsch nach Liebe und Hilfe ist seit Beginn des Lebens mit dem Wunsch, gefüttert zu werden, verbunden; wenn diese hilfesuchende Haltung in ihrer normalen Manifestation in einem Geben-Nehmen-Verhältnis zu anderen gehindert wird, findet eine psychologische Regression mit Wunsch nach Gefüttertwerden statt. Dieser Wunsch scheint in spezifischer Wechselbeziehung zu einer vermehrten Magensekretion zu stehen" (Alexander 1957). Das Resultat ist die Organläsion infolge der chronisch emotionellen Reizung des Magens.

Konnte das Konversionsmodell letztlich nur die rein psychogenen symbolischen und prinzipiell reversiblen Körpersymptome erklären, eröffnete Alexander das psychoanalytische Verständnis für die vegetativ-funktionellen und organdestruktiven Vorgänge. Die Kluft zwischen einerseits psychischem Vorgang und andererseits physiologischem Korrelat suchte auch Schultz-Hencke (1951) in seinem Konzept der Gleichzeitigkeitskorrelation zu überwinden. Dem Alexanderschen Grundkonzept ähnlich, betonte er seinerseits die direkte Kopplung zwischen Triebvorgang (Antriebserleben) und körperlichem Ablauf und seiner Störung im Sinne einer Organsprache. Die These von der Gleichzeitigkeitskorrelation besagt, daß die Antriebserlebnisse stets mit gleichzeitig ablaufenden körperlichen Funktionen gekoppelt sind. Tritt eine Störung, in der Sprache Schultz-Henckes eine Hemmung des Antriebserlebens auf, kommt es zur Fehlinnervation und Fehlfunktion anstelle adäquater Aktionsbereitschaft. Schultz-Hencke ordnete schematisch den Antriebskategorien spezifische körperliche Korrelate zu. So ensprechen etwa dem oral-kaptativen Erleben die Funktionsabläufe am gesamten oberen Verdauungstrakt mit dem Organmodus der Aufnahme, dem anal-retentiven Erleben die Organvollzüge des unteren Verdauungstraktes mit dem Organmodus der Ausscheidung und Hergabe. Die von ihm beobachteten Korrelationen hat Schultz-Hencke in seinem Lehrbuch (1951) tabellarisch geordnet. Auch er stellte die Bedeutung der prägenitalen Triebtendenzen heraus und fand bei den psychosomatischen Krankheiten im engeren Sinne ebenfalls bereits in den frühen Entwicklungsphasen die entscheidenden Hemmungen des Antriebserlebens, Einschränkungen der Ich-Entwicklung mit resultierenden Struktur- und Erlebnisstörungen und entsprechenden gestörten körperlichen Funktionsabläufen.

Ich-Psychologie und Regressionstheorie

Die Entwürfe der „De- und Resomatisierung" von Schur (1955) und der „zweiphasigen Abwehr" von Mitscherlich (1967) haben sich auf dem Boden der Ich-Psychologie und in der Betonung der psychoanalytischen Regressionstheorie als bedeutsame Erklärungsprinzipien für die körperliche Symptombildung erwiesen.

Ebenfalls ausgehend von der Grundvoraussetzung der gleichzeitigen Korrelation leiblicher und seelischer Vorgänge (psychosomatisches Simultangeschehen) verfolgt Mitscherlich die Frage, wann und warum verdrängte, unbewußte Triebspannungen bei dem einen Menschen zu psychoneurotischer Verarbeitung, bei dem anderen zu körperlicher Symptombildung mit autoplastischer Veränderung von Organfunktionen führen. Mit der Hypothese, daß die unbewußten Affekte ebenso eine körperliche Entsprechung haben wie die bewußt erlebten, jedoch unter modifizierten Bedingungen, beschreibt er am Beispiel eines Asthmaanfalles: „Der Erfolg des Verdrängungsvorganges besteht demnach darin, daß das nichtbremsbare somatische Erregungsmoment des Affektes eben die pathologische Funktionsform des Anfalles von Atemnot annimmt, während die erregende Phantasie selber dem Ich erspart bleibt". Hier wendet Mitscherlich das Freudsche Konversionsmodell auf den Vorgang der psychosomatischen Symptombildung an (von Rad 1977), unterscheidet aber zwischen den akuten, im Verlauf begrenzten psychosomatischen Störungen und den chronifizierten Krankheitsverläufen.

Erstere sieht er als möglichen Weg für Menschen ohne grobe neurotische Fehlhaltung an, in einer akuten, gravierenden Konfliktsituation durch Regression auf das Leibliche eine Lösung und Neuorientierung zu finden. Die „geradezu kathartische Funktion des Dazwischentretens solcher körperlicher Krankheiten" stellt nach ihm die „Lebenslist" dar, mit der die körperliche Krankheit (das Fieber, der Infekt, der Schmerz) in ihrem lytisch-kritischen Ablauf die individuelle Lebenskrise überwinden hilft. Gemäß dem psychoanalytischen Regressionskonzept ist damit dem Ich Neuorientierung, Reorganisation und Stärkung ermöglicht. Der „Ausweg des Verschwindens im Leib" auf dem Höhepunkt einer biographischen Krise dient dem Individuum dazu, in der Regression auf die „biologische Intelligenz" neue Entscheidungen zu finden, wenn die „höhere Intelligenz" der psychischen Instanzen versagt hat, nachdem der Konflikt zuvor durch Konversion in die Körpergeschehnisse verschoben wurde.

Mitscherlich verfolgt nun insbesondere den Aspekt der Chronifizierung. Hier findet sich die Beziehung zur Neurose, nämlich darin, daß der chronische Prozeß dadurch ausgelöst wird, daß eine grobe neurotische Fehlentwicklung vorausging, die bis dahin häufig durch spezielle Anpassungsleistungen unauffällig geblieben ist. Bei anhaltender Dauerbelastung oder Häufung von Traumata mißlingen dem neurotisch eingeengten Ich die psychischen und psychoneurotischen Versuche der Konfliktbewältigung, und es folgt die zweite, tiefe, dauerhafte Regression in das Leibliche.

„Eine nicht abzuwendende Krise chronifiziert sich in der ersten Phase der Verdrängung oder sonstigen Abwehr mit neurotischer Symptombildung. Wenn diese psychischen Mittel in der Konfliktbewältigung nicht mehr ausreichen, erfolgt in einer zweiten Phase die Verschiebung in die Dynamik der körperlichen Abwehrvorgänge. Wir sprechen dann von zweiphasiger Verdrängung oder Abwehr". Den Vorgang der Somatisierung beschreibt Mitscherlich gemäß der Resomatisierungshypothese von Schur.

Die Entwicklungs- und Reifungsprozesse des Kindes werden von Schur als ein fortlaufender Vorgang der Desomatisierung verstanden. Damit ist gemeint, daß mit zunehmender Entwicklung der koordinierten Muskelaktion, der Wahrnehmung, der Fähigkeit zur Realitätsprüfung, also all der Merkmale des Sekundärprozesses, die vegetativ-somatischen Abfuhrprozesse als Antwort auf innere und äußere Reize mehr und mehr in den Hintergrund treten. Durch den Vorgang der Desomatisierung nimmt die unkoordinierte somatisch-vegetative Abfuhr als die adäquate affektive Ausdrucksmöglichkeit ab. „Meine Hypothese besagt nun, daß zwischen dem Vermögen des Ichs, auf Sekundärprozeßniveau zu operieren und Triebenergie zu neutralisieren, und der Desomatisierung von Reaktionsweisen eine wechselseitige Abhängigkeit bestehen muß. Damit verknüpft ist eine weitere Annahme, nämlich daß umgekehrt die Re-Somatisierung von Reaktionen mit einem Vorherrschen primär-prozeßhafter Denkweisen unter Verwendung de-neutralisierter Energieformen einhergeht". Unter bestimmten Umständen ist der Desomatisierungsprozeß umkehrbar. Wird eine Angst- oder Gefahrensituation aufgrund einer Ich-Schwäche nicht gemeistert, kommt es nach Schur zur „physiologischen Regression", einer „Regression zu den Vorläufern von Denkprozessen, Affekten, Trieben und Abwehrhandlungen, die aber hier ausschließlich auf somatischer Ebene zum Ausdruck kommt". Die Bedingung der physiologischen Regression ist die Ich-Schwäche. Das bedeutet, daß in den frühesten Phasen der kindlichen Entwicklung schwere Störungen in den Objektbeziehungen eingetreten sind, verbunden mit Fixierungen an bestimmte Organsysteme, einer allgemeinen Einschränkung des Ichs und geringer Ausbildung der Ich-Funktionen. Anstatt in Gefahren- und Konfliktsituationen mit adäquater Abwehr oder psychoneurotischer Symptombildung zu reagieren, regrediert das mangelhaft strukturierte Ich auf die somatisch-vegetative Reaktionsweisen der frühen Entwicklungszeit. In dieser von Schur „Organhandlung" genannten Körpersprache wird der im Psychischen unlösbare Konflikt auf der körperlichen Ebene ausgetragen. Art und Ausmaß der Resomatisierung sind bestimmt durch die Entwicklungsphase, in der die Fixierung an die körperliche Ausdrucksweise und die Störung des Desomatisierungsprozesses einsetzte.

Mitscherlich gibt aber zu bedenken, daß durch die Regression niemals das ursprüngliche, infantile psychosomatische Gesamtmilieu wiedererreicht werden könne, da die für die ersten Lebensjahre adäquaten Reaktionsformen dem Erwachsenen nicht mehr verfügbar sind. Es ist ihm unmöglich, die biologisch-infantilen Korrelate der Emotionen und die infantilen Befriedigungsformen und Abwehrleistungen zustande zu bringen. Der Kompromiß zwischen den realen Möglichkeiten des Organismus und dem auf Befriedigung drängenden Triebwunsch vollzieht sich dann in der pathologischen Leistungsveränderung. Mit unterhalten wird die pathologische Leistungsveränderung noch durch die stärkeren aggressiven und libidinösen Möglichkeiten des Erwachsenen.

Modellhaft skizziert Mitscherlich seine „Andeutung einer Theorie psychosomatischer Erkrankungen" an der Krankengeschichte eines Patienten mit peptischen Geschwüren (1967, S. 49), und in einem metapsychologischen Ansatz faßt er die Faktoren zusammen, die er für den Prozeß der

Chronifizierung im psychosomatischen Geschehen als wesentlich erachtet, und nennt:

1. als spezifische Bedingung für die Chronifizierung die vorausgehende neurotische Fehlentwicklung,
2. die Regression im Sinne der Resomatisierung Schurs mit partiellem Rückgängigmachen bisher erreichter Reifungsstufen,
3. als Auslöser dieses Geschehens einen realen oder phantasierten Objektverlust, der das neurotische Gefüge endgültig stört und
4. eine Stimmung der Hoffnungs- und Hilflosigkeit (Engel u. Schmale 1967), ausgelöst durch den Objektverlust und die damit verbundenen angstauslösenden regressiven Vorgänge.

Mitscherlich setzt als Bedingung für ein chronifiziertes psychosomatisches Krankheitsgeschehen die vorangehende neurotische Entwicklung und Ich-Einschränkung, wonach sich psychosomatische und neurotische Symptome in ihrer Ätiologie letztlich nicht voneinander unterscheiden. Der Unterschied zwischen neurotischen und psychosomatischen Krankheiten ist an dem Punkt anzusetzen, an welchem das psychosomatische Simultangeschehen vollständig zerreißt und der körperliche Prozeß eine Eigenständigkeit entwickelt. Ziel der Therapie wird damit die Reneurotisierung, d.h., die somatisierten Konflikte sollen, soweit es möglich ist, ins Psychische gehoben werden. Mit dem Hinweis DeBoors (1965) auf die ätiologische Bedeutung entwicklungsbedingter partieller Ich-Defekte und den dadurch erhaltenen primären somatischen Korrelaten bestimmter Erlebnisbereiche, die vom Ich abgespalten sind, soll zu den Entwürfen übergeleitet sein, die von einer spezifischen psychosomatischen Struktur sprechen.

Konzept der emotionalen Sprachunfähigkeit („Defizitmodell")

Verschiedene Autoren stellten in den letzten Jahren in Abhebung von der Neurose bei psychosomatischen Patienten Gemeinsamkeiten fest, die sie zu der Beschreibung einer typischen psychosomatischen Persönlichkeitsstruktur veranlaßten. So arbeiteten die französischen Psychoanalytiker Marty et al. (1963a, b) in ihrem Konzept der „pensée opératoire" eine eindeutige Differentialtypologie von Neurose und psychosomatischer Erkrankung heraus. Die von ihnen beobachteten Patienten seien zu keiner Objektbeziehung fähig, in ihren sprachlichen Äußerungen banal, steril, überhaupt unfähig zur Phantasiebildung und innerpsychischen Symbolisierung. Im Kontakt trete in kritischen Momenten anstelle einer Phantasievorstellung und ihrer sprachlichen Äußerung oder Symbolisierung die körperliche Innervation. Während es neurotischen Patienten letztlich doch gelingt,

Einfälle, Erinnerungen und Phantasien zu bilden und mit ihren Bedürfnissen, Gefühlszuständen, inneren Befindlichkeiten und Ängsten in Verbindung zu kommen, sind nach diesen Autoren die psychosomatischen Patienten durch ihre basale Unfähigkeit zu diesen psychischen Prozessen gekennzeichnet.

Die Phantasieunfähigkeit imponiert in dem konkretistischen, „operationalen Denken", das durch eine ausgeprägte Beziehungsarmut den inneren und äußeren Objekten gegenüber bedingt ist. Gefesselt an die konkrete Realität sind sie nicht in der Lage, sich in Phantasien und Vorstellungsbildern mit sich selbst oder mit anderen Personen auseinanderzusetzen.

Ein 23jähriger Patient kommt in die Sprechstunde mit der Diagnose Colitis ulcerosa. Zur auslösenden Situation findet sich: Seine Beschwerden seien immer dann am schwersten, wenn er von den Wochenendbesuchen zu Hause wieder zurück in seinem Studentenzimmer ist. Seine Schilderung läßt eine hoch ambivalente Einstellung zu seinen Eltern vermuten, ohne daß der Patient in der Lage ist, das in Worten oder Gefühlen auszudrücken. In den Gesprächen wird eindrucksvoll sichtbar, daß er seine inneren Gestimmtheiten und Gefühle überhaupt in seinem Leben kaum fassen, geschweige denn zum Ausdruck bringen kann. Auf die Frage, ob er Zeiten kenne, wo er traurig oder verstimmt ist, vermag er nicht einzugehen, beschreibt dann aber vage eine Art innerer Hoffnungslosigkeit, ein „sich mit dem Rücken an der Wand sehen". Phantasien und Tagträume kenne er kaum, stelle sich dennoch häufig vor, wie er mit einem Mädchen zusammenlebt, er den Haushalt führt, das Mädchen das Geld verdient und er den Hausmann spielt. Allerdings sehe er das nie in Bildern vor sich, sondern „ich mache eine Liste, um was es geht". Ganz besonders da, wo er sich planend Gedanken mache um ein mögliches Zusammenleben mit anderen Menschen, komme dieses „Listendenken". Nur das Haus könne er sich bildlich vorstellen. Er begründet das damit, daß er sich in Zeitschriften häufiger Häuser betrachtet.

Ohne hier näher auf seine Lebensgeschichte, seine zwanghaften Züge, Kontaktgestörtheit und darüber hinausgehenden Merkmale einzugehen, scheint es diesem Patienten nicht gegeben zu sein, Wünsche und Bedürfnisse in inneren Bildern und Vorstellungen auftauchen zu lassen.

Die französischen Autoren beschreiben weiterhin, daß diese Patienten kaum zu einer konturierten, den anderen erfassenden Objektbeziehung fähig sind, daß sie zwischen den Extremen absoluter Abhängigkeit und völliger intellektueller Distanzierung und und Überlegenheit schwanken. Meist finde sich aber eine völlige Abhängigkeit von der Realpräsenz der Objektwelt. Durch ihre Unfähigkeit, stabile innere Objektrepräsentanzen zu erhalten und die äußeren Bezugspersonen durch innere Vorstellungen zu ersetzen, sind sie auf deren ständige Anwesenheit angewiesen. Dieser Kranke existiert nur durch den anderen in seiner Notwendigkeit, sich ganz in den anderen wiedererkennen oder die projizierte eigene Problematik im anderen bekämpfen zu müssen. Diese Form der Objektbeziehung wird als „leer" bezeichnet und durch den Mechanismus der „projektiven Verdoppelung" charakterisiert. Neben dem auffälligen Mangel an eigener Gefühlsbildung und Gefühlswahrnehmung wirken diese Patienten überangepaßt, unauffällig, betonen ihre Problem- und Angstfreiheit, bei ständigen Klagen über körperliche Symptome. Bei ihrer mangelnden Symbolisierungsfähigkeit und ihrer partiellen psychischen Unreife im Sinne eines Defizits scheinen ihre inneren Spannungen unmittelbar ohne zwischentretenden psychischen Prozeß zur körperlichen Reaktion zu führen.

In diesem nur kurz umrissenen Ansatz erscheinen die beschriebenen Charakteristika des psychosomatischen Patienten nicht nur als Resultat psychodynamisch interpretierbarer Konflikte auf dem Hintergrund eines neurotischen Konflikt-Symptom-Kontextes. Über eine neurotische Entwicklungsstörung hinaus wird eine steckengebliebene Entwicklung, ein Entwicklungsmangel und Persönlichkeitsdefizit angenommen, wodurch das Erleben von inneren Konflikten überhaupt verhindert werde. Diese Beschreibungen versuchen eine eindeutige Grenzlinie zwischen Neurose und psychosomatischer Krankheit zu ziehen, was unter anderen von Cremerius (1977) kritisiert wurde.

Besonderheiten der Behandlung

Soweit der psychosomatische Krankheitsprozeß im Rahmen eines erweiterten Neurosenkonzeptes verstanden wird und die körperliche Symptomatik als Teil einer konflikthaften Entwicklungsstörung erscheint, wird das klassische psychoanalytische Verfahren auch hier angewendet. Die beschriebenen Behandlungserfolge bei psychosomatischen Krankheitszuständen sprechen für einen Typus der Psychosomatose, der nach den klassischen Konzepten vorwiegend erlebnisbedingt ist und bei welchen dieselben Formen der Behandlung angewendet werden können wie bei Patienten mit primär seelischem Beschwerdeangebot. Anders ist die Situation für die Patienten, deren Symptomentstehung nach dem Modus des primären Entwicklungsdefektes erklärt werden muß und die schwerste Krankheitsbilder zeigen. Bei so psychosomatisch erkrankten Patienten sind besondere psychoanalytische Methoden notwendig. Vogt (1979) nennt zwei Gründe:

1. Die geringe Fähigkeit psychosomatischer Patienten, psychische Konflikte durch zusammenhängende Phantasien in symbolischer Form zu erleben und zu verbalisieren. Die Anforderungen der klassischen psychoanalytischen Methode sind hier überfordernd. Auch können diese Patienten nicht genügend Motivation für die Entwicklung eines ausreichenden Arbeitsbündnisses aufbringen.

2. Die oft schwerwiegende körperliche Symptomatik erlaubt dem Therapeuten kaum, eine analytische Haltung nach dem Abstinenzprinzip einzunehmen, ohne den Patienten ernsthaft zu gefährden. Ist den aufdeckenden psychotherapeutischen Verfahren gemeinsam, daß sie die Symptome selbst nicht in den Mittelpunkt stellen, sondern auf die tieferliegenden

Störungen zielen, so ist diese relative Vernachlässigung der Symptomatik bei vielen neurotischen Störungen möglich und angemessen. Das psychosomatische Symptom läuft auch nach organischen Gesetzmäßigkeiten ab, verlangt damit auch die somatische Behandlung, oft die Einschaltung anderer Ärzte. Auf die komplizierenden Auswirkungen dieser doppelten therapeutischen Funktion auf die Übertragungssituation soll hier nur hingewiesen sein. Auch kann der Therapeut bei den schwer gestörten psychosomatischen Patienten nicht mit einem relativ reifen, konfliktfähigen Ich rechnen. Das durch die Entwicklungsdefizite retardierte Ich muß zunächst im therapeutischen Prozeß durch besondere Behandlungstechniken heranreifen. Vogt wertet die Behandlungstechnik bei psychosomatischen Patienten an den klassischen Begriffen der Psychoanalyse – Widerstand, Agieren, Übertragung, Gegenübertragung und Arbeitsbündnis – und stellt die Besonderheiten für die Behandlung der psychosomatischen Patienten heraus. Als besonders bewährte Techniken erscheinen solche, die das Gewahrwerden von Gefühlen provozieren, es sind hier präverbale und averbale Therapieformen zu nennen (Becker 1977; Bräutigam 1974, 1978). Den geeigneten Einstieg in die Behandlung bietet die stationäre Psychotherapie mit ihren breitgefächerten therapeutischen Möglichkeiten (Becker u. Lüdecke 1978; Bräutigam 1974).

Literatur

Alexander F (1943) Fundamental concepts of psychosomatic research. Psychosom Med 5: 205–210; Deutsche Übersetzung (1978) Grundzüge der psychosomatischen Forschung. In: Overbeck G, Overbeck A (Hrsg) Seelischer Konflikt und körperliches Leiden. Rowohlt, Reinbek, S 46–55

Alexander F (1951) Psychosomatische Medizin. De Gruyter, Berlin

Alexander F (1957) Psychosomatische Wechselbeziehungen. In: Adorno ThW, Dierks W (Hrsg) Freud in der Gegenwart. Frankfurter Beiträge zur Soziologie, Bd 6. Europäische Verlagsanstalt, Frankfurt, S 279–306

Becker H (1977) A nonverbal therapeutic approach to psychosomatic disorders. Psychother Psychosom 28: 330–336

Becker H, Lüdecke H (1978) Erfahrungen mit der stationären Anwendung psychoanalytischer Therapien. Psyche 32: 1

Bräutigam W (1974) Pathogenetische Theorien und Wege der Behandlung in der Psychosomatik. Nervenarzt 45: 354–363

Bräutigam W (1978) Verbale und präverbale Methoden in der stationären Therapie. Z Psychosom Med Psychoanal 24: 146

Bräutigam W, Christian P (1975) Psychosomatische Medizin. Thieme, Stuttgart

Cremerius J (1957) Freuds Konzept über die Entstehung psychogener Körpersymptome. Psyche 2: 125–139

Cremerius J (1977) Ist die „psychosomatische Struktur" der französichen Schule krankheitsspezifisch? Psyche 4: 293–317

DeBoor C (1965) Strukturunterschiede unbewußter Phantasien bei Neurosen und psychosomatischen Krankheiten. Psyche 18: 664–673

Deutsch F (ed) (1953) The psychosomatic concept in psychoanalysis. International Universities Press, New York

Engel GL, Schmale AH (1967) Psychoanalytic theory of somatic disorders. J Am Psychoanal Assoc 15: 344–365; Deutsche Übersetzung: Eine psychoanalytische Theorie der somatischen Störung. Psyche 23: 241–261
Fenichel O (1945) The psychoanalytic theory of neurosis. Norton, New York. Deutsche Übersetzung: Psychoanalytische Neurosenlehre. Walter, Olten Freiburg
Freud S (1969) Die Abwehr-Neuropsychosen. Gesammelte Werke Bd I. Fischer, Frankfurt
Groddeck G (1966) Psychoanalytische Schriften zur Psychosomatik. (Ausgew und hrsgg von Clauser G). Limes, Wiesbaden
Janus L (1979) Spezifitätsmodell. In: Hahn P (Hrsg) Die Psychologie des 20. Jahrhunderts, Bd IX. Kindler, München Zürich, S 133–154
Llain Entralgo P (1936) Heilkunde in geschichtlicher Entscheidung. Müller, Salzburg
Marty P, de Muzan M, David C (1963a) L'investigation psychosomatique. Presse Universitaire, Paris
Marty P, de Muzan P, David C (1963b) La „pensée opératoire". Rev Fr Psychoanal 27: 345–356
Mitscherlich A (1967) Krankheit als Konflikt. Suhrkamp, Frankfurt/M (Studien zur Psychosomatischen Medizin)
Rad M von (1977) „Zweiphasige Abwehr" und „Resomatisierung". In: Freyberger H (Hrsg) Psychosomatik des Kindesalters und des erwachsenen Patienten. Urban & Schwarzenberg, München Wien Baltimore (Klinik der Gegenwart, Handbuch der praktischen Medizin, Bd XI, S 548–552)
Rangell C (1959) The nature of conversion. J Am Psychoanal Assoc 7: 632–662. Deutsche Übersetzung; Die Konversion. Psyche 23: 121–147
Schultz-Hencke H (1951) Lehrbuch der analytischen Psychotherapie. Thieme, Stuttgart
Schur M (1955) Comments on the metapsychology of somatization. Psychoanal Study Child 10: 119–164; Deutsche Übersetzung (1974) Zur Metapsychologie der Somatisierung. In: Brede K (Hrsg) Einführung in die psychosomatische Medizin. Klinische und theoretische Beiträge. Athenäum, Frankfurt/M, S 335–395
Vogt R, Vogt-Heyder B (1979) Tiefenpsychologisch fundierte Psychotherapie. In: Hahn P (Hrsg) Psychologie des 20. Jahrhunderts, Bd IX. Kindler, München Zürich, S 846–867
Weizsäcker V von (1947) Körpergeschehen und Neurose. Klett, Stuttgart
Weizsäcker V von (1973) Der Gestaltkreis. Theorie der Einheit von Wahrnehmen und Bewegung. Suhrkamp, Frankfurt (1. Aufl 1940, Thieme, Leipzig)

Persönlichkeitsstörung und Neurose

R. TÖLLE

Die Lehre von den Persönlichkeitsstörungen (Psychopathien) entstand, historisch gesehen, unabhängig von der Neurosenlehre. In klinischer Sicht bestehen jedoch zwischen Persönlichkeitsstruktur und Neurose enge Beziehungen, die in diesem Kapitel erörtert werden sollen.

Um einen Überblick zu gewinnen, ist es unvermeidbar, von der *Psychopathielehre* auszugehen. Kaum ein Gebiet der Psychiatrie ist wissenschaftlich so schwer zu durchdringen wie das der Psychopathie. Lewis (1974) sagt: „Psychopathic personality: a most elusive category". Und auch in der Praxis fällt es dem Arzt nirgends sonst so schwer wie hier, nüchtern und wertfrei zu denken und therapeutisch zu handeln.

Auf die große Zeit der Psychopathielehre in der deutschen Psychiatrie folgte zunehmend Unbehagen, zunächst erkennbar an der Terminologie: statt psychopathische sagte man abnorme und sodann akzentuierte Persönlichkeit, darauf Persönlichkeitsstörung und Verhaltensstörung. Aber nur die Kinder- und Jugendpsychiatrie hat die Psychopathie aufgegeben, nicht die Erwachsenenpsychiatrie. Selbst in der amerikanischen Psychiatrie, die im Diagnostic and Statistical Manual (DSM) personality disorder formuliert, ist der Begriff psychopathic personality nicht verschwunden (American Psychiatric Association 1952, 1968, 1979).

Dennoch bevorzugen wir die Bezeichnung *Persönlichkeitsstörung*, wobei uns terminologische und inhaltliche Überlegungen leiten: Psychopathie ist ein uneinheitlich verwendeter und daher mißverständlicher Begriff, der zudem einen pejorativen Bedeutungswandel erfahren hat. Persönlichkeitsstörung ist die international meist gebräuchliche Bezeichnung. Was heute als Persönlichkeitsstörung verstanden wird, geht jedoch über das klassische Psychopathiekonzept hinaus und ermöglicht einen Brückenschlag zur psychodynamischen Persönlichkeitsforschung der Neurosenlehre.

Definition

Zu Beginn unserer Überlegungen müßte erklärt werden, was eigentlich Persönlichkeitsstörungen (Psychopathien) sind. Das ist jedoch nicht möglich.

Denn der Terminus Psychopathie wurde und wird in sehr verschiedenem Sinne verwendet. Es gibt zahlreiche Begriffsbestimmungen von Psychopathie, die hier nicht referiert werden sollten (s. Lewis 1974). Es scheint sich nun aber eine Tendenz zur Übereinstimmung in wenigstens einigen Punkten abzuzeichnen. Vor allem drei Merkmale durchziehen die neueren angloamerikanischen Arbeiten und werden zunehmend auch von der europäischen Psychiatrie übernommen. Sie fanden Niederschlag in der Beschreibung der Persönlichkeitsstörungen des DSM 1952 (hier gekürzt wiedergegeben): Es handelt sich um Persönlichkeiten, die 1. in ihrem Bemühen um Anpassung bei inneren oder äußeren Belastungen bestimmte Muster von Reaktionen und Verhaltensweisen anwenden, 2. weniger mit psychischen oder somatischen Symptomen reagieren und 3. weniger Angst und Leidensdruck aufweisen als Neurotiker. Dieses dritte Merkmal dürfte allerdings kaum für alle Persönlichkeitsgestörte gültig sein.

In der jüngsten (dritten) Ausgabe des DSM (1979) werden Persönlichkeitsstörungen folgendermaßen umschrieben: „Persönlichkeitsmerkmale sind dauerhafte Verhaltensmuster der Wahrnehmung, der zwischenmenschlichen Beziehungen und der Auffassungen von der Umwelt und von sich selbst. Sie treten in einem breiten Umfang von bedeutsamen sozialen und persönlichen Zusammenhängen zutage. Nur wenn Persönlichkeitsmerkmale starr und schlecht angepaßt sind und entweder Beeinträchtigungen von sozialen und beruflichen Funktionen oder subjektives Leiden bedingen, konstituieren sie Persönlichkeitsstörungen.

Die Manifestationen der Persönlichkeitsstörungen sind im allgemeinen in der Adoleszenz oder früher zu erkennen und bleiben während des größten Teiles des Erwachsenenalters bestehen, auch wenn sie sich oft im mittleren Lebensalter offenkundig abschwächen. . . .Die Diagnose einer Persönlichkeitsstörung sollte nur gestellt werden, wenn die charakteristischen Merkmale im Langzeitverhalten eines Menschen typisch ausgeprägt sind; sie sind nicht auf abgegrenzte Krankheitsstadien beschränkt."

Wenn man nach den Reaktions- und Verhaltensweisen im einzelnen fragt, stößt man auf eine verwirrende Fülle von z.T. widersprüchlichen Angaben (s. unten). Unser Versuch einer Orientierung und Übersicht setzt bei den Entstehungsbedingungen an.

Ätiologie

Koch beschrieb als erster (1891) die „psychopathischen Minderwertigkeiten", ohne mit diesem Wort eine „moralische oder auch nur psychologische Wertung" zu verbinden. Koch, Kraepelin, der die Psychopathielehre ausbaute, und andere Psychiater gingen mit der gleichen Selbstverständlichkeit von der Konstitution als einer Grundlage der Psychopathie aus wie zur gleichen Zeit Freud hinsichtlich der Neurosen. Kraepelin (1909–1915) fand zudem erste psychodynamische Ansätze: der Psychopathie liege eine umschriebene Entwicklungshemmung zugrunde, die Betroffenen würden sich „ungewöhnlicher Abwehrhilfsmittel" bedienen. Ähnlich dachten andere Psychiater, zum Beispiel Wilmanns (1914) oder Kretschmer (1918), der in seiner psychiatrischen Charakterologie sowohl konstitutionsbiologisch als auch reaktionspsychologisch vorging; er beschrieb Temperamente und Reaktionsweisen, ohne die Termini psychopathisch oder abnorm zu benutzen.

Erst unter dem Einfluß von Schneider (1923) begann eine mehr deskriptive und statische Psychopathielehre zu dominieren. Sie wurde bei Medizinern, Juristen und Laien weithin bekannt, blieb aber nicht unwidersprochen. Sie weist vor allem drei Schwächen auf: die postulierte Erblichkeit wurde nicht bewiesen; die rein psychologisch-charakterologische Beschreibung vernachlässigte die psychosozialen Aspekte; und schließlich enthält diese Psychopathielehre wertende und geradezu abwertende Akzente, wie Mauz bereits 1939 nachwies. Erwähnt sei in diesem Zusammenhang eine neuere Tendenz, die abnorm erscheinendes Verhalten als eine Auflehnung gegen irrationale Normen der kapitalistischen Gesellschaft erklären will (Wulff 1972), also wiederum Wertung und Schulddenken einführt, wenn auch mit umgekehrter Zielrichtung.

Gleichzeitig mit der Psychopathielehre der klinischen Psychiatrie begann die Neurosenlehre der Psychoanalyse (im letzten Jahrzehnt des 19. Jahrhunderts). Die „Schulen" entwickelten sich über einen langen Zeitraum hin unabhängig voneinander. Die zitierten und andere Psychiater bezogen ihre psychodynamischen Ansätze nicht auf die psychoanalytischen Erkenntnisse. Andererseits arbeitete Freud zwar über Charakterabnormitäten und Charakterstörungen, spätere Analytiker über Charakterneurosen, ohne aber die Verbindung zur Psychopathielehre herzustellen. Lediglich diejenigen psychopathischen Persönlichkeitsstörungen, die mit antisozialem Verhalten einhergehen, fanden ein gewisses Interesse bei einigen frühen psychoanalytischen Autoren (Aichhorn 1925; Alexander 1930; Healy u. Bronner 1936). Spät erst befaßt sich die psychoanalytische Forschung mit dem Psychopathieproblem insgesamt, von den deutschsprachigen Arbeiten sind die von Schultz-Hencke (1949/50) und von Dührssen (1948/49, 1952) hervorzuheben. Später folgten zahlreiche psychoanalytische Erklärungsversuche der Psychopathie, die hauptsächlich von den Abwehrmechanismen handeln. Sie sind z.T. theoretisch deduktiv konzipiert, z.T. verallgemeinern sie Einzelfallbeobachtungen, und zumeist gehen sie von der fragwürdigen Annahme *der* Psychopathie im Sinne einer einheitlichen Störung aus. Daher blieb der heuristische Wert dieser Arbeiten begrenzt. Die psychodynamische Forschung betonte zunächst das acting out (Alexander 1930), das Ausleben und Ausagieren im zwischenmenschlichen Bereich im Gegensatz zu den intrapsychischen Konflikt-Abwehr-Vorgängen. Die Auffassung vom fehlenden oder unterentwickelten Über-Ich (kein Gewissen, keine Schuldgefühle) wurde abgelöst von der Darstellung der gegen das Über-Ich gerichteten starken Abwehrmechanismen. Andere Autoren sprechen von fehlender Abwehr gegenüber Triebimpulsen und vom instabilen Ich.

Fragen wir nun, *was über die Entstehung psychopathischer Persönlichkeitsstörungen an gesichertem Wissen vorliegt.*

Ein *hereditärer Faktor* kann als sehr wahrscheinlich gelten. Zwar haben die viel zitierten genetischen Untersuchungen der Münchener Schule in den zwanziger und dreißiger Jahren kaum gesicherte Ergebnisse hierzu erbracht, wohl aber ergaben die späteren Zwillingsstudien und Adoptivuntersuchungen gewichtige Hinweise. Was die frühe Arbeit von Reiter (1930) über uneheliche Kinder, die adoptiert wurden, vermuten ließ, konnte die Studie von Schulsinger (1972) bestätigen: an einer großen Zahl von Adoptierten wurde gezeigt, daß psychopathische Störungen unter den biologischen Verwandten der Probanden weit häufiger sind als unter den Angehörigen der Adoptivfamilien. Dieser Unterschied fand sich nicht in einer Kontrollgruppe.

Wenn auch die psychodynamische Erforschung der Persönlichkeitsstörungen noch in den Anfängen steht, so zeichnet sich doch sehr deutlich ab, daß *psychoreaktive Faktoren* an der Entwicklung dieser Persönlichkeitsstrukturen und an der Manifestierung des gestörten Verhaltens beteiligt sind. Im Abschnitt über die Beziehungen zwischen Persönlichkeitsstörung und Neurose wird hierauf näher eingegangen.

Kaum mehr bezweifelt wird auch, daß ein *hirnorganischer Faktor* mitbestimmend sein kann für die Entstehung von Persönlichkeitsstörungen. Neben EEG-Studien haben vor allem testpsychologische Untersuchungen (z.B. Pollack et al. 1970) ergeben, daß eine minimale cerebrale Hirnschädigung bei Persönlichkeitsgestörten ein keineswegs seltener Befund ist.

Die Alternative Anlage – Umwelt, die ohnehin eine Simplifizierung des ätiologischen Denkens in der Psychiatrie darstellt, ist in der heutigen Psychopathieforschung nicht mehr haltbar. Die meisten Theorien der Verursachung der Persönlichkeitsstörungen schließen heute genetische, hirnorganische und psychogene Einflüsse ein, wie auch Rapaport im *American Handbook of Psychiatry* von Arieti (1974–1976) schreibt. Diese Feststellung ist heute besser zu belegen als früher, im Grunde genommen aber nicht neu. Sie wurde von zahlreichen älteren Autoren verschiedenster wissenschaftlicher Ausrichtung vertreten, von Freud bis Gruhle und von Kraepelin bis Schultz-Hencke. Nur ein Denken, das wesentliche Dimensionen psychiatrischer Forschung ausklammert und psychodynamisches Vorgehen schon im Ansatz abwehrt, kann die Multikonditionalität der Persönlichkeitsstörungen verkennen, wie z.B. Schneider (1923), der meinte: „Das, was wir als Anlage betrachten, als frühkindliche Konfliktfolge aufzufassen und doch wieder verstehen zu wollen, führt in ein undruchdringliches, nur mit Phantasie aufhellbares Dunkel."

Nosologie

Aus den bisherigen Erörterungen ist zu schließen, daß zwischen Persönlichkeitsstörungen (Psychopathien) und gesunden (normalen) Persönlichkeitsstrukturen keine scharfe Grenzziehung möglich ist. Auch bei Gesunden treten im Persönlichkeitsgefüge einzelne Eigenschaften, Verhaltensweisen und Abwehrvorgänge akzentuiert hervor. Wenn derartige Merkmale dominieren und insbesondere wenn sie zu Störungen des Erlebens oder der zwischenmenschlichen Beziehungen führen, spricht man von Persönlichkeitsstörung. Dennoch ist es berechtigt, bei starker Ausprägung derartiger Merkmale die klinisch-psychiatrische Diagnose einer Persönlichkeitsstörung im Sinne eines Leidens- bzw. Krankheitszustandes zu stellen.

Nicht selten bestehen nebeneinander Persönlichkeitsstörungen und intellektuelle Mängel, häufiger eine leichte Minderbegabung als eine ausgeprägte *Oligophrenie*. Dabei ist zu berücksichtigen, daß geistige Behinderung leicht zu sozialer Behinderung und damit zu auffälligem Verhalten führt. Das Nebeneinander von geistiger Behinderung und Persönlichkeitsstörung muß an eine gemeinsame hirnorganische Verursachung bzw. Teilverursachung denken lassen, insbesondere bei antisozialem Verhalten.

Während minimale cerebrale Dysfunktionen als Teilursache der Entwicklung von Persönlichkeitsstörungen erkannt wurden, können schwerere Hirnschädigungen zu ausgeprägten *organischen Persönlichkeitsveränderungen* führen; die Übergänge sind fließend.

In nosologischer Hinsicht ist weiterhin zu berücksichtigen, daß Persönlichkeitsstörungen an das Gebiet der *endogenen Psychosen* angrenzen und sich mit ihnen überschneiden können, zum Beispiel als Prodromalstadien von Schizophrenien oder auch im Sinne der Prägung einer psychotischen Symptomatik durch die vorgegebene Persönlichkeitsstörung.

Weit verbreitet ist heute die Tendenz, Persönlichkeitsstörungen bzw. Psychopathie mit *Soziopathie* im Sinne von dissozialem oder antisozialem Verhalten gleichzusetzen. Diese Auffassung vereinfacht die nosologischen Probleme in unzulässiger Weise. Denn Persönlichkeitsstörungen äußern sich nur z.T. in antisozialem Verhalten. Und letzeres wird nicht nur im Gebiet der Persönlichkeitsstörungen angetroffen, sondern im Zusammenhang mit psychiatrischen Krankheiten verschiedenster Art und auch bei Persönlichkeiten, die nicht als psychisch gestört bezeichnet werden können.

Beziehungen zwischen Persönlichkeitsstörung und Neurose

Komplizierter als die bisher erörterten nosologischen Zusammenhänge sind die Beziehungen zwischen Persönlichkeitsstörungen und Neurosen. Hier handelt es sich nicht um ein Continuum mit fließenden Übergängen. Die Frage lautet nicht: Persönlichkeitsstörung oder Neurose, auch nicht wieviel Persönlichkeitsstörung und wieweit neurotische Entwicklung, sondern eher: Welche Konfliktreaktion bzw. welche psychogene Entwicklung bei welcher Persönlichkeitsstruktur? Die Diagnose ist in den meisten Fällen mehrschichtig zu stellen (s. unten).

Der Persönlichkeitsstruktur kommt neben der klinischen Symptomatik in der Neurosendiagnostik und bei der Therapieindikation entscheidende Bedeutung zu. Bei den *Charakterneurosen,* die sich im Gegensatz zu den Symptomneurosen nicht oder die meiste Zeit nicht in einer klinischen Symptomatik äußern, bestimmt die Struktur allein die Diagnose. Damit erhebt sich die Frage, ob nicht eine so verstandene Neurosendiagnostik das Gebiet der Persönlichkeitsstörungen einschließt, mit anderen Worten: ob nicht Persönlichkeitsstörung (Psychopathie) das gleiche bedeutet wie Charakterneurose. Für einen Teil der genannten Störungen ist diese Frage zu bejahen. Ob man von hysterischer (anankastischer usw.) Psychopathie oder von hysterischer (anankastischer usw.) Charakterneurose spricht, hängt nur vom diagnostischen Vorgehen ab: einerseits wird die Persönlichkeitsstruktur mit ihren Verhaltensweisen beschrieben, andererseits die zugrundeliegende Dynamik untersucht. Klinisch gesehen handelt es sich um die gleichen Patienten.

Wenn dieser Auffassung, die auch von amerikanischen Psychoanalytikern geteilt wird, entgegengehalten wird, daß es sich bei Charakterneurosen und Persönlichkeitsstörungen um etwas grundsätzlich Verschiedenes handele (z.B. Strotzka 1973), so geht die Argumentation in der Regel von den sogenannten Soziopathien und den unterschiedlichen Über-Ich-Strukturen dieser Menschen im Vergleich zu Neurosekranken aus. Der Einwand kann jedoch nicht für die hier besprochenen Arten der Persönlichkeitsstörungen insgesamt aufrechterhalten werden.

Welchen Fortschritt aber das psychodynamische, neurosenpsychologisch orientierte Vorgehen im Bereich der Persönlichkeitsstörungen erzielen kann, wenn es sich einer definierten Persönlichkeitsstörung zuwendet und klinisch-empirisch vorgeht, zeigen die Untersuchungen an *sensitiven Persönlichkeiten*. Sensitiv ist hier in dem spezifischeren Sinne der Kretschmerschen Persönlichkeitstypologie gemeint und nicht gleichzusetzen mit dem weitergefaßten und weniger bestimmten Begriff der selbstunsicheren Psychopathen nach Schneider. Die sensitive Persönlichkeitsstruktur wurde über den Kretschmerschen Ansatz hinaus von Kuiper (1958) mit psychodynamischer, durch uns mit biographischer Methodik (1966) untersucht. Die Ergebnisse, die wir an anderer Stelle (Tölle 1980) zusammenfaßten, lassen die Annahme einer sensitiven Neurose bzw. sensitiven Charakterneurose begründet erscheinen. Neben anderen psychodynamischen Faktoren ist bei Sensitiven vor allem die Ausbildung des Ich-Ideals aufschlußreich. Klinisch gesehen sind hypochondrische Fehlhaltungen und Phobien die häufigsten symptomneurotischen Manifestationen bei Sensitiven.

Wie weit auch bei *asthenischen Persönlichkeitsstörungen* psychodynamische Entwicklungen maßgeblich sind, ist noch zu wenig untersucht worden.

Versuche einer grundsätzlichen Unterscheidung von psychopathisch und neurotisch sind zumeist begrifflicher Art und wenig klinisch orientiert. Zum Beispiel definiert Finney (1966) Psychopathie als ausgeprägtes antisoziales Verhalten bei geringen Schuldgefühlen im Gegensatz zu Normalen mit wenig antisozialem Verhalten und wenig Schuldgefühlen. Bei Neurotikern handelt es sich entweder um neurotisches acting out (antisoziales Verhalten und Schuldgefühle stark ausgeprägt), oder um neurotische Hemmung (wenig antisoziales Verhalten und starke Schuldgefühle). Eysenck (1947) hält Neurotiker für introvertiert, Psychopathen für extravertiert. Derartige eindimensionale Unterscheidungen werden aber den komplizierteren Verhältnissen der phänomenologie und Ätiologie der Persönlichkeitsstörungen und Neurosen ebensowenig gerecht, wie die ältere und nicht mehr haltbare Auffassung, Psychopathien seien schlechthin genetisch bedingt, Neurosen hingegen psychoreaktiv entstanden.

Ergiebiger sind die Überlegungen von Hoffmann (1979), der die Beziehungen zwischen Persönlichkeitsstörung (bzw. Charakter, wie der Autor formuliert) und Neurose unter drei Aspekten sieht:

In der klassischen psychoanalytischen Auffassung werde der Charakter als Basis der Symptomneurose angesehen. Wenn die persönlichkeitseigene Abwehr versage, könne im Sinne einer Dekompensation eine Symptomneurose entstehen.

Zum anderen sieht Hoffmann Persönlichkeitsstruktur und Neurose alternativ: anstatt einer Neurose entwickle sich aus Konflikten und Abwehr eine bestimmte Persönlichkeitsstruktur. Hiermit sind in erster Linie gesunde Strukturen, nicht Persönlichkeitsstörungen gemeint.

Schließlich gebe es eine Parallelität von Charakterentwicklung und Neurose: Wenn die Konfliktverarbeitung zwar ohne Symptombildung aber doch mit Verzerrungen des Ichs verlaufe, sei das Ergebnis ein neurotischer Charakter, eine Charakterneurose.

Typologie

Manche Autoren, insbesondere mit psychoanalytischer und kriminologischer Arbeitsrichtung, schreiben über die Psychopathie oder Persönlichkeitsstörung, als ob es sich um eine einheitliche Störung handele. Die Mehrzahl der Psychiater differenziert aber verschiedene Persönlichkeitsstörungen. Zwar widerstrebt die Mannigfaltigkeit seelischer Strukturen und Störungen gerade in diesem Gebiet einer Typologie, dennoch muß sich eine wissenschaftlich orientierte Psychiatrie um eine begriffliche Präzisierung prägnanter Persönlichkeitsstrukturen bemühen. Trotz verschiedener Versuche ist eine systematische Typologie nach psychologischen oder psychopathologischen Kategorien nicht gelungen. Wohl aber wurden einzelne umschriebene psychopathische Persönlichkeitsstörungen herausgearbeitet, insbesondere von der deutschen Psychiatrie.

Einige dieser Psychopathietypen entsprechen, wie schon erwähnt wurde, den von der Psychoanalyse dargestellten Charakterneurosen: die depressiven, anankastischen, hysterischen und schizoiden Persönlichkeitsstrukturen. Ebenso ist die sensitive Persönlichkeitsstruktur als eine neurotische Entwicklung bzw. Charakterneurose anzusehen (s. oben), möglicherweise auch die asthenische Persönlichkeitsstruktur.

Bei der hyperthymen Psychopathie und bei dem cyclothymen Temperament (Kretschmer) handelt es sich möglicherweise nicht um Persönlichkeitsstörungen im eigentlichen Sinne, sondern um Randformen affektiver Psychosen. Entsprechendes gilt für die sogenannte paranoide Charakterneurose. Stimmungslabile und explosive Psychopathie sowie der sog. epileptoide Charakter sind wenigstens z.T. mit Hirnkrankheiten in Verbindung zu setzen.

Eine differenzierende Betrachtungsweise führt also zwangsläufig zu einer Beschneidung des Psychopathiegebietes. Es gibt nun aber einige weitere Persönlichkeitsstrukturen, über deren Entstehungsweisen und Beziehungen zu psychischen Krankheiten weit weniger bekannt ist. Gemeint sind die sogenannten haltschwachen (willenlosen) und gemütsarmen (gemütslosen) Persönlichkeiten und z. T. auch die explosiven, stimmungslabilen und fanatischen Persönlichkeiten, zusammengefaßt als Soziopathie oder sociopathic personality disturbance. Gerade weil der Psychiater diese Patienten mehr zu beurteilen als zu behandeln hat, sind in diesem Bereich der Persönlichkeitsstörungen wissenschaftliche Ratlosigkeit und therapeutische Hilflosigkeit am größten. Auch die Definitionen und Beschreibungen sind uneinheitlich, sie lesen sich größtenteils wie Kataloge aller nur denkbaren schlechten Eigenschaften (z.B. bei Cleckly 1950), wobei man tiefergehende Erklärungen vermißt.

Diese Überlegungen zusammenfassend wird eine *Einteilung der geläufigen Typen von Persönlichkeitsstörungen* (Psychopathien) in drei Gruppen möglich: Persönlichkeitsstörungen, die den Charakterneurosen nahestehen bzw. mit ihnen identisch sind; Persönlichkeitsstörungen als Randformen von Psychosen; und dissoziale Persönlichkeitsstörungen (Soziopathien), über deren Ätiologie und Nosologie am wenigsten ausgesagt werden kann.

Weitgehend unabhängig von der deutschen Terminologie und Typologie ist die amerikanische Nomenklatur und Einteilung. Nachdem das DSM in seiner ersten Fassung (1952) eine neuartige Definition und Typologie gebracht hatte, lehnte sich die zweite Fassung (1968) weitgehend an die internationale Klassifikation psychischer Krankheiten (International Classification of Diseases, ICD, 8. Revision) an, während die dritte Fassung (1979) nur noch einen Teil der geläufigen Persönlichkeitstypen aufführt; die wichtigere Änderung ist, daß diese Persönlichkeitsdiagnosen einer der fünf Achsen des nun mehrdimensionalen Systems zugeordnet werden.

Bei allen Versuchen, einzelne Typen von Persönlichkeitsstörungen abzugrenzen, hat sich gezeigt, wie schwer hier übereinstimmende Auffassungen zu erreichen sind. Walton und Presly (1973; Presly u. Walton 1973) z.B. haben bei Patienten, die an einer hirnorganischen Störung oder Schizophrenie litten, die Persönlichkeitsstruktur auf psychopathische Merkmale untersucht (unabhängig von der Krankheitsdiagnose). Mittels einer festgelegten Methodik, deren Einzelheiten hier nicht geschildert werden können, beurteilten mehrere Untersucher unabhängig voneinander Schweregrad und Typ der psychopathischen Störung. Die Übereinstimmung der Untersucher bezüglich des Schweregrades war relativ gut (68,4% bei zwei Untersuchern, wenn auch nur 36,1% zwischen drei Untersuchern); die Übereinstimmung hinsichtlich Schweregrad und Typ der Psychopathie zugleich betrug aber zwischen zwei Untersuchern nur 38,6%, zwischen drei Untersuchern lediglich 21,7%. Plutchik u. Platman (1977) haben Listen von abnormen Persönlichkeitsmerkmalen (Eigenschaften) zusammengestellt und zwanzig Psychiatern die Aufgabe gestellt, die einzelnen Merkmale den geläufigen Persönlichkeitstypen zuzuordnen. Das Ergebnis war eine sehr weitgehende Übereinstimmung. Diese Studie und die zuvor zitierten Arbeiten zeigen also, daß bei der typologischen Diagnostik von Persönlichkeitsstörungen Übereinstimmungen eher auf der abstrakten Ebene als in der konkreten Diagnostik zu erreichen sind.

Diagnose

Wenn man versucht, diese Überlegungen zur Ätiologie, Nosologie und Typologie der Persönlichkeitsstörungen auf die praktische Diagnostik im Einzelfall anzuwenden, kann es kaum gelingen, die jeweils klinisch relevanten Feststellungen mit einem kurzen diagnostischen Terminus zu kennzeichnen. Persönlichkeitsstörung, Psychopathie, Soziopathie oder auch asthenische Persönlichkeit, haltschwacher Psychopath, dissoziale Persönlichkeitsstörung sind keine sinnvollen Diagnosen. Denn die Bestimmung des Persönlichkeitstyps gelingt nicht verläßlich genug, was die zitierten Untersuchungen von Walton u. Presly (1973) ebenso zeigen wie ähnlich angelegte Studien von Welner et al. (1974) sowie von Tyrer und Alexander (1979) und Tyrer et al. (1979). Diese Autoren haben neben der klinischen Krankheit auch die Persönlichkeitsstörung diagnostisch erfaßt.

Auch uns erscheint es sinnvoll, *mehrgliedrig zu formulieren* und dabei sowohl anschaulich beschreibend als auch genetisch-psychodynamisch vorzugehen: z.B. Suicidversuch in der Selbstwertkrise einer sensitiven Persönlichkeit; Versagenszustand infolge Mehrfachbelastung bei asthenischer Persönlichkeitsstruktur oder Kurzschlußhandlung mit Körperverletzung bei erregbarer Persönlichkeit mit perinataler Hirnschädigung. Dem Einwand, diese diagnostischen Formulierungen seien zu lang, ist entgegenzuhalten, daß Diagnosen, die informativ sein sollen, auch in anderen klinischen Fächern, z.B. in der inneren Medizin, ausführlich formuliert werden. Dabei ist anstelle von Psychopathie oder abnormer Persönlichkeit im psychiatrischen Sprachgebrauch Persönlichkeitsstörung, Persönlichkeitsstruktur oder Persönlichkeitsentwicklung zu bevorzugen. An die Stelle von antisozial, dissozial oder kriminell soll die Kennzeichnung des jeweiligen Verhaltens treten. Auf diese Weise können pauschale und wertende Formulierungen vermieden und zugleich anschauliche Diagnosen formuliert werden.

Differentialdiagnostisch ist zu bedenken, daß nicht jede Persönlichkeitsauffälligkeit eine Persönlichkeitsstörung in dem hier besprochenen Sinne ist. Abzugrenzen sind insbesondere die Persönlichkeits*veränderungen*, die in der Regel Anzeichen eines Krankheitsprozesses sind. Bei jüngeren Menschen handelt es sich dann oft um den Beginn bzw. schleichenden Verlauf einer schizophrenen Psychose, z.T. aber auch um das Syndrom des sog. autochthonen Antriebsverlustes, das passager ist. Bei älteren Menschen äußert sich eine Hirnkrankheit arteriosklerotischer oder anderer Art häufig zuerst in Veränderungen der Persönlichkeit, in Nivellierung und Abstumpfung, oder auch in hypertypischer Zuspitzung vorgegebener Eigenschaften. Im mittleren Lebensalter kann eine Hirnkrankheit, die traumatisch, vasal oder toxisch bedingt ist, in vielen Fällen allerdings ätiologisch unklar bleibt, die Persönlichkeit verändern. Ätiologisch ist zudem an hormonelle Krankheiten zu denken, die zu einem endokrinen Psychosyndrom mit Veränderungen der Affektivität und des Antriebes führen. In den Nachkriegsjahrzehnten war die Wesensänderung infolge Hirnschädigung durch lange andauernde Hungerdystrophie häufig; viele dieser leicht hirngeschädigten Männer wurden als Neurotiker oder Psychopathen verkannt und falsch behandelt.

Als Regel kann gelten: wenn sich ein Mensch, der dem Arzt länger bekannt ist, in seiner Wesensart und in seinem Verhalten auffällig verändert, was in einer kürzeren oder auch längeren Zeitspanne eintreten kann, muß der Arzt in erster Linie an eine Psychose oder Hirnkrankheit denken. Eine Persönlichkeitsstörung würde sich bereits früher abgezeichnet haben, und auch Neurosen beginnen in der Regel im jüngeren Lebensalter.

Zum Verlauf

Die Persönlichkeitsstörung selbst zeigt im Lebenslauf eine bemerkenswerte Konstanz; Befinden und Leistung des Betroffenen sind aber in Abhängigkeit von Lebensumständen variabel. Wenn eine Veränderung der Persönlichkeitsstörung eintritt, dann überwiegend mit einer Tendenz zur Abschwächung der Auffälligkeiten und zur Stabilisierung der Persönlichkeit. Das muß gegenüber der weit verbreiteten, aber unbegründeten Auffassung, ungünstige Lebensläufe dieser Menschen seien die Regel, betont werden. Unsere katamnestischen Untersuchungen (1966), die sich über mehrere Jahrzehnte erstreckten und psychologische, medizinische sowie soziale Daten von 115 Persönlichkeitsgestörten umfaßten, zeigten, daß bei 31,3% günstige Verläufe (ausreichende Lebensbewältigung oder ansteigende Linie), bei 33,9% ungünstige Abläufe (wiederholte oder zahlreiche Krisen, Behandlungsbedürftigkeit und soziale Komplikationen) eintraten und bei 34,8% die Lebensläufe durch Anpassung an die gegebenen Verhältnisse und z.T. durch *Einengung* der Lebensbezüge gekennzeichnet waren.

Bei diesem letztgenannten Drittel kann man von einem *Residualzustand* sprechen, der auch im Verlaufe schwerer Neurosen eintreten kann (Ernst 1962). Diese Menschen ziehen sich mehr und mehr aus dem aktiven Leben zurück, grenzen ihren Lebensraum eng ein, geben Interessen und zwischenmenschliche Bindungen auf und erreichen auf diese Weise eine Entlastung und ein gewisses Wohlbefinden. Das aber geschieht auf Kosten der Vitalität der Persönlichkeit insgesamt. Diese Residualzustände sind nicht als Defekte im Sinne eines Krankheitsrestes anzusehen, sondern als Ergebnis eines psychodynamischen Prozesses: der Rückzug schützt vor Überbeanspruchung und Konflikten.

Zur Therapie

Unbeschadet der genetischen und hirnorganischen Entstehungsbedingungen kann die Behandlung von Persönlichkeitsstörungen nur auf der Seite der psychodynamischen bzw. psychosozialen Faktoren ansetzen. Wenn überhaupt eine Behandlung möglich ist, kommen Psychotherapie und Soziotherapie infrage. Die Psychotherapie von Persönlichkeitsstörungen bedient sich derselben Verfahren wie die Neurosenpsychotherapie, der einsichtsorientierten und konfliktverarbeitenden Psychotherapien im Gespräch ebenso wie der übenden und entspannenden Verfahren und der Verhaltenstherapie. Die Indikation ist aufgrund der Art der Störung, der Lebenssituation des Patienten und der Arbeitsweise sowie Erfahrung des Therapeuten zu stellen. Es ist wichtig, das Ziel der Psychotherapie zu definieren. Eine umstrukturierende Psychotherapie (reconstructive psychotherapy nach Wolberg) in Form einer ausgedehnten psychoanalytischen Behandlung ist wohl nur in der Minderzahl dieser Patienten angezeigt. Öfter sind die auf Änderungen des Verhaltens und auf Umlernen abzielenden Verfahren (reeducative psychotherapy) anzuwenden, insbesondere die Verhaltenstherapien. Häufig handelt es sich um eine stützende und stärkende Psychotherapie (supportive psychotherapy), die sich des psychotherapeutischen Gespräches, der Entspannungstechniken und verhaltenstherapeutischer Methoden bedient. In jedem Fall kommt es auf eine möglichst langfristige therapeutische Betreuung an.

Soziotherapeutische Maßnahmen, die insbesondere, aber nicht ausschließlich bei Persönlichkeitsgestörten mit antisozialem Verhalten indiziert sind, bestehen in Hilfeleistungen in beruflichen, familiären und sozialen Konfliktsituationen, bei der beruflichen Rehabilitation sowie Angeboten sozialer Kontaktfindung. Bei der Behandlung im psychiatrischen Krankenhaus oder in der sozialtherapeutischen Anstalt kommt es wesentlich auf Milieutherapie, Arbeitstherapie und Behandlung in der Gruppe an.

Zwar können die Therapieziele nicht zu hoch gesteckt werden, auch müssen Mißerfolge in Kauf genommen werden. Dennoch besteht zu therapeutischem Pessimismus kein Anlaß. Was therapeutisch erreicht werden kann, lehren nicht nur die Erfahrungen einzelner eingehender und zeitaufwendiger Psychotherapien, sondern auch die Ergebnisse der sog. kleinen Psychotherapie. Bei unseren katamnestischen Untersuchungen hat sich gezeigt, daß das verstehende und auch das beratende ärztliche Gespräch eine wesentliche Hilfe für die Lebensbewältigung, nicht selten auch auf längere Sicht, sein kann.

Bei den Persönlichkeitsgestörten mit antisozialem Verhalten und Straffälligkeit ist die langfristige Behandlung in einer sozialtherapeutischen Anstalt die Methode der Wahl. In der Bundesrepublik steht diese Behandlung noch in den Anfängen; die Erfahrungen in anderen Ländern sprechen dafür, diese Anstrengungen fortzusetzen.

Zusammenfassung

Die traditionelle Psychopathielehre hat mit den Entwicklungen der Psychiatrie nicht Schritt halten können. Aufgrund genauerer hirnorganischer sowie psychodynamischer Untersuchungen wird die Diagnose Psychopathie heute seltener als früher gestellt und ihre Berechtigung generell bezweifelt. Wenn heute an die Stelle des vieldeutigen und wertend klingenden Terminus Psychopathie zunehmend die Bezeichnung Persönlichkeitsstörung getreten ist, sind hierfür nicht nur terminologische Überlegungen bestimmend. Unter diesem Begriff beginnt sich eine neue Konzeption durchzusetzen. Ätiologische Grundlage hierfür bilden die Forschungsergebnisse der letzten Jahrzehnte über hereditäre, hirnorganische und psychodynamische Entstehungsbedingungen von Persönlichkeitsstörungen. Daher ist die Diagnostik von Persönlichkeitsstörungen mehrdimensional wie bei anderen psychischen Störungen auch.

Weniger noch als früher können heute Psychopathie bzw. Persönlichkeitsstörung als nosologische Einheit verstanden werden. Zum Teil stehen die Persönlichkeitsstörungen den Charakterneurosen nahe bzw. sind mit ihnen identisch. Andere sind als Folgen von Hirnkrankheiten oder Randformen von Psychosen anzusehen. Über die Ätiologie und Nosologie der dissozialen Persönlichkeitsstörungen (Soziopathien) liegt weniger gesichertes Wissen vor.

Biographische und psychodynamische Untersuchungen ergaben neue Erkenntnisse über Verlaufsformen in Abhängigkeit von Lebenssituationen und Abwehrmaßnahmen und lassen Möglichkeiten der Psycho- und Soziotherapie erkennen. Für die praktische Diagnostik zeichnet sich die Nützlichkeit operationaler und mehrgliedriger Diagnoseformulierungen ab, die Aussagen über Persönlichkeitsstruktur und neurotische Entwicklungsbedingungen, über die aktuelle Lebenssituation und gegebenenfalls die klinische Symptomatik beinhalten.

Literatur

Aichhorn A (1925) Verwahrloste Jugend. Psychoanalytischer Verlag, Wien
Alexander F (1930) The neurotic character. Int J Psychoanal 11: 292
American Psychiatric Association (1952, 1968, 1979) Diagnostic and statistical manual of mental disorders I, 1st edn 1952; 2bd edn 1968; 3rd edn 1979. American Psychiatric Association, Washington, DC
Arieti S (ed) (1974–1976) American handbook of psychiatry, 2nd edn, vols I–VI. Basic Books, New York London
Cleckley H (1950) The mask of sanity. Mosby, St. Louis
Dührssen A (1948/49) Psychopathie und Neurose. Psyche 2: 380
Dührssen A (1952) Zur Frage der Anlagefaktoren, welche die Persönlichkeitsentwicklung gefährden. Psyche 6: 67
Ernst K (1962) Neurotische und endogene Residualzustände. Arch Psychiatr Neurol 203: 61
Eysenck H (1947) Dimensions of personality. Trubner & Co, London
Finney JC (1966) Relations and meaning of the new MMPI scales. Psychol Rep 18: 459–470
Freud S (1969) Neue Folge der Vorlesungen zur Einführung in die Psychoanalyse (1932/3). Band I der Studienausgabe. Fischer, Frankfurt
Healy W, Bronner AF (1936) New light on delinquency and its treatment. Yale University Press, New Haven
Hoffmann SO (1979) Charakter und Neurose. Ansätze zu einer psychoanalytischen Charakterologie. Suhrkamp, Frankfurt
Internationale Klassifikation der Krankheiten (ICD) (1980). In: Diagnosenschlüssel und Glossar psychiatrischer Krankheiten, 9. Rev. Springer, Berlin Heidelberg New York

Koch JLA (1891) Die psychopathischen Minderwertigkeiten. Maier, Ravensburg
Kraepelin E (1909–1915) Psychiatrie, 8. Aufl. Barth, Leipzig
Kretschmer E (1918) Der sensitive Beziehungswahn (4. Aufl. 1966). Springer, Berlin Heidelberg New York
Kuiper PC (1958) Verständliche Zusammenhänge bei der Entwicklung des sensitiven Charakters. Arch Psychiatr Neurol 196: 590–610
Lewis A (1974) Psychopathic personality: a most elusive category. Psychol Med 4: 133–140
Mauz F (1939) Grundsätzliches zum Psychopathie-Begriff. Allg Z Psychiatr 113: 86–97
Pollack M, Woerner M, Klein DF (1970) A comparison of childhood characteristics of schizophrenics, personality disorders, and their siblings. In: Roff M, Ricks DF (eds) Life history research in psychopathology, vol I. University Press, Minneapolis, S 208–225
Plutchik R, Platman SR (1977) Personality connotations of psychiatric diagnoses. J Nerv Ment Dis 165: 418–422
Presly AS, Walton HJ (1973) Dimensions of abnormal personality. Br J Psychiatry 122: 269–276
Reiter H (1930) Auswirkung von Anlage und Milieu, untersucht an adoptierten unehelich Geborenen. Klin Wochenschr 9: 2358–2361
Schneider K (1923) Die psychopathischen Persönlichkeiten (9. Aufl. 1950). Deuticke, Wien
Schulsinger F (1972) Psychopathy: Heredity and environment. In: Roff M, Robins L, Pollack M (eds) Life history research in psychopathology, vol II. University Press, Minneapolis
Schultz-Hencke H (1949/50) Bemerkungen zum Problem der Psychopathie. Psychol Rundschau 1: 148
Strotzka H (1973) Über einige Grundlagen der speziellen Neurosenlehre. In: Strotzka H (Hrsg) Neurose, Charakter, soziale Umwelt. Kindler, München
Tölle R (1966) Katamnestische Untersuchungen zur Biographie abnormer Persönlichkeiten. Springer, Berlin Heidelberg New York (Monographien aus dem Gesamtgebiete der Neurologie und Psychiatrie, Bd 116)
Tölle R (1980) Persönlichkeitsstörungen (sogenannte Psychopathien) – biographisch gesehen. In: Schimmelpenning GW (Hrsg) Psychiatrische Verlaufsforschung. Methoden und Ergebnisse. Huber, Bern Stuttgart Wien, S 221–229
Tyrer P, Alexander J (1979) Classification of personality disorder. Br J Psychiatry 135: 163–167
Tyrer P et al. (1979) Reliability of a schedule for rating personality disorders. Br J Psychiatry 135: 168–174
Walton HJ, Presly AS (1973) Use of a category system in the diagnosis of abnormal personality. Br J Psychiatry 122: 259–268
Welner A, Liss JL, Robins E (1974) Personality disorder: Part II. Follow-up. Br J Psychiatry 124: 359–366
Wilmanns K (1914) Die Psychopathien. In: Lewandowsky M (Hrsg) Handbuch der Neurologie, Bd V. Springer, Berlin, S 513–580
Wulff E (1972) Psychopathie? – Soziopathie?. Argument 71: 62–78

Neurose und Psychopathie in Diagnose, Klassifikation und Dokumentation

A. DÜHRSSEN

Im Verlauf der vergangenen 10 Jahre wurden im Bereich der Klassifikation und Dokumentation psychischer Krankheiten sehr beträchtliche Umgestaltungen vorgenommen. Diese Umänderungen betreffen auch die Einordnung jener Krankheitsbilder, die man als Neurosen oder als Psychopathien bezeichnet. Wir müssen die inzwischen abgelaufene wissenschaftliche Entwicklung berücksichtigen, wenn wir den gegenwärtigen Stand der hierher gehörenden Arbeitshypothesen, die Eigenart unserer derzeit verfügbaren Forschungsinstrumente und die Zielsetzung unserer Forschungsprojekte richtig verstehen und beschreiben wollen.

Zur Zeit beziehen wir uns in der Psychiatrie bei der Klassifikation und Dokumentation psychiatrischer Krankheiten auf den *Diagnosenschlüssel psychiatrischer Krankheiten,* der die deutsche Ausgabe der internationalen Klassifikation der WHO, die ICD (International Classification of Diseases), in der jetzt 8. bzw. schon 9. Revision darstellt. Dieser Diagnosenschlüssel wurde mit dem zugehörigen Glossar von Degkwitz et al. (1975) herausgegeben. Zu der deutschen Arbeitsgruppe für das Glossar gehörten die Herren Degkwitz, Helmchen, J.-E. Meyer und Mombour.

Die hier festgelegte neue Art der Klassifikation psychiatrischer Krankheiten hat Anfang unseres Jahrzehnts auf Veranlassung der Deutschen Gesellschaft für Psychiatrie und Neurologie das alte *Würzburger Diagnoseschema* abgelöst, das vor etwa 50 Jahren von der damaligen Deutschen Gesellschaft für Nervenheilkunde eingeführt und festgelegt worden war.

In dem neuen *Diagnosenschlüssel psychiatrischer Krankheiten* finden wir die Neurosen unter der Nr. 300; danach die Persönlichkeitsstörungen unter der Nr. 301. Der Begriff Psychopathie taucht nur als erläuternder Unterbegriff zu den Persönlichkeitsstörungen auf.

In dem früheren *Würzburger Diagnoseschema* wurde in bezug auf Neurose und Psychopathie anders verfahren: Dort gab es unter der Nr. 16 die psychopathischen Persönlichkeiten. Die sog. abnormen Reaktionen wurden unter der Nr. 17 abgehandelt. Das Wort Neurose finden wir hier lediglich im Zusammenhang mit einer Untergruppe für die abnormen Reaktionen als Rentenneurosen. Daneben wurden noch als weitere Untergruppe „Andere psychogene Reaktionen" aufgeführt.

Mit dieser Umverteilung der Gewichte bei der Beschreibung und Klassifikation neurotischer oder psychopathischer Krankheitsbilder war ein nicht unbeträchtlicher Wandel der Arbeitshypothesen zur Ätiologie und Behandelbarkeit neurotischer oder psychopathischer Störungen verknüpft. Allerdings fand diese ätiologische Neueinschätzung von Neurose und Psychopathie keinen Niederschlag in dem neuen Diagnosenschlüssel: Die Gründe, die schließlich zur Preisgabe des alten *Würzburger Diagnosenschemas* geführt hatten, waren zugleich auch Anlaß dafür, daß mit der neueingeführten Klassifikation ein bewußter *Verzicht auf ätiologische Arbeitshypothesen* verbunden wurde.

Das alte *Würzburger Diagnoseschema* war ja insofern mit einer recht erheblichen Hypothek belastet, als sein Aufbau die Einordnung eines Krankheitsfalles jeweils nur unter einer Nummer erlaubte. Eine solche Dokumentation oder Klassifikation hat aber nur dann ihren Wert, wenn man davon ausgehen kann, daß sich die in der Klassifikation benannten Krankheitsbilder eindeutig gegenseitig ausschließen. Zudem muß man sicher sein, daß sich die verabredeten Benennungen auch tatsächlich auf echte nosologische Einheiten beziehen. Solange es fraglich bleibt, ob die vorgesehenen Klassifikationen als gegenseitige Ausschlußdiagnosen verstanden werden dürfen und zugleich eindeutige nosologische Einheiten erfassen, solange muß man bei der Benutzung eines solchen Schemas in Kauf nehmen, daß die vorhandenen Unklarheiten über die Diagnostik in der Psychiatrie eher vermehrt als beseitigt werden.

Die Schwierigkeiten, die das Würzburger Schema aus den ebengenannten Gründen bot oder schuf, traten im Verlauf der Jahre immer deutlicher zutage. Im Januar 1966 haben dann Helmchen et al. den Vorschlag für ein neues Diagnoseschema vorgelegt, um damit den soeben beschriebenen Mißlichkeiten abzuhelfen. Der Bemühung dieser und anderer Kollegen war es zu verdanken, daß wir jetzt den soeben genannten *Diagnosenschlüssel psychiatrischer Krankheiten* zur Verfügung haben und daß mit diesem Diagnosenschlüssel und dem zugehörigen Glossar zwei neue und sehr wesentliche Grundprinzipien eingeführt wurden:

1. Für den einzelnen Patienten wurde eine *Mehrfachcodierung* vorgesehen, die es ermöglichte, unterschiedliche Symptome und Syndrome bei ein und demselben Patienten gleichzeitig zu vermerken.
2. Das Glossar zum Diagnosenschlüssel besteht — soweit es die Begriffe der ICD (8. Revision) erlauben — lediglich aus der *Beschreibung* von Symptomen und Syndromen. Ätiologische Feststellungen und Hypothesen wurden mit Hinblick auf prinzipielle Erwägungen vermieden.

Diese Neugestaltung unseres Diagnosenschlüssels ist jedenfalls lebhaft zu begrüßen. Er läßt die Wege für weitere forscherische Bemühungen offen, legt sich hinsichtlich angenommener Kausalzusammenhänge nicht fest und schafft damit auch nicht die Vorstellung, daß wir die Entstehungsgeschichte der klassifizierten psychiatrischen Krankheitsbilder bereits wüßten.

Es ist aber erforderlich, auf diese Situation ausdrücklich hinzuweisen: Der übliche semantische Hof, den das Wort „Diagnose" in der Medizin nun einmal besitzt, erweckt doch zunächst die Vorstellung, daß wir über die Entstehungsbedingungen eines Krankheitsbildes so ausreichend im Bilde seien, daß wir unsere „Diagnose" vor allem im Hinblick auf dieses ätiologische Wissen stellen können. Wir dürfen doch auch nicht vergessen, daß z.B. der Begriff der psychopathischen Persönlichkeit im alten *Würzburger Diagnoseschema* durchaus mit einer Arbeitshypothese über seine Entstehung verknüpft war. An der überwiegenden Zahl der psychiatrischen Universitätskliniken oder auch anderer psychiatrischer Kliniken wurde gemäß Schneider (1943) gelehrt, daß „die ursächlichen Faktoren ohne viel Widerspruch als angeboren angenommen werden dürfen".

Auch der Begriff der Neurose war und ist mit einer Arbeitshypothese über seine Entstehung verknüpft: Man nimmt eigentlich übereinstimmend an, daß es sich bei neurotischen Erkrankungen um die Folgen erworbener („gelernter") Reaktionsmuster handelt, die zu deutlich faßbaren neurotischen Persönlichkeitsveränderungen führen, die dann ihrerseits den betroffenen Patienten dazu disponieren, in den sogenannten Versuchungs- und Versagungssituationen mit einer neurotischen Symptomatik zu erkranken.

Wir haben aber guten Grund, die Zurückhaltung der Autoren des *Diagnosenschlüssels psychiatrischer Krankheiten* in bezug auf Aussagen zur Ätiologie der dokumentierten Krankheitsbilder ernst zu nehmen und uns die Unsicherheit unseres Wissens über die Entstehungsbedingungen der Krankheiten zu vergegenwärtigen. Wir werden uns angespornt fühlen, Forschungsinstrumente zu entwickeln, mit deren Hilfe wir Befundsammlungen gewinnen, die uns bei der Klärung der noch offenstehenden Fragen behilflich sind.

In diesem Sinn will ich im folgenden zunächst den Aufbau eines Dokumentationssystems skizzieren, das uns als Arbeitsinstrument dient, um der Entstehung von Neurosen oder neurotischen Persönlichkeitsstörungen etwas genauer auf die Spur zu kommen. Dieser Bericht soll zur Illustration mit einigen Angaben über erste Auswertungsergebnisse verknüpft sein.

Zunächst kehre ich noch einmal zu dem früheren Begriff der psychopathischen Persönlichkeit zurück, von dem Schneider (1943) meinte, daß die ursächlichen Faktoren, die ein solches Persönlichkeitsbild zustande brächten, „ohne viel Widerspruch als angeboren angenommen werden dürfen". Schneider ging seinerzeit in bezug auf diese Arbeitshypothese sogar so weit, daß er von „Pseudopsychopathien" sprach, wenn Grund zu der Annahme war, daß die vorgefundenen Auffälligkeiten nicht angeboren waren. Wenn wir heute nach dem neuen Diagnosenschlüssel mit dem Begriff

Persönlichkeitsstörungen arbeiten, ohne bei einer solchen Klassifikation darauf festgelegt zu sein, daß es sich um eine angeborene Persönlichkeitsstörung handeln muß, dann sind wir bei den Entscheidungsschritten für die gewählte Dokumentation in einer sehr viel besseren Lage. Nach den heutigen Arbeitshypothesen oder dem heutigen klinischen Wissen haben wir immerhin mindestens drei unterschiedliche Arbeitshypothesen zur Entstehung einer Persönlichkeitsstörung zur Verfügung. Es könnte sich handeln um

1. die Spätfolgen einer leichten frühkindlichen Hirnschädigung;
2. erworbene — wenn man so will neurotische — Verhaltensmuster, die sich unter dem Einfluß pathologischer Sozialisationsbedingungen herausgebildet haben;
3. die Folge von angeborenen und vielleicht sogar erblichen Persönlichkeitsradikalen.

Um der Bedeutung solcher Alternativmöglichkeiten auf die Spur zu kommen, haben wir dann etwa die Möglichkeit, Zwillingsuntersuchungen zu planen, wie sie Schepank (1974) in seiner Studie an Zwillingen des Berliner Instituts für Psychogene Erkrankungen der AOK Berlin durchgeführt hat. Wir müssen natürlich auch bei allen biographischen Anamnesen sorgfältig darauf achten, ob die von uns untersuchten Patienten möglicherweise eine frühkindliche Hirnschädigung erlitten haben. Schließlich können wir auch versuchen, in großem Stil und unter methodisch einwandfreien Bedingungen typische Sozialisationsbedingungen daraufhin zu überprüfen, ob sie auch „typische" Persönlichkeitsmerkmale zur Folge haben.

Zu diesem speziellen Zweck benötigen wir allerdings ein besonderes Dokumentationsinstrument, das es uns ermöglicht, bestimmte Daten und Fakten jeweils getrennt festzuhalten, so daß sie bei einer späteren Auswertung miteinander korreliert werden können. Das Dokumentationssystem, über das ich hier berichten will und das von der Berliner Arbeitsgemeinschaft für Psychotherapiedokumentation entwickelt worden ist, enthält sechs unterschiedliche Teile, in denen u.a. die Befunde zum Krankheitsbild, zur Krankheitsentwicklung und die allgemeine Anamnese der Patienten festgehalten werden. Die Krankheitserscheinungen werden einmal nach den Anweisungen der ICD und daneben noch mit Hilfe einer Beschwerdeliste dokumentiert. Zugleich enthält der „Psychosoziale Befundbogen" des Dokumentationssystems eine gesonderte Beschreibung und Gewichtung der psychischen Auffälligkeiten.

Neben den Daten, die die Krankheitssituation und die Krankheitsentwicklung des Patienten sowie seine allgemeine Anamnese betreffen, halten wir darüber hinaus noch in dem 3. Bogen des gesamten Baukastensystems die Familienanamnese des Patienten in möglichst differenzierter Weise fest. Wir dokumentieren dabei vor allem jene wichtigen Sozialisationsdaten, die wir als harte Daten auffassen können: Also die Angaben zur sozialen Schicht, zur Schulbildung, zum Beruf und der ökonomischen Lage der Eltern des Patienten, ebenso deren körperliche und psychische Gesundheit. Wir vermerken dabei für den Patienten selbst, ob er in jungen Jahren den Vater, die Mutter oder eine andere wichtige Beziehungsperson verloren hat. Wir verzeichnen die Zahl der Familienmitglieder, mit denen der Patient in seiner Kindheit gelebt hat, um etwa jene Patienten herauszufinden, die in Isolierkontakt mit einem Elternteil großgeworden sind, um diese Patientengruppe gegebenenfalls von den Kranken zu unterscheiden, die sich in einer Großfamilie mit 9 oder 12 Familienmitgliedern entwickelten.

Zusätzlich zu der Krankheitsbeschreibung und den biographischen Daten haben wir dann noch als einen weiteren Teil unseres Dokumentationssystems den soeben schon erwähnten „Psychosozialen Befundbogen", der von Rudolf (1979) als Habilitationsleistung erarbeitet und geprüft wurde. Mit diesem Befundbogen werden die wichtigsten Persönlichkeitsmerkmale des Patienten beschrieben und in ihrer Schwere gewichtet. Der Bogen enthält 83 Items, mit deren Hilfe sowohl symptomartige Reaktionen erfaßt werden (also Angst, Angstanfall, Zwangsgedanken, Zwangshandlungen, depressive Verstimmungen etc.) als auch bestimmte Eigenheiten des Ich-Erlebens, des Selbstverständnisses, der vorherrschenden Gefühle zu anderen Menschen sowie Bindungsformen und Kommunikationsstil. Wie gesagt, wird die Symptomatik des Patienten in diesem Bogen noch einmal zusätzlich zu der Dokumentation nach der ICD-Klassifikation und der Beschwerdeliste erfaßt.

Der „Psychosoziale Befundbogen" ist nach unserer Meinung ein gut geeignetes Untersuchungsinstrument, um neurotische Reaktionen eines Menschen abzubilden und zu gewichten. Bislang hat er auch schon gute Dienste geleistet, um Veränderungen der Persönlichkeit während und nach einer psychotherapeutischen Behandlung zu beschreiben.

Im Zusammenhang mit den übrigen Teilen unseres Dokumentationssystems bietet dieser Bogen zugleich die Möglichkeit, Korrelationen zwischen den ermittelten Sozialisationsdaten und dem dokumentierten Persönlichkeitsprofil zu prüfen.

Auf jene Teile unseres Dokumentationssystems, in denen die Angaben zur Prognose und zur therapeutischen Planung festgehalten sind, will ich hier nicht im einzelnen eingehen. Das gesamte Dokumentationssystem dient uns als Arbeitsinstrument für mehrere Forschungsprojekte, an denen sich z.Z. außer mir die Kollegen Bodenstein, Corell, Holitzner, Katterbach, Kettler, Lieberz, Patzke, Rudolf, Sandweg, Stille und Wagerer als erfahrene Psychoanalytiker beteiligen.

Das Übereinstimmungstraining dieser Kollegen für die Bewertung der Befunde hat inzwischen ausreichend günstige Ergebnisse gebracht, so daß wir uns methodisch einigermaßen gesichert fühlen. Im ersten Ablauf bis zu der jetzt vorliegenden 3. Revision des Dokumentationssystems haben wir inzwischen 133 Patienten erfaßt. Die Befunde, die ich hier darlegen will, stammen aus diesem Sample.

Die Ermittlung der Rohdaten und die Berechnung von Korrelationen und statistischen Signifikanzen haben meine Mitarbeiter Horstkotte und Willmann durchgeführt, und ich möchte die Gelegenheit benutzen, Ihnen beiden an dieser Stelle zu danken.

Bevor ich im folgenden jene Befunde darlege, die sich mit frühen Sozialisationsbedingungen und späteren (neurotischen oder psychopathischen) Persönlichkeitsstörungen befassen, will ich noch Angaben über die Häufigkeiten machen, mit denen bei uns Neurosen oder Persönlichkeitsstörungen dokumentiert worden sind. Es versteht sich von selbst, daß die Besonderheit der Institution, in die die Patienten überwiesen worden sind, und auch die Einstellung der Untersucher zum Krankheitsgeschehen einflußreiche Faktoren für die vorgefundenen Häufigkeiten sind:

Zunächst fällt auf, daß die Neurosen mit Abstand häufiger dokumentiert worden sind als die Persönlichkeitsstörungen. Die Diagnose Persönlichkeitsstörung taucht nur in knapp 8% aller Markierungen auf, auf Platz 1 der ICD-Markierung sogar nur in etwa 2%. Genannt werden dabei bevorzugt oder sogar ausschließlich die hypochondrische, die paranoide und die asthenische Persönlichkeitsstörung. Die cyclothyme Persönlichkeitsstörung fehlt ebenso wie die anankastische Persönlichkeit.

Die Seltenheit der Diagnose Persönlichkeitsstörung fällt allerdings nicht ganz so aus dem Rahmen, wie man auf den ersten Eindruck glauben möchte: In der von Häfner herausgegebenen Monographie über psychiatrische Epidemiologie finden wir in zwei getrennten Arbeiten Angaben über die Häufigkeit von Persönlichkeitsstörungen in Allgemeinpraxen. In der Arbeit von Zintl-Wiegand et al. (1978) wird mitgeteilt, daß in Mannheim in 13 Praxen durch ein Psychiaterteam 1026 Patienten untersucht wurden. Bei diesen Patienten fanden sich in 35% der Fälle psychische Auffälligkeiten. Die Untersucher diagnostizierten darunter in 3,3% die ICD-Nummer 301 und 302 (Persönlichkeitsstörungen und Sexualabweichungen). Ähnliche Angaben finden sich in der Arbeit von Dilling et al. (1978), in der die Persönlichkeitsstörungen und die Sexualabweichungen ebenfalls zusammengefaßt wurden und für den Landkreis Traunstein bei einer Stichprobe von n = 445 mit 9,4%, für Mannheim mit einer Stichprobe von n = 364 mit 3,3% angegeben wurden.

Insofern weichen die bei uns ermittelten Häufigkeiten vielleicht nicht allzusehr von den auch sonst vorgefundenen Verteilungen ab.

Die übrigen Häufigkeiten, die wir fanden und die vielleicht von Interesse sind, waren folgende:

1. Die depressive Neurose wurde in   50,5%,
2. Angstneurose und Phobien in   34,1%,
3. Zwangsneurose in   14,4% der Fälle genannt.

Psychosomatische Erkrankungen finden wir auf Platz 1–3 der ICD in folgenden Häufigkeiten:

1. Herz-Kreislauf-Erkrankungen   27,9%
2. Magen-Darm-Erkrankungen   26,6%

Mit Hinblick auf die Tatsache, daß unsere Patienten in der Regel mindestens 4–7 Symptomvarianten mitteilen, haben wir es natürlich zunächst einmal unterlassen, uns um Korrelationen zwischen Sozialisationsdaten und spezifischer Krankheitssymptomatik zu bemühen.

Statt dessen bin ich davon ausgegangen, daß es interessant wäre, bei Patienten, von denen wir Angaben über ganz bestimmte Fakten ihrer Kindheitsgeschichte gesammelt haben, das *Persönlichkeitsprofil* zu prüfen, so wie es in dem eben erwähnten „Psychosozialen Befundbogen" unseres Dokumentationssystems festgehalten wird.

Es handelt sich um folgende Gruppen:

1. Patienten, bei denen markiert war, daß während ihrer frühen oder späteren Kindheit, d.h. bis zum 15. Lebensjahr, ein Elternteil an einer *schweren körperlichen Behinderung* oder *Erkrankung* gelitten hat. Mit schwerer körperlicher Erkrankung sind dabei etwa schwere Systemerkrankungen gemeint, multiple Sklerose, primär-chronischer Gelenkrheumatismus, Tuberkulose, Nephrose etc.
2. Patienten, bei denen der *Verlust eines Elternteils* oder einer anderen wichtigen Beziehungsperson in der Familie bis zum 15. Lebensjahr verzeichnet war.

Die Patienten, deren Eltern schwer körperlich behindert waren, wollte ich mit jenen Patienten vergleichen, die körperlich gesunde Eltern gehabt hatten. Die Gruppe der Patienten, die einen Elternteil in früher Kindheit verloren hatten, sollte mit jenen Kranken verglichen werden, die keinen solchen Verlust hatten hinnehmen müssen.

Ich berichte zunächst über die Patienten, bei denen verzeichnet war, daß ein Elternteil in dem Lebensabschnitt bis zum 6. oder bis zum 15. Lebensjahr an einer *schweren chronischen körperlichen Behinderung* gelitten hatte. Für diese Patienten ergab der Vergleich mit jenen Kranken, die *körperlich gesunde* Eltern gehabt hatten, folgendes:

1. Für die Patienten mit einem körperlich behinderten Elternteil wurde das Charaktermerkmal „Überangepaßtheit" gehäuft markiert. Der Befund war auf dem 2%-Niveau signifikant.

2. Das Merkmal „überhöhtes Ordnungsbedürfnis" wurde bei diesen Patienten ebenfalls gehäuft markiert mit einer Signifikanz auf dem 5%-Niveau.
3. Eine hochsignifikante Häufung ergab sich für das Item „Zwangshandlungen", sofern die körperliche Erkrankung der Eltern bis zum 15. Lebensjahr bestanden hatte.
4. Die Reaktionsweise von Patienten, die wir unter dem Merkmal „Sichanvertrauen, Schutzsuchen" erfaßt hatten, war für die Patienten mit einem kranken Elternteil ebenfalls deutlich erhöht markiert. Die Erhöhung war dem 1%-Niveau statistisch signifikant.
5. Besonders auffallend war der Befund, daß das Merkmal „sexuelle Deviationen" bei den Patienten mit einem körperlich behinderten Elternteil hochsignifikant häufiger markiert wurde als bei Patienten mit körperlich gesunden Eltern.

Ein deutlich unterschiedliches Bild mit anderen Persönlichkeitsmerkmalen ergab der Vergleich der anderen Patientengruppe. Die Patienten, die in früher Kindheit und Jugend einen *Elternteil oder eine andere wichtige Beziehungsperson verloren* hatten, erhielten im Unterschied zu den Patienten ohne einen solchen Verlust folgende Markierungen:

1. Bei den Patienten mit Verlust wurde eine „Beeinträchtigung von Affektsteuerung und Impulskontrolle" deutlich häufiger markiert (signifikant auf dem 4%-Niveau).
2. „Ärger und Wut" als vorherrschende, rasch aufkommende Gefühlsreaktion anderen Menschen gegenüber wurde für die Patienten mit Verlust vermehrt markiert (signifikant auf 1%-Niveau).
3. Hinsichtlich der Bindungsform zeigten die Patienten mit Verlust vermehrt „Klammerreaktionen" (signifikant auf dem 2%-Niveau).
4. Sofern die Patienten eine wichtige Beziehungsperson bis zum 6. Lebensjahr verloren hatten, wurden „hysterische Anteile" in der Neurosenstruktur gehäuft markiert (signifikant auf dem 2%-Niveau).
5. Bei den Patienten mit Verlusten wurden auffällige Selbstwertprobleme vermehrt markiert, und zwar tendenziell häufiger und stärker, je früher der Verlust eingetreten war (signifikant auf dem 5%-Niveau).
6. Das von mir aus mehreren Items des „Psychosozialen Befundbogens" zusammengestellte „Untersteuerungssyndrom" war bei den Patienten mit Verlust ebenfalls signifikant erhöht (5%-Niveau).

Zum „Untersteuerungssyndrom" hatte ich das Item „Untersteuerung allgemein", das Item „Leistungskonstanz gering" und die beiden Items „Verwahrlosung früher" und „Verwahrlosung jetzt" zusammengestellt.

Wenn man es nun einmal riskiert, die vorgefundenen statistisch gesicherten Korrelationen bei den beiden Patientengruppen so zu interpretieren, als handele es sich um Kausalzusammenhänge, dann haben wir es mit

Befunden zu tun, die unter dem Aspekt psychoanalytischer Arbeitshypothesen recht sinnvoll erscheinen:

Bei jenen Patienten, deren Entwicklungsbedingungen von der schweren körperlichen Behinderung oder Erkankung eines Elternteils geprägt worden war, fanden wir Persönlichkeitsmerkmale, die in die Richtung überhöhte Angepaßtheit, überhöhtes Ordnungsbedürfnis, ggf. Zwangshandlungen wiesen. Gleichzeitig tendierten diese Patienten vermehrt dazu, bei ihren nahen Beziehungspersonen Schutz zu suchen und sich anzuvertrauen.

Wir könnten aus diesen Befunden die Hypothese bilden, daß die wechselseitige Rücksichtnahme, die in einer Familie mit einem erkrankten Elternteil notwendig wird, dazu führt, daß die Patienten eher angepaßte Verhaltensmuster entwickeln. Darüber hinaus ist auch vorstellbar, daß die Atmosphäre in einer Familie mit einem schwerkranken oder behinderten Elternteil für die sexuelle Entwicklung der Kinder nachteilig ist. Und zwar nicht nachteilig im Sinne einer direkten Triebbedrohung dem Kind gegenüber, sondern nachteilig mit Hinblick auf Identifikationsvorgänge. In Familien mit sehr behinderten Eltern oder einem behinderten Elternteil wird man auch eine Beeinträchtigung des aktiven, lebenszugewandten sexuellen Umgangs der Eltern miteinander vermuten dürfen.

Die soeben zusammengestellten Persönlichkeitsmerkmale bei Patienten mit körperlich erkrankten oder behinderten Eltern unterscheiden sich nun deutlich von dem Persönlichkeitsprofil, das sich bei Patienten mit den wichtigen Personenverlusten in der Kindheit finden ließ. Hier ergab sich in der Zusammenfassung folgendes Bild:

Diese Patienten würden nach ihren Charaktereigentümlichkeiten eher zu der Gruppe der selbstunsicheren, der labilen oder gar der „haltlosen" Psychopathen gehören. Sie sind in ihrer Affektsteuerung und Impulskontrolle beeinträchtigt, bieten rasch aufwallende Ärger- und Wutreaktionen, zeigen vermehrt Selbstwertprobleme und neigen bei Bindungsschwierigkeiten zu Klammerreaktionen. Hysterische Strukturelemente werden bei Ihnen gehäuft markiert. Auch dieser Befund ist in seiner Beziehung zur Entwicklungsgeschichte der Patienten durchaus sinnvoll. Man darf ja wohl davon ausgehen, daß für das heranwachsende Kind nicht nur der Verlust einer besonderen Bindung von Bedeutung ist, sondern daß für dieses Kind sein gesamtes Sozialisationssystem, das affektive Gefüge, in dem es heranwächst, ins Wanken geraten ist. Daß frühe Orientierungsnormen verloren gingen, wechselnde Orientierungssysteme verarbeitet werden mußten und daß möglicherweise auch für die betreuenden Erwachsenen dieses Kindes die innere Orientierung erheblich beeinträchtigt war. Mangel an Festigkeit und fehlendes Identitätsgefühl werden später bei den Patienten als ein charakteristisches Merkmal ihrer Persönlichkeit vorgefunden.

Allerdings ist es dringlich, bei der Würdigung dieser Befunde sehr nachdrücklich darauf hinzuweisen, daß die soeben von mir dargelegten und ermittelten Daten auf keinen Fall verallgemeinert werden dürfen: Einmal wäre der Rückschluß nicht erlaubt, daß *alle* Patienten, die ein Elternteil verloren haben bzw. bei denen ein Elternteil schwer körperlich behindert war, eine Charakterentwicklung nehmen werden, die den soeben beschriebenen Merkmalen entspricht. Bei meinen Befunden handelt es sich zwar um eine statistisch signifikante Häufung, aber natürlich nicht um einen ausschließlichen einlinigen Zusammenhang von Ursache und Wirkung.

Ebensowenig darf man die Kausalzusammenhänge der Befunde umkehren: Nicht alle Patienten, die untersteuert oder übergepaßt sind, haben entweder einen Verlust von Beziehungspersonen in der Kindheit hinnehmen müssen oder mit körperlich kranken Eltern gelebt.

Mit dem hier vorgelegten Beitrag will ich im wesentlichen erläutern, daß und wie es möglich ist, mit einem differenzierten Dokumentationssystem der Frage auf die Spur kommen, welche Persönlichkeitsstörungen prinzipiell mit Umwelteinflüssen in Zusammenhang gebracht werden können, und – darüber hinaus – welche Zusammenhänge sich vielleicht zwischen typischen Umwelteinflüssen und typischen Charaktermerkmalen finden lassen.

Ich bin überzeugt, daß wir bei aller methodischen Vorsicht in Zukunft mit Hilfe unseres Dokumentationssystems einige dieser Fragen genauer beantworten können als zuvor.

Literatur

Degkwitz R, Helmchen H, Kockott G, Mombour W (Hrsg) (1980) Diagnosenschlüssel und Glossar psychiatrischer Krankheiten, 5. Aufl. Springer, Berlin Heidelberg New York

Dilling H, Weyerer S, Enders I (1978) Patienten mit psychischen Störungen in der Allgemeinpraxis und ihre psychiatrische Überweisungsbedürftigkeit. In: Häfner H (Hrsg) Psychiatrische Epidemiologie. Springer, Berlin Heidelberg New York (Monographien aus dem Gesamtgebiete der Psychiatrie, Bd 17, S 135–160)

Dührssen A (1977) Probleme und Möglichkeiten der Dokumentation im Bereich der analytischen Psychotherapie. Z Psychosom Med Psychoanal 23: 103–118

Eckmann F, Helmchen H, Schulte PW, Seelheim H, Zander H (1973) Die Psychiatrische Basisdokumentation. Nervenarzt 44: 561–568

Helmchen H (1973) Umschlüsselung vom Würzburger Diagnoseschlüssel auf die 8. Revision der Internationalen Klassifikation (ICD). Spektrum Psychiatr Nervenheilk 2: 16–21

Helmchen H, Hippius H, Meyer J-E (1966) Ein neues psychiatrisches Diagnoseschema. Nervenarzt 37: 115–118

Helmchen H, Kielholz P, Brooke E, Sartorius N (1973) Zur Klassifikation neurotischer und psychosomatischer Störungen. Nervenarzt 44: 292–299

Rudolf G (1979) Der psychische und sozialkommunikative Befund. Z Psychosom Med Psychoanal 25: 1–13
Schepank H (1974) Erb- und Umweltfaktoren bei Neurosen. Springer, Berlin Heidelberg New York (Monographien aus dem Gesamtgebiete der Psychiatrie, Bd 11)
Schneider K (1943) Die psychopathischen Persönlichkeiten. Deuticke, Wien
Zintl-Wiegand A, Schmidt-Maushart C, Leisner R, Cooper B (1978) Psychische Erkrankungen in Mannheimer Allgemeinpraxen. Eine klinische und epidemiologische Untersuchung. In: Häfner H (Hrsg) Psychiatrische Epidemiologie. Springer, Berlin Heidelberg New York (Monographien aus dem Gesamtgebiete der Psychiatrie, Bd 17, S 111–133)

Behandlung

Zur Therapie der Neurosen

H. KIND

Einleitung

Wenn man sich in der Medizin ganz allgemein über den mehr oder weniger gesicherten Stand eines Faches orientieren will, dann greift man üblicherweise zu den Lehr- und Handbüchern. Tut man das in bezug auf die Therapie der Neurosen, möchte man sich also über die vorherrschende Lehrmeinung informieren, so stellt man zunächst einmal fest, daß es in den meisten Lehrbüchern der Psychiatrie kein Kapitel zu diesem Thema gibt, höchstens einige Zeilen oder kleine Abschnitte. Hingegen gibt es beispielsweise ausführliche Kapitel über die Therapie der endogenen Psychosen, der progressiven Paralyse, des Alkoholismus und seiner Erscheinungen usw. Zu unserem Thema erfährt der Leser in knappen Hinweisen, daß die Therapie der Wahl bei den Neurosen die Psychotherapie sei. Im *Lexikon der Psychiatrie* (Müller 1973) heißt es gar beim Stichwort „Neurose" (S. 353): „Die Behandlung der Neurose ist Aufgabe der analytischen Psychotherapie, wobei Einzel- und Gruppenbehandlung angewandt werden".

Wir sind damit offenbar auf eine theoretische Grundüberzeugung der Psychiatrie gestoßen, mindestens wenn wir den Lehrbüchern glauben dürfen. Aber setzt sich diese theoretische Überzeugung auch ebenso eindeutig in die Praxis um? Der geneigte Leser weiß, daß dem nicht so ist. Es gäbe sonst wesentlich weniger Kur- und Erholungsheime, der Verbrauch an Psychopharmaka wäre entscheidend geringer, ein ganz wesentlicher Teil der Tätigkeit aller Ärzte wäre Psychotherapie. Was ich sage, ist weder neu noch originell, es zeigt nur die Wirklichkeit. Ein erster Erfahrungssatz zu unserem Thema heißt also: Theorie und Praxis decken sich in bezug auf die Therapie der Neurosen nur teilweise. Warum das so ist, brauche ich nicht im einzelnen darzulegen. Es würde uns zu weit ab vom Thema führen. Wichtige Gründe liegen in der überwiegend somatischen Orientierung der Medizin, ferner in der ungenügenden bis fehlenden psychotherapeutischen Ausbildung der Ärzte, in der Einstellung der Krankenkassen und in der immer noch verbreiteten Diskriminierung des „nur" seelisch Leidenden in unserer Gesellschaft. Dementsprechend wird im *Bericht zur Lage der Psychiatrie in der Bundesrepublik Deutschland* (1975) auch von Mißständen in der Versorgung von neurotisch und psychosomatisch Kranken gesprochen. Nur ein sehr beschränkter Teil dieser Patienten gelange in eine fachgerechte Behandlung.

Neue Psychotherapiemethoden

Wenden wir unser Augenmerk nun auf die Psychotherapie, die laut Lehrbuchmeinung die Therapie der Wahl bei Neurosen ist, dann stehen wir heute vor einem verwirrenden Angebot von Methoden und theoretischen Richtungen. In den vergangenen 10 Jahren sind zahlreiche neue Methoden auf dem „Psychomarkt" erschienen, die von ihren jeweiligen Anhängern mehr oder weniger laut und nachdrücklich als *die* erfolgreiche, *die* wirtschaftliche und breit anwendbare Therapie angepriesen werden. Es wird vom „Psychoboom" (Bach u. Molter 1976) gesprochen, den wir und unsere Patienten erleben, oder davon, daß ein „Geschäft mit der Angst" betrieben wird. Hinter dieser eher ärgerlichen Oberfläche des psychotherapeutischen Interesses, das auch in den Massenmedien breite Aufnahme erfahren hat, gibt es aber doch bedeutsame Entwicklungen zu verzeichnen, welche das Therapieangebot für viele Neurosekranke wesentlich verbessern. Dazu ist an erster Stelle der Einbezug der *Verhaltenstherapie* zu nennen. Vom theoretischen Ansatz her bietet sie eine Alternative zur tiefenpsychologisch-analytischen Methode. Sie ist bisher zur Hauptsache die Domäne der Psychologen geblieben, deren engagierte Vertreter in ihr überhaupt die einzige, wissenschaftlich begründete Psychotherapie sehen. Für die Behandlung von monosymptomatischen Phobien, für manche Zwangsneurosen, für umschriebene Charakterfehlhaltungen, für Süchte u.a. bietet die Verhaltenstherapie tatsächlich eine Chance, die mit reinen Gesprächsmethoden häufig nicht gegeben ist. Nachdem sich die anfängliche Polemik zwischen Verhaltenstherapeuten und Psychoanalytikern jetzt gelegt hat, geht man eher an die Frage heran, bei welchen Patienten unter welchen Bedingungen die eine oder andere Methode zweckmäßig sei.

Es gibt heute sorgfältige Vergleichsstudien, beispielsweise jene von Sloane et al. (1975), die beiden Methoden eine etwa gleiche Wirksamkeit zuerkennen.

Neben der Verhaltenstherapie hat die *Gesprächsmethode des amerikanischen Psychologen Carl Rogers* (1973) eine enorme Ausbreitung erfahren. Ursprünglich von Rogers als klientenbezogen oder nicht-direktiv charakterisiert, haben im deutschen Sprachbereich deren Anhänger ihr den Namen „wissenschaftliche Gesprächspsychotherapie" zugelegt, womit stillschweigend der Anspruch erhoben wird, *die* wissenschaftlich begründete Gesprächsmethode zu haben. Zweifellos haben Rogers und seine Schüler einen großen Aufwand zur rationalen Begründung und zum Nachweis der Wirksamkeit geleistet. Diese Gesprächsmethode kann relativ einfach und systematisch gelernt werden, was nicht unwesentlich zu ihrer Ausbreitung beigetragen hat. Es ist meines Erachtens einer der Vorzüge dieser Methode, daß der Anfänger in der Psychotherapie oder der Arzt, der sich mit zumutbarem Aufwand eine fundierte Gesprächsmethode aneignen will, bei Rogers eine lehr- und lernbare Methode der Gesprächsführung und der Kommunikation mit dem neurosekranken Patienten findet.

Mit der breiteren Einführung der Verhaltenstherapie und der nichtdirektiven Gesprächstherapie wurde das psychotherapeutische Angebot wertvoll ergänzt. Wahrscheinlich lernen heute im Vergleich zu früher mehr Psychotherapeuten eine umschriebene Methode. In welchem Ausmaß diese Methode später in der Praxis auch theoriegerecht angewendet wird, ist freilich eine andere Frage.

Abgesehen von den eben erwähnten Methoden sind in den letzten Jahren weitere Therapieverfahren aus den USA zu uns gekommen. Wir haben diese bemerkenswerte Umkehr der Einflußnahme zwischen den USA und Westeuropa erlebt. Während früher bis zum 2. Weltkrieg die amerikanische Psychiatrie und Psychotherapie ganz wesentlich durch europäische Forscher beeinflußt worden ist – man denke nur an die Emigration der Psychoanalytiker – sind wir jetzt Zeugen des gegenteiligen Prozesses. Unter dem Schlagwort der humanistischen Psychologie und Psychotherapie, welche die sog. Selbstverwirklichung des Individuums ins Zentrum stellt, wird uns eine verwirrende Vielfalt von Methoden und Techniken importiert. Anfänglich waren es die Encountergruppen, das Sensitivitytraining, die gruppendynamischen Übungen, dann die Gestalttherapie von Perls (1976), die Bioenergetik von Lowen (1976) bzw. Reich, die Primärtherapie von Janov (1974), die Transaktionsanalyse von Berne (1975) und andere.

Allen diesen Methoden ist gemeinsam, daß ihre theoretische Begründung bescheiden ist, weshalb unkontrollierte Auswüchse und das Eindringen wenig verantwortungsbewußter Therapeuten nicht ganz selten sind. Man kann leicht zur Auffassung gelangen, es herrsche bei gewissen Therapeuten dieser Richtungen die Meinung, alles sei erlaubt und therapeutisch nützlich, bis zu Extremen wie Gruppensex oder schmerzhaften Schlägen von Seiten des Therapeuten. Bei dieser Sachlage ist verständlich, daß sich sowohl die American Medical Association (1973) wie die American Psychological Association veranlaßt sahen, ethische Richtlinien für das Verhalten des Therapeuten aufzustellen. Beispielsweise heißt es in jenen der American Medical Association kurz und bündig: „Sexual activity with a patient is unethical". Bemerkenswert ist weniger die Formulierung als die Tatsache, daß dieser Sachverhalt überhaupt in dieser Form gesagt werden muß.

Bedeutender als dieser etwas schillernde Strauß von Angeboten, den Weg zum persönlichen Glück und zur Angstfreiheit zu liefern, ist meines

Erachtens jene Bewegung, die in den letzten Jahren unter dem Begriff der *Familientherapie* zunehmendes Interesse erfahren hat. Hier wird für den Patienten ein neuer Ansatz zur Bewältigung seiner Probleme gesucht, indem nicht mehr bloß sein eigenes Verhalten oder seine Konflikte bearbeitet werden, wie in der Einzeltherapie, oder indem ihm nur eine künstliche Gruppe zum Üben besserer Selbstwahrnehmung und Kommunikation mit anderen wie in der herkömmlichen Gruppenpsychotherapie angeboten wird, sondern indem das natürliche familiäre Beziehungsnetz, in welchem der Patient lebt, zum Feld der therapeutischen Bemühungen gemacht wird. Es gibt bereits eine ganze Anzahl theoretischer Konzepte, nach welchen Familientherapie betrieben werden kann. Das bringt die Gefahr mit sich, daß jeder Therapeut seine eigene Methode entwickelt, und daß zum Schluß fast alles richtig scheint, sofern es sich nur innerhalb einer Familiensitzung abspielt. An vielen Orten, so auch in Zürich, gibt es jetzt Institute, die eine fundierte Ausbildung in Techniken der Familientherapie vermitteln. Gerade unter den jungen Psychiatern ist bei uns das Interesse an dieser Form der Therapie groß, weil sie besser als die Einzeltherapie dem sozialen Engagement entspricht und dem Bedürfnis, das eigene Wirkungsfeld zu erweitern.

Etwas vereinfacht kann man sagen, daß Familien- oder allenfalls Paartherapie dort angezeigt ist, wo der interpersonelle Konflikt im Vordergrund steht, also beispielsweise bei vielen Kinderneurosen, bei Adolescentenkrisen, bei Magersucht, bei alkohol- und drogenabhängigen Jugendlichen, aber auch bei Generationenkonflikten im Alter (Buddeberg 1979). Familientherapie ist aber keine Panazee, kein Allheilmittel, das in jedem Fall der Einzeltherapie überlegen wäre. Es scheint zwar Familientherapeuten zu geben, die der Ansicht sind, dieses Verfahren habe keine Kontraindikation und sei immer nutzbringend anzuwenden. Das ist eine theoretische Auffassung, die aus dem grundlegenden Krankheits- bzw. Störungskonzept der Familientherapie stammt, das alle seelischen Leiden als Folge interpersoneller Konflikte sieht. Wenn man weniger einseitig ist und die Bedeutung intrapsychischer Konflikte nicht unterschätzt, wird man Einzeltherapie dort bevorzugen, wo solche Konflikte im Vordergrund sind, aber auch in einer Kombination beider Methoden eine sinnvolle Ergänzung sehen, wie wir das beispielsweise auf unserer Psychotherapiestation häufig tun.

Ein weiterer, bei uns sich eben anbahnender Weg zur Hilfe für Neurosekranke sind die sogenannten *Selbsthilfegruppen*. Auch diese Idee stammt zur Hauptsache aus den USA. Die erste und heute noch verbreitetste Selbsthilfeorganisation sind die anonymen Alkoholiker (Alcoholics Anonymous). Analog dazu haben sich für andersartig Kranke oder Hilfesuchende solche Gruppen gebildet. Unter Selbsthilfegruppen versteht man Kollektive, die in kontinuierlicher Gruppenarbeit versuchen, ohne Mitwirkung eines Therapeuten persönliche Probleme zu lösen. Für Neurosekranke gibt es entsprechend den Alcoholics Anonymous die Emotions Anonymous. Moeller (1978) in Gießen hat darüber in der BRD berichtet und besitzt hier wohl die größten Erfahrungen. Es scheint in Europa etwas schwieriger als in den USA zu sein, daß sich solche Gruppen bilden. Das war schon ähnlich in den 50er Jahren, als die Gruppenpsychotherapie ebenfalls aus den USA zu uns kam. Dort gibt es bekanntlich heute Selbsthilfegruppen für Süchtige aller Art, für Adipöse, für Herzoperierte, für Stotterer, für Suicidgefährdete, für Schizophrene, für Neurotiker usw., und es ist wohl nur eine Frage der Zeit, bis sich diese Idee auch bei uns entsprechend ausbreiten wird. Als Psychotherapeut könnte man versucht sein, über diese Bestrebungen zu lächeln und ihren Wert bezweifeln. Aber so wie im Sprichwort der Blinde und der Lahme gemeinsam ihre Behinderungen ausgleichen, so können Neurosekranke in der Selbsthilfegruppe sich gegenseitig stützen, in der Möglichkeit zur Aussprache sich entlasten und wechselseitig von Erfahrungen lernen. Dieses Konzept und die damit verbundene Betonung der Eigenverantwortlichkeit verdient meines Erachtens die Unterstützung der Psychiater und Psychotherapeuten, umso mehr als damit ein wirklicher Beitrag an die bisher ungenügende Versorgung von seiten professioneller Helfer geleistet wird.

Anhand dieser Aufzählung von neuen Psychotherapieverfahren, die heute neben den bisherigen zu nennen sind, unter welchen vor allem die *tiefenpsychologisch-psychoanalytischen* die größte Bedeutung haben, stellt sich natürlich die Frage nach der speziellen Indikation. Welche Therapiemethode soll bei welchem Kranken wann angewendet werden? Darauf gibt es heute keine auch nur einigermaßen allgemein akzeptierte Antwort. Die meisten, wenn nicht alle theoretischen Richtungen und Schulen haben die Tendenz, die Indikation für ihre Methode universell zu sehen. Alle Neurosen und alle Patienten könnten mit ihr sinnvoll behandelt werden, nur sei die Technik allenfalls entsprechend zu modifizieren, oder es seien die Erfolge mehr oder weniger gut. Diese Einstellung widerspricht im Grunde der allgemeinen Erfahrung in der Medizin, daß es Heilmittel, die für alle Arten von Leiden gut sind, selten oder nie gibt. Es fehlt in der Psychotherapie bisher noch weitgehend eine die Schulen übergreifende Forschung, die verläßliche differentielle Indikationen für unterschiedliche Verfahren liefern würde. Ihr entgegen stehen die herrschenden theoretischen Konzepte, die für sich in Anspruch nehmen, den ganzen Menschen zu erfassen und die deshalb keinen Raum für andersartige Ansätze lassen. Notwendig ist deshalb für die Zukunft eine *vergleichende Therapieforschung,* die von einem Menschenverständnis bzw. einer Psychologie ausgeht, die so umfassend gehalten ist, daß sie Raum zur theoretischen Einordnung jeder Psychotherapie bietet. Kürzlich hat von Quekelberghe (1979) einen solchen Versuch unter dem Titel *Systematik der Psychothe-*

rapie publiziert. Vielleicht wird aus solchen Bemühungen mit der Zeit eine Psychotherapie resultieren, die von den Bedürfnissen des einzelnen Kranken ausgeht und nicht von der Lehrmeinung einer Schule. Bis dahin ist aber offensichtlich noch ein weiter Weg.

Wenn von der Therapie der Neurosen die Rede ist, dann kann das Augenmerk nicht auf die Psychiater und Psychotherapeuten beschränkt bleiben. Bekanntlich wird ein großer Teil aller Neurosekranken von anderen Fachärzten und Allgemeinpraktikern behandelt. Das wird und muß wohl immer so bleiben, auch wenn in Zukunft erheblich mehr Psychotherapeuten verfügbar sein sollten. Wesentlich ist deshalb, was diese anderen Ärzte mit ihren neurosekranken Patienten tun. Diese Hilfe adäquater und patientengerechter zu erbringen als es heute oft noch geschieht, ist ein vordringliches Anliegen. Die Psychologisierung der Medizin, wie Schultz (1953) es genannt hat, ist ein ganz wesentliches Ziel. Die heute wohl beste Hilfe zu diesem Zweck sind die sog. *Balint-Gruppen* (Knoepfel 1978). Sie vermitteln dem Arzt korrigierende emotional Erfahrungen bezüglich des Umgangs mit seinen Patienten. Er kann lernen, hellhöriger zu werden für die Ängste und Selbstwertprobleme des Patienten, für die Widerstände, die er gegen den Arzt und die Therapie aus neurotischen Gründen hat. Der Allgemeinpraktiker soll kein Psychotherapeut werden, er soll aber lernen, die vielfältigen Möglichkeiten seiner Praxis und seine meist auf Dauer angelegte Beziehung zum Patienten psychotherapeutisch zu nutzen. Seelische Konflikte können damit unter Umständen schon in einem frühen Stadium aufgefangen und ihre Chronifizierung verhindert werden. Zahlreiche Ärzte sind heute Teilnehmer solcher Balint-Gruppen, deren Zahl ständig wächst, und suchen darin neue Wege für den Umgang mit ihren Patienten. In diesen Bestrebungen liegt meines Erachtens heute ein ganz wesentlicher Beitrag zur Therapie der Neurosen in der Medizin.

Nach diesem Überblick über die in den letzten Jahren eingetretenen Neuerungen drängt sich die Frage auf, was das alles in der Praxis, d.h. der Tätigkeit des Psychiaters und Psychotherapeuten, für Konsequenzen gehabt hat. In dieser Beziehung kann ich nur für die mir unmittelbar bekannten Verhältnisse in Zürich etwas sagen, was aber vielleicht doch Rückschlüsse auch auf andere Orte zuläßt. Ganz allgemein ist festzustellen, daß die reine Methode des einzelnen psychotherapeutischen Verfahrens eher selten angewendet wird. Was Freud schon vorausgesehen hat, nämlich daß in der Massenanwendung das reine Gold der Analyse mit dem Kupfer der direkten Suggestion zu legieren sei, ist in ganz allgemeiner Form für wohl jede Psychotherapiemethode Tatsache geworden. Die Hochschulkrankenkasse, für die ich als Vertrauensarzt tätig bin, verlangt von jedem Psychiater und Psychotherapeuten mit einem kurzen Fragebogen Auskunft über die angewendete Behandlungsmethode. Noch vor wenigen Jahren wurde recht häufig eine Psychoanalyse oder doch psychoanalytisch orientierte

Psychotherapie angegeben. Es gehörte offensichtlich zum beruflichen Selbstverständnis vieler ärztlicher Psychotherapeuten, tiefenpsychologisch-psychoanalytisch tätig zu sein. In letzter Zeit hat sich das gewandelt. Nur noch selten wird eine psychoanalytisch orientierte Psychotherapie genannt, sondern in erster Linie Gesprächspsychotherapie, stützende Psychotherapie, eklektische Gesprächsmethode und ähnliches, und zwar für alle Formen von Neurosen und Persönlichkeitsstörungen. Für den Außenstehenden mag das schwer verständlich sein, für den Eingeweihten liegt der Grund für diese neue Terminologie in einer modifizierten Umschreibung der Leistungspflicht der Krankenkassen für Psychotherapie. Psychoanalytisch orientierte Verfahren werden nur freiwillig entschädigt, andere Gesprächsmethoden sind Pflichtleistung. Nun könnte man denken, die Ärzte hätten einfach ihre Namengebung der neuen finanziellen Situation angepaßt. Das mag z.T. zutreffen, bedeutsamer scheint mir aber zu sein, daß tatsächlich in der Praxis eher selten und dann vor allem zu Ausbildungszwecken reine Psychotherapiemethoden verwendet werden, sondern höchst persönliche Mischungen und Modifikationen. Es herrscht also ein Eklektizismus, der vor allem von der Persönlichkeit und jeweiligen Erfahrung des Therapeuten geprägt ist.

Diese Situation mag zwar vom Standpunkt der Theorie und der reinen Methode aus unbefriedigend sein, in der Praxis aber vielleicht gar nicht so schlecht, weil der Psychotherapeut ja wesentlich durch seine eigene Persönlichkeit wirkt. Die Qualität der Beziehung, die er zum Patienten herstellen kann, ferner was er an Werthaltungen und seelischen Einstellungen vertritt, ist wahrscheinlich wichtiger als die Technik, die er verwendet. Aber diese Tatsache erschwert wie gesagt eine vergleichende Therapieforschung und die allgemeine Anerkennung einer differentiellen Indikation. Die Therapie der Neurosen, d.h. die Psychotherapie, bleibt also vorläufig ein Gebiet, in dem jeder Therapeut fast immer fast alles tun darf, ohne daß er ein schlechtes Gewissen bekommen müßte.

Medikamente in der Therapie der Neurosen

Einleitend wurde festgestellt, daß in den Lehrbüchern die Psychotherapie die Therapie der Wahl bei den Neurosen ist. Im medizinischen Alltag spielen aber bekanntlich Medikamente eine große Rolle. Eine riesige Propaganda von interessierter Seite suggeriert dem Arzt, daß er mit dem Medikament X oder Y seinem Patienten erneut den Weg zu seelischem Glück und innerer Harmonie öffnen kann. Aber nicht nur von seiten der Industrie wird der Arzt beeinflußt, er sieht sich auch mit den Erwartungen des Patienten konfrontiert, der rasche und risikolose Symptombeseitigung wünscht. Die Möglichkeit zur wirkungsvollen Beeinflussung von Angst,

Depressionen und vegetativen Regulationsstörungen aller Art bei neurotischen Leiden verführt leicht Arzt und Patient dazu, das Schwergewicht der Behandlung in der Verabreichung von Medikamenten zu sehen. Ein sorgfältiges Abwägen des Für und Wider sowie des richtigen Zeitpunktes und der angemessenen Dauer der Medikation sollte in jedem Einzelfall stattfinden. Die früher nicht selten radikale Einstellung mancher Psychotherapeuten, grundsätzlich keine Medikamente zu verordnen, hat heute einer mehr pragmatischen Haltung Platz gemacht. Man benutzt die angstlösende, beruhigende, entspannende, stimmungsaufhellende Wirkung der Neuroleptica, Tranquilizer und Thymoleptica und versucht, sie mit der Psychotherapie zu kombinieren. Das bringt allerdings die Gefahr mit sich, auf die immer wieder hingewiesen wird, daß die rasche Symptombesserung und Wiederherstellung des seelischen Gleichgewichts die Bereitschaft herabsetzen kann, sich mit den neurotischen Konflikten, die den Hintergrund der Symptome bilden, auseinanderzusetzen. Psychopharmaka wirken grundsätzlich gleichsinnig wie stützende Psychotherapie, deren Ziel in der erneuten Anpassung und Rückfindung in ein seelisches Gleichgewicht besteht, ohne Konflikte und Fehlhaltungen vertieft bearbeiten zu wollen, bieten aber Risiken, die bedacht werden müssen. Die sorgfältige Abwägung des unter den gegebenen Umständen möglichen Behandlungszieles muß deshalb der Verordnung von Psychopharmaka vorausgehen. In Beachtung dieses Umstandes lassen sich deshalb einige *allgemeine Indikationen* formulieren:

– Psychopharmaka können bei Neurosen zur raschen Beseitigung von Angst, Depression, Erregung usw. angezeigt sein, wenn diese Symptome so quälend sind, daß rasche Erleichterung zur Verhinderung zusätzlicher Schäden oder Nachteile wie beispielsweise einer Hospitalisation notwendig ist.
– Ferner kann ein Medikament als Vehikel für die therapeutische Beziehung richtig sein, nämlich dann, wenn die Medikamentenabgabe den Patienten erst für psychologische Gegebenheiten zugänglich macht, weil er spürt, daß der Arzt seine Beschwerden ernst nimmt, z.B. bei Herzneurosen.
– Schließlich können Medikamente notwendig sein, wenn ein so chronifizierter Zustand vorliegt, daß nach den Umständen eine Veränderung durch Psychotherapie unwahrscheinlich oder eine solche gar nicht durchführbar ist, z.B. bei fixierten Abwehrhaltungen, bei chronifizierten Zwangssyndromen, Phobien, neurasthenischen Zuständen u.a.

Wenden wir uns nun einzelnen Indikationen zu, so ist die Verordnung von Psychopharmaka bei psychoreaktiven bzw. *neurotischen Depressionen* wohl häufig gegeben. Ob Thymoleptica am Platze sind, hängt weniger von der Ätiologie der Depression als von ihrer Schwere ab und die Wahl des

Mittels von den vorherrschenden Symptomen. Ich habe die Erfahrung gemacht, daß man bei neurotischen Depressionen im allgemeinen mit einer geringeren Dosierung auskommt und daß solche Patienten auf die Nebenwirkungen empfindlicher reagieren. Das mag damit zusammenhängen, daß diese Depression im Vergleich zur Melancholie eben doch weniger schwer ist und die Vitalgefühle nicht so betrifft. Manchmal genügt eine abendliche Dosis eines der angstlösenden, leicht sedierenden Antidepressiva, was das Einschlafen erleichtert.

Angstzustände aller Art sind häufig eine Indikation für Medikamente. Als selbstverständlich gilt, daß zuerst die Ätiologie abgeklärt werden muß, um nicht somatische Ursachen zu übersehen, z.B. einen Morbus Basedow oder kardiale Affektionen u.a. Aber auch wenn solche Faktoren sicher ausgeschlossen sind, muß das einleitende psychotherapeutische Gespräch die Situation einigermaßen geklärt und ein vorläufiges Bild der Persönlichkeit des Kranken entworfen haben. Zeigt sich dann, daß von seiner Seite nur Interesse an einer raschen Beseitigung der Angst besteht und daß eine Durcharbeitung der neurotischen Hintergründe abgelehnt wird, dann ist die Medikation wohl zunächst die richtige Maßnahme. In Betracht kommen vor allem die angstlösenden Tranquilizer, wobei es oft durch Ausprobieren jenen zu finden gilt, der für den fraglichen Patienten die günstigste Wirkung hat, d.h. neben der angstlösenden Wirkung nicht zu sehr sediert. Patienten, bei welchen zum vornherein der Verdacht einer Gewöhnung oder gar süchtigen Fehlhaltung besteht, wird man vorsichtigerweise keinen Tranquilizer verordnen, sondern ein Neurolepticum in niedriger Dosierung, z.B. Thioridazin (Melleril) oder Chlorprothixen (Truxal, Taractan). Hat die Angst ausgesprochen somatische Korrelate wie Herzklopfen, Tachykardie, Beklemmung, Schweißausbruch, Durchfälle u.a., dann kommt die Verordnung eines Betareceptorenblockers (Kielholz 1978) in Betracht, Oxprenolol (Trasicor) oder Propranolol (Dociton). Sind solche vegetativen Korrelate der Angst nur wenig ausgeprägt wie bei manchen unbestimmten Angstneurosen, dann helfen diese Mittel kaum, während sie bei umschriebenen, auch situativ bedingten phobischen Ängsten, die anfallsweise auftreten, nützlich sein können und auch nicht die Gefahr der Gewöhnung beinhalten wie die Tranquilizer. Hingegen sind die körperlichen Kontraindikationen der Betareceptorenblocker zu beachten wie Asthma bronchiale, Myokardschädigungen u.a.

Bei *Zwangssyndromen* sind Medikamente indiziert, wenn aus den Zwängen eine erhebliche Behinderung resultiert, welche die Arbeitsfähigkeit in Frage stellt und eine rasche psychotherapeutisch bedingte Besserung nicht im Bereich des Möglichen liegt. In Betracht kommen wie bei den Angstzuständen Tranquilizer oder Neuroleptica in geringerer Dosierung. Allenfalls können auch angstlösende, stimmungsaufhellende Antidepressiva wie Amitriptylin (Laroxyl, Saroten) hilfreich sein, weil doch oft das Zwangssyndrom von einer gewissen depressiven Verstimmung begleitet ist. Beim malignen Zwangssyndrom erzielen nur höhere Dosierungen, wie sie bei Psychosen gebraucht werden, einen Effekt, freilich oft genug nur einen unbefriedigenden. Die Kombination eines Antidepressivums mit einem Neurolepticum soll in diesen Fällen noch am ehesten wirksam sein.

Funktionelle Organbeschwerden und *vegetative Regulationsstörungen* machen oft die Gabe eines Medikamentes notwendig, vor allem wenn nur damit der Patient die Überzeugung bekommen kann, ernst genommen zu werden. Diese Situation trifft natürlich häufiger für den Allgemeinpraktiker oder Internisten zu als für den Psychiater und Psychotherapeuten. Wenn diese Patienten schon zu letzterem gehen, dann haben sie meistens auch die Hypothese akzeptiert, daß ihre Beschwerden mit seelischen Gegebenheiten zu tun haben. Dann soll und muß aber die Psychotherapie an erster Stelle stehen und das Medikament wirklich nur als Krisenhilfe oder zur Vermeidung schädlicher Behinderungen eingesetzt werden. Muß unter solchen Umständen ein Medikament verordnet werden, dann soll es – in der Formulierung von Jores (1973, S. 46) – niemals ein Medikament sein, das sich auf das betreffende, beschwerdemachende Organ bezieht. Der Patient würde sonst nur im Glauben bestärkt, er sei doch körperlich krank, sonst würde der Arzt ihm nicht ein solches Mittel verschreiben.

Auch bei *psychosomatischen Krankheiten* im engeren Sinn, also beispielsweise bei Ulcus duodeni, Colitis ulcerosa, Asthma bronchiale u.a., bei welchen eine neurotische Fehlhaltung als wesentliche Bedingung postuliert wird, kommen Psychopharmaka in Betracht. Paar hat dafür (in Anlehnung an Zauner) im neuesten *Lehrbuch der psychosomatischen Medizin* Hinweise gegeben (1979). Vor allem betont er, daß die Wahl der Mittel den sonst in der Psychiatrie üblichen Gesichtspunkten folge. In der Dosierung sei darauf zu achten, daß Wirkungen (und Nebenwirkungen) des Medikaments keinen störenden Einfluß auf den Behandlungsverlauf haben. Es müsse klargestellt sein, welche Erscheinungen des ganzen Krankheitsbildes beeinflußt werden sollen und warum gerade jetzt. Schließlich habe der Arzt zu beachten, daß die Verordnung von Medikamenten Teil der gesamten Arzt-Patienten-Beziehung sei. Unbewußte Einflüsse sowohl von seiten des Arztes wie des Patienten können die Wirkung des Medikamentes verändern.

Medikamente haben also in der Therapie der Neurosen einen festen und sinnvollen Platz. Man tut freilich gut daran, ihre Gefahren nicht zu übersehen. Arzt und Patient gewöhnen sich sehr leicht an die bequeme Verabreichung des Mittels. Zwangsläufig untergräbt dann die rasche Symptombeseitigung den Willen zur an sich möglichen und notwendigen Klärung der pathogenen Hintergründe. Der Kranke gerät in Abhängigkeit vom Mittel, aber auch vom Arzt, von dem er passiv Hilfe erwartet. Die stillschweigende Übereinkunft von Arzt und Patient, nicht mehr an Konflikte zu rühren, führt zum unbegrenzten Wiederholungsrezept, dem die Gruppe um Balint (1975) eine bemerkenswerte Studie gewidmet hat. Die iatrogene Fixierung der Neurose ist dann eine nicht ganz seltene Konsequenz.

Physikalische Therapie

Abgesehen von Medikamenten haben *physikalisch-therapeutische Maßnahmen* oft ihren Platz in der Therapie der Neurosen. Man spricht von *körperzentrierten* Therapien und meint die Anwendung der verschiedenen Methoden der Hydrotherapie (Bäder, Güsse, Wickel u.a.), der Elektrotherapie (Galvanisation, Kurzwellen) zur lokalen Gewebeaktivierung, der Wärmeapplikation in trockener oder feuchter Form, evtl. mit Zusatz aktiver Stoffe wie im Fango oder in Bädern. Besonders günstig können die Methoden der aktiven und passiven Bewegung sein, Massage, gymnastische Übungen, Turnen, oder auch die speziellen Methoden der Atemtherapie und der konzentrativen Bewegungstherapie sowie die diversen Entspannungsübungen wie autogenes Training, progressive Relaxation nach Jacobson, funktionelle Entspannung nach Marianne Fuchs u.a. Vor allem die verschiedenen Formen der Bewegungstherapie können einzeln oder in Gruppen appliziert werden, wodurch sich vielfältige Wirkungsmöglichkeiten ergeben, die weit über den lokalen körperlichen Bereich hinaus gehen. Die Beziehung zum Physiotherapeuten oder speziellen Bewegungstherapeuten kann eine wesentliche Rolle spielen, ferner das Erlebnis der Gruppe, des Mitmachens im Kreis, der spielerischen Auseinandersetzung mit den übrigen Teilnehmern u.a.

Sowenig wie im Bereich der verbalen Psychotherapie gibt es für diese averbale Zuwendung zum Neurosekranken eindeutige Indikationen. Kürzlich hat zwar Maurer (1979) versucht, mit Bezug auf die triebdynamischen Entwicklungsstadien den verschiedenen Neuroseformen spezielle Indikationen für physikalisch-therapeutische Maßnahmen zuzuordnen. Wie weit solche theoretische Gesichtspunkte berechtigt sind, kann dahingestellt bleiben. Bemerkenswert und für die Behandlung Neurosekranker hilfreich ist aber die Fülle therapeutischer Anregungen, welche diese Autorin gibt.

Wohl nur ausnahmsweise wird der Arzt und Psychotherapeut selber diese körperzentrierten Therapiemethoden anwenden können. Er wird auf die Hilfe eines Physiotherapeuten oder speziellen Bewegungstherapeuten angewiesen sein. Die gute Zusammenarbeit zwischen Psychotherapeut und Physiotherapeut ist wichtig und kann u.U. über den Erfolg der Therapie entscheiden. Es sollte vermieden werden, physikalisch-therapeutische Verfahren anzuordnen ohne eine klare Vorstellung, was damit überhaupt erreicht werden könnte und in welcher Weise der Patient beeinflußt werden soll. Bei funktionellen körperlichen Beschwerden kann die körperzentrierte Therapie dem Patienten eine Brücke bauen, indem er das Symptom anerkannt sieht und deshalb mit weniger Kränkung bereit ist, es schrittweise aufzugeben im Lauf der Psychotherapie. Nicht ganz selten ist der Arzt aber versucht, bei unklaren funtionellen Störungen und bei psychotherapeutisch unzugänglichen Patienten irgendeine physikalisch-therapeutische Anwendung zu verordnen. Das bringt den Physiotherapeuten unter Umständen in große Schwierigkeiten, weil er gezwungen ist, die Illusion einer wirksamen Therapie aufrecht zu erhalten, obwohl alle Beteiligten im Stillen wissen, daß das nicht der Fall sein kann. Der Physiotherapeut wird sich als Placebo vorkommen, was seinem Selbst- und Berufsverständnis abträglich und für die Beziehung zum Patienten schädlich ist.

Die stationäre Therapie von Neurosen

Zu erwähnen sind ferner die Möglichkeiten und Indikationen der stationären Therapie. Immer zahlreicher wurden in den letzten Jahren die speziellen Psychotherapiestationen psychiatrischer oder intern-medizinischer Kliniken sowie eigentliche Kurkliniken psychotherapeutischer oder psychosomatischer Ausrichtung. Mit diesem Hinweis soll gesagt sein, daß hier nur die Rede von der stationären Behandlung auf spezialisierten, psychotherapeutisch ausgerichteten Stationen ist, nicht aber von der Behandlung von Neurotikern im Allgemeinkrankenhaus oder in üblichen Abteilungen psychiatrischer Kliniken. Wie weit das Therapieangebot solcher spezialisierter Stationen spezifische Resultate zu erbringen vermag, ist heute noch eine offene Frage, wenn man vom allgemeinen Effekt des Milieuwechsels, der meist eine gewisse Entlastung und Verwöhnung mit sich bringt, absieht. Es sind nach unserer Erfahrung (Kind u. Rotach-Fuchs 1968) vier Umstände, welche die *Indikation* zur stationären Behandlung von Neurosekranken bedingen können:
1. Akute Krisen, die zur Arbeitsunfähigkeit geführt haben und rasche Entlastung verlangen. Es kann sich dabei um Angstzustände, neurotische Depressionen, akute funktionelle körperliche Syndrome oder schwer behindernde hysterische Symptome handeln, bei welchen die ambulante Behandlung nicht intensiv genug durchgeführt werden kann und in den Fällen, in welchen der dafür notwendige Transport und die zwischenzeitliche häusliche Betreuung unzumutbare Umstände machen.
2. Neurosekranke, die mit Aussicht auf Erfolg nur behandelt werden können, wenn gleichzeitig ein Milieuwechsel stattfindet, d.h. wenn sie aus dem bisherigen pathogenen Milieu entfernt sind. Diese Voraussetzung trifft oft bei der Anorexia mentalis zu, ferner bei Pubertäts- oder Adolescentenkrisen, sowie bei hysterischen Syndromen, bei denen der Kranke zu Hause einen erheblichen sekundären Krankheitsgewinn erzielt.

3. Kranke mit chronifizierten neurotischen Leiden, bei welchen nur eine intensive Therapie und stufenweise Rehabilitation überhaupt einen Erfolg verspricht. Viele dieser Kranken benötigen ein Training gesunder Verhaltensweisen im Alltag, was nur stationär durchführbar ist. Das gilt z.B. für manche Phobien oder Zwangssyndrome, auch für neurasthenische oder hypochondrische Syndrome u.a. Freilich ist bei solchen chronifizierten Neurosen ein stationärer Behandlungsversuch nur sinnvoll, wenn die äußeren und inneren Voraussetzungen einer Rehabilitation überhaupt gegeben sind. Dazu gehören die reale Möglichkeit einer Rückkehr ins Berufsleben und ein Anspruchsniveau, das der Persönlichkeit angemessen ist. Ferner darf die Invalidität nicht einen solchen materiellen Gewinn bedeuten, daß er einen erzielbaren Arbeitslohn uninteressant erscheinen läßt. Wir begrenzen heute einen stationären Behandlungsversuch in der Regel auf 3 Monate. Es hat sich gezeigt, daß die Chance der Rehabilitation bei diesen Patienten nicht proportional der Dauer der Hospitalisierung wächst. Wenn sich im Laufe einiger Wochen nicht eine Besserung und Wandlung in der Einstellung des Patienten abzeichnet, dann wird sich mit Wahrscheinlichkeit auch bei langem Aufenthalt nichts Grundlegendes ändern. Natürlich muß bei in Gang kommender Rehabilitation eine ambulante Nachbetreuung auf u.U. unabsehbare Zeit die stationäre Therapie ergänzen.

4. Manche Kranke haben keinen Psychotherapeuten in erreichbarer Nähe ihres Wohnortes zur Verfügung. Eine ambulante Therapie ist dann nicht möglich. In solchen Fällen kann bei sorgfältiger Abwägung der Indikation eine begrenzte stationäre Psychotherapie am Platze sein. Sie wird im günstigen Fall dem Kranken zu einer begrenzten inneren Wandlung verhelfen, die den Verlauf seines neurotischen Leidens und seine Auswirkungen doch deutlich verändern kann. Freilich ist gerade bei dieser Indikation zur stationären Behandlung die seinerzeit von Balint (1962, S. 64ff.) präzis formulierte Frage: „Wieviel Gesundheit und zu welchem Preis?" besonders gut zu beachten. Wobei unter Preis der gesamte Aufwand an Zeit, seelischer Kraft und Geld für Patient und Kostenträger zu verstehen ist.

Schlußbemerkung

Abschließend eine allgemeine Bemerkung: Irgendwo habe ich gelesen, in der Diagnostik könne und müsse man schematisieren, in der Therapie aber keinesfalls. Das gilt wohl in besonderem Maß für die Therapie der Neurosen. Es gibt kaum allgemeingültige Rezepte. Was im einen Fall sich als hilfreich erwies, kann im nächsten unwirksam bleiben. Das hat seinen Grund in der Tatsache, daß die Qualität der Arzt-Patient-Beziehung hier wohl immer eine größere Rolle spielt als die speziellen Maßnahmen, die der Arzt durchführt. Alles was zu ihrer persönlicheren Gestaltung und zum bewußt reflektierten Einsatz der Person des Arztes führt, ist geeignet, in der Therapie der Neurosen günstig zu wirken.

Literatur

American Psychiatric Association (1973) The principles of medical ethics with annotations especially applicable to psychiatry. Am J Psychiatry 130: 1058–1064
Bach GR, Molter H (1976) Psychoboom. Wege und Abwege moderner Psychotherapie. Diederichs, Düsseldorf
Balint M, Balint E (1962) Psychotherapeutische Techniken in der Medizin. Huber, Bern; Klett, Stuttgart
Balint M, Hunt J, Joyce D, Marinker J, Woodcock J (1975) Das Wiederholungsrezept – Behandlung oder Diagnose. Klett, Stuttgart
Bericht zur Lage der Psychiatrie in der Bundesrepublik Deutschland – Zur psychiatrischen und psychotherapeutisch/psychosomatischen Versorgung der Bevölkerung (1975). Hegner, Bonn Bad Godesberg
Berne E (1975) Was sagen Sie, nachdem Sie guten Tag gesagt haben? Kindler, München
Buddeberg C (1979) Indikation zur Familientherapie. Prax Psychother Psychosom 24: 185–194
Janov A (1974) Der Urschrei; ein neuer Weg der Psychotherapie. Fischer, Frankfurt/M
Jores A (1973) Der Kranke mit psychovegetativen Störungen. Verlag für Medizinische Psychologie, Göttingen
Kielholz P (Hrsg) (1978) Der therapeutische Zugang zur Psyche über das beta-adrenerge System. Huber, Bern
Kind H, Rotach-Fuchs M (1968) Die Bedeutung der psychotherapeutischen und medikamentösen stationären Behandlung im langen Verlauf neurotischer Syndrome. In: Ernst K, Kind H, Rotach-Fuchs M Ergebnisse der Verlaufsforschung bei Neurosen. Springer, Berlin Heidelberg New York, S 137–164 (Monographien aus dem Gesamtgebiete der Neurologie und Psychiatrie, Bd 125)
Knoepfel HK (1978) Einführung in die Balint-Gruppe. Intern Prax 18: 133–140
Lowen A (1976) Bioenergetik. Scherz, Bern
Maurer Y (1979) Physikalische Therapie in der Psychiatrie. Huber, Bern
Moeller ML (1978) Selbsthilfegruppe. Rowohlt, Reinbek
Müller C (Hrsg) (1973) Lexikon der Psychiatrie. Springer, Berlin Heidelberg New York
Paar G (1979) Psychopharmaka in der psychosomatischen Medizin. In: Uexküll T von (Hrsg) Lehrbuch der psychosomatischen Medizin. Urban & Schwarzenberg, München Wien Baltimore, S 425–438
Perls F (1976) Grundlagen der Gestalt-Therapie. Einführung und Sitzungsprotokolle. Pfeiffer, München
Quekelberghe R van (1977) Systematik der Psychotherapie. Vergleich und kognitiv-psychologische Grundlegung psychologischer Therapien. Urban & Schwarzenberg, München
Rogers C (1973) Die klient-bezogene Gesprächspsychotherapie. Kindler, München
Schultz JH (1953) Arzt und Neurose. Thieme, Stuttgart
Sloane RB, Staples FR, Cristol AN, Yorkston NY, Whipple K (1975) Psychotherapy versus behaviour therapy. Harvard University Press, Cambridge

Psychotherapeutische Möglichkeiten im höheren und hohen Lebensalter

H. RADEBOLD

Eine zunehmende Anzahl von Publikationen seit 1950 belegt, daß Patienten im höheren und hohen Lebensalter mindestens bis zu ihrem 75. Lebensjahr unter unterschiedlichen theoretischen Ansätzen und durch verschiedene Behandlungsformen (Einzel-, Gruppen- und seltener Paar- und Familientherapie) erfolgreich psychotherapeutisch behandelbar sind.

Dabei handelt es sich jedoch insgesamt um einen wenig bearbeiteten Forschungsbereich; die *Bibliographia gerontopsychiatrica* (Müller 1973) zählt unter dem Stichwort „Psychoanalyse/Psychotherapie" bis einschl. 1971 insgesamt 234 und unter dem Stichwort „Psychosomatik" lediglich 43 Publikationen auf. Man kann bis heute von 1500–1800 Publikationen über diesen Bereich ausgehen, die zum größten Teil aus dem anglo-amerikanischen Sprachraum stammen und sich zu 80% auf Psychodynamik und psychoanalytische Psychotherapie beziehen. (Eigene Erfahrungen mit Einzel- und später Gruppenpsychotherapie reichen bis 1965 zurück.)

Krankheitsgruppen und ihre Behandelbarkeit ensprechend unterschiedlichen theoretischen Ansätzen

Psychotherapie nach psychoanalytischen bzw. tiefenpsychologischen Ansätzen hat sich erfolgreich bis zum 80. Lebensjahr erwiesen bei:

1. neurotischen Erkrankungen früherer Lebensphasen, die erneut im Alter aufgrund von Konflikten, Bedrohungen und Verlusten im Erleben des Alterns und Alters exacerbieren oder

2. sich nach mehrfacher Manifestation in unterschiedlichen Lebensphasen jetzt auch – in spezifischen Belastungssituationen – im Alter zeigen (dazu haben zahlreiche Autoren, so bereits Ernst 1959, Müller 1967, darauf hingewiesen, daß sich bestimmte neurotische Krankheitsbilder, z.B. hysteriformer Art mit zunehmendem Alter aufgrund von Triebregressionen abschwächen),

3. reaktiven Erkrankungen mit depressiver Symptomatik, Angstzuständen, phobischen Erscheinungen und funktionellen Störungen, hervorgerufen durch die innerpsychische Auseinandersetzung mit dem Prozeß des Alterns und Altseins und begünstigt durch eine Omnikonvergenz, d.h. durch

Zusammentreffen mehrerer Ereignisse in kurzem Zeitraum und entgegen dem Lebenscyclus.

Diese Behandlungen werden vorwiegend als Einzel- oder Gruppenpsychotherapie durchgeführt, bislang jedoch kaum als Paar- oder Familientherapie (Radebold 1976, 1979a, b, 1980a, b).

Dagegen sind Patienten mit psychosomatischen Erkrankungen bisher kaum behandelt worden und offenbar auch schwer behandelbar (Radebold 1979c). Chronifizierte, bereits langjährig manifeste neurotische Erkrankungen und insbesondere neurotische Charakterstrukturen bei ausgeprägtem sekundären Krankheitsgewinn erscheinen, verglichen mit den Erfahrungen mit derartigen Patienten jüngerer Lebensphasen, im Alter nicht mehr behandelbar (Radebold 1979a).

Verhaltenstherapeutische Ansätze (für einzelne oder in Gruppen) im Sinne der Interventionsgerontologie (Baltes 1979,; Lehr 1979) haben sich als erfolgreich, speziell bei hirnorganisch geschädigten Patienten (und auch zur Unterstützung ihrer Angehörigen), erwiesen. Sie wurden bisher besonders im stationären Bereich und bei der Rehabilitation erprobt. Zusätzlich werden erste Erfolge bei der Behandlung von Altersdepressionen referiert (Crombach 1977; Junkers 1980).

Bei der Mitbehandlung von reaktiven depressiven Krankheitsbildern scheint sich außerdem — besonders bei entsprechenden Verbalisations- und Kommunikationsschwierigkeiten — die Gestalttherapie (für einzelne oder in der Gruppe) zu bewähren (Petzold 1977).

Systematische gesprächspsychotherapeutische Erfahrungen für das höhere und hohe Lebensalter liegen bisher nach meinem Kenntnisstand nicht vor. Zusätzlich werden autogenes Training und ähnliche Verfahren bei funktionellen Störungen angewandt (Oesterreich 1975).

Zielsetzungen der Psychotherapie und gegebene Veränderungsmöglichkeiten

Eine Analyse publizierter Behandlungserfahrungen und -berichte über psychoanalytische Psychotherapie macht deutlich, daß sich deren Zielsetzung entsprechend den psychosozialen Aufgaben und Krisen der Lebensphasen des höheren und hohen Lebensalters ausrichtet. Strotzka (1978) hat ihr dabei eine mehr stützende und führende Aufgabe unter besonderer Berücksichtigung der Einflußnahme auf die Umgebung im Sinne einer Milieutherapie zugewiesen. Folgende Zielsetzungen (also auch Möglichkeiten) bestehen:

1. Bearbeitung von innerpsychischen Konflikten im Zusammenhang mit Erleben und Ausgesetztsein gegenüber Altern und Alter, z.B. durch

Bedrohungen, auch durch die näherrückende Möglichkeit des eigenen Sterbens, durch Attacken und Kränkungen (Levin 1963), durch Verluste (an Objektbeziehungen, an physischen und psychischen Fähigkeiten, an sozialer Sicherheit), durch neue Abhängigkeit (der zweiten nach der Kindheit) und durch Veränderungen der Interaktion mit der gewohnten sozialen Umwelt (mit dem Partner, der Familie, zwischen den Generationen) entsprechend der innerpsychischen Besetzung (Radebold 1979c).

2. Bearbeitung von aktuellen, z.T. reaktivierten Konflikten bei langfristig bestehenden neurotischen Erkrankungen.

3. Hilfestellung bei Bilanzziehung über das gewesene Leben mit seinem oft neurotischen Verlauf und zur Erkundung und Realisierung noch bestehender Möglichkeiten bei gleichzeitiger Korrektur lebenslanger Phantasien und Wunschvorstellungen über das zukünftige „richtige" Leben.

4. Unterstützung bei Prävention, Rehabilitation und zur Bewältigung der sich oft in Problemkumulationen zeigenden Altersbelastungen für einzelne, Gruppen und ihre Umwelt.

Damit läßt sich als Ergebnis einer systematischen Konfliktbearbeitung eine erneute Ich-Stabilität mit Symptomreduktion bis hin zur Symptomfreiheit erreichen.

Demgegenüber erzielt die Verhaltenstherapie bei hirnorganisch veränderten Patienten Verhaltensmodifikationen mit entsprechenden Verbesserungen, z.B. zur Raum- und Zeitorientierung, mit Aktivitäts- und Kommunikationszunahme, besonders im stationären und halbstationären Bereich, und verhilft zusätzlich den Angehörigen zu einem besseren Umgang mit dieser Patientengruppe.

Allerdings ist zu berücksichtigen, daß therapeutische Erfolge bei Patienten im höheren und hohen Lebensalter aufgrund neuer Bedrohungen, Belastungen, Veränderungen und Verluste oft nur zeitlich begrenzt sind und häufiger einer langfristigen oder mehrfachen therapeutischen Hilfestellung bei Erhaltung der positiven Übertragungskonstellation bedürfen (Radebold 1979b).

Indikationskriterien

Behandlungserfahrungen und psychologische Forschungsergebnisse (spezielle aus Längsschnittuntersuchungen) weisen darauf hin, daß dem kalendarischen Alter gegenüber anderen Aspekten eine relativ geringe Bedeutung zukommt (wie z.B. für die Lernfähigkeit im Alter belegt wurde, s. Lehr 1977).

Neben den bekannten Indikationskriterien für eine psychoanalytische Psychotherapie, wie Fähigkeit zur Mitarbeit, zur Introspektion, zur Reflexion nebst Regressionsfähigkeit u.a.m., sollen einige weitere wichtige benannt werden:

Von seiten der älteren und alten Patienten besteht in der Regel oft eine ausgesprochene Motivation, die z.T. gegen den Willen des Hausarztes eine Überweisung zu einem Psychotherapeuten bewirkt. Dabei steht häufig das Gefühl im Vordergrund, „wichtige Dinge endlich aufarbeiten" und „erledigen" zu können, um sich noch etwas „Freiraum für die letzten Lebensjahre" zu schaffen. Durch diese Beschränkung auf den aktuellen Konflikt verlaufen manche Therapien sogar kurzzeitiger als in anderen Lebensphasen (40–80 Behandlungsstunden).

Entscheidend ist dabei die Herausarbeitung eines abgrenzbaren, in der Regel akuten Konfliktes, an dessen Lösung der Patient selbst interessiert ist und für den entsprechender Leidensdruck besteht.

Häufig kann erst nach 2–3 Sitzungen geklärt werden, inwieweit der Patient mit therapeutischen Interventionen, d.h. mit Klarifikationen und Deutungen umgehen kann, in welcher Weise er den therapeutischen Prozeß mit Einbringen von Material, Träumen usw. mitgestaltet, oder ob er doch mehr an anderen „Lösungen", z.B. Suche nach neuen Medikamenten, Überweisungen oder an einer Hilfestellung gegen seine Umwelt interessiert ist.

Unbedingt müssen noch die gegebenen Veränderungsmöglichkeiten in Zusammenarbeit mit dem Patienten und seine disbezüglichen – oft „irrealen" Wünsche – angesprochen und gemeinsam geklärt werden, besonders auch unter Berücksichtigung des bestehenden sekundären Krankheitsgewinnes in der jetzigen Situation (Aspekte der Versorgung, Verwöhnung, Unterbringung u.a.m.).

Dazu ist die Existenz von Objektbeziehungen (entweder vorhandener oder zumindest reaktivierbarer) erforderlich, damit der Therapeut nicht als einzige noch bestehende Beziehungsperson eine Ablösung unmöglich macht.

Stärker als in jüngeren Lebensphasen sind unter Berücksichtigung des Realitätsprinzips soziale Situation, bestehende Abhängigkeit, chronische oder langfristige Krankheiten, Multimorbidität und Einschränkungen beim Hören, Sehen und in der Mobilität zu berücksichtigen, um die noch gegebenen Veränderungsmöglichkeiten besser (real und in der Phantasie) abschätzen zu können. Dazu gehört auch eine Differentialdiagnose bezüglich depressiver und/oder hirnorganischer Symptomatik.

Schließlich stellt sich unter Berücksichtigung der Übertragungs- und Gegenübertragungssituation für den Therapeuten die Frage, ob er in Teilidentifizierung mit seinem älteren und alten Patienten auftretende Probleme, wie Verluste von Angehörigen und Freunden, an sozialer Stabilität und Sicherheit, an physischen und psychischen Fähigkeiten gemeinsam mit seinem Patienten ertragen und auch bei sich selbst bearbeiten kann einschließlich der Frage nach der Möglichkeit des eigenen Sterbens und Todes.

Somit bestehen für das Erstgespräch mit älteren und alten Patienten sehr viel umfassendere Aufgaben als bei Patienten jüngerer Lebensjahre, wobei in der Regel erst nach mehreren Gesprächen die eindeutige Indikation für eine psychotherapeutische Behandlung gestellt werden kann (Radebold 1974, 1979a, c).

Weitere wichtige Aspekte von psychotherapeutischen Behandlungsverfahren bei Älteren

Zusätzlich weist die erwähnte Analyse von Behandlungserfahrungen und -berichten auf eine Verschiebung in der Art der Behandlungsformen hin:

Es besteht eine Bevorzugung der Gruppenpsychotherapie unter Zurücktreten der Einzeltherapie. Dabei bietet die Gruppe von vornherein Kontaktmöglichkeiten, Hilfestellung durch die anderen Gruppenmitglieder mit entsprechendem Austausch, exemplarische Bearbeitung von Interaktionsschwierigkeiten für den Aufbau neuer Beziehungen außerhalb der Gruppe, Minderung der Regressionsneigung und Aufspaltung der Übertragungskonstellation auf Therapeut und Gruppenmitglieder. Insgesamt haben sich Gruppenpsychotherapien in allen Settingformen von der Ambulanz über Beratungsstellen, Tageskliniken bis hin zum stationären Bereich sehr bewährt (Radebold 1976, 1979a, b, 1980).

Berücksichtigt man die Situation des Alterns mit ihren entsprechenden Einschränkungen und Verlusten udn der zunehmenden Abhängigkeit von der Umwelt (auch von organisatorischen und institutionellen Gegebenheiten, wie z.B. bei der Heimunterbringung), erscheint häufig ein zweiseitiger therapeutischer Ansatz sinnvoll, der einerseits einen psychoanalytischen und psychodynamischen Verstehens- und Bearbeitungsprozeß mehr auf der bewußten und vorbewußten Ebene und andererseits aktive praktische Hilfestellung bei ensprechenden Problemkumulationen des älteren Menschen umfaßt.

Diese zunächst als „psychosoziale Arbeit" und später als „psychosoziale Therapie" definierte Arbeitsform (Radebold et al. 1973, 1981a, b; Radebold u. Bechtler 1981) kann nach vorliegenden Erfahrungen durch Sozialarbeiter und Sozialpädagogen wahrgenommen werden, wobei sie in der Regel in enger Kooperation mit dem Arzt oder im therapeutischen Team erfolgen sollte. Diese Berufsgruppe hat sich nach Erwerb einer entsprechenden Handlungskompetenz unter Supervision aufgrund ihrer höheren Kommunikationsmöglichkeiten mit bestimmten Bevölkerungsgruppen als dafür besonders geeignet erwiesen.

Bei der Frage nach der Kombination von Psychotherapie mit Psychopharmaka ist neben den bekannten Schwierigkeiten bei Patienten jüngerer Lebensphasen auf einige zusätzliche bei älteren und alten Patienten hinzuweisen. Balint hat bereits auf die typische indirekte Interaktion mit älteren Patienten durch Rezeptverschreibung bei Aussparung direkter Kontakte hingewiesen. Innerpsychisch dienen Medikamente den Älteren bei dem immer stärker werdenden Wunsch der Erhaltung der körperlichen Integrität als Beweis, daß die erlebten Altersveränderungen aufgehalten, ausgeglichen oder zumindestens verzögert werden können (Stichwort „Lebenselixier"). Zusätzlich wird bei fortgeschrittener Regression mit Einschränkung aller weiteren libidinösen Befriedigungsmöglichkeiten die Verordnung von Medikamenten als „orale Fütterung" im Sinne einer „oralen Verwöhnung" erlebt und daran die Zuneigung des Behandlers gemessen. Reduzierung oder Beendigung der Medikation wird dann aufgrund der einsetzenden Phantasien und Ängste mit depressivem Rückzug, Abkehr vom Behandler und u.U. einer verstärkten und dabei unkontrollierten Selbstmedikation beantwortet, so daß häufiger in diesem Bereich Probleme und Schwierigkeiten der Übertragung und Gegenübertragung ausagiert werden. Trotz der oft gegebenen Notwendigkeit und auch Erfordernis der Kombination von Psychotherapie und Psychopharmaka in der nervenärztlichen Praxis ist zumindestens bei sehr schwierigen Patienten zu diskutieren, ob nicht eine zweiseitige Wahrnehmung dieser Aufgaben, d.h. Behandlung durch den Psychotherapeuten und Verordnung von Medikamenten durch den Psychiater, vorgesehen werden muß.

Literatur

Balint E, Norell JS (Hrsg) (1975) Fünf Minuten pro Patient. Eine Studie über die Interaktion in der ärztlichen Praxis. Suhrkamp, Frankfurt

Baltes P (1973) Strategies for psychological intervention in old age: a symposium. Gerontologist 13: 4–6

Crombach G (1977) Verhaltenstherapie bei einer chronifizierten endogenen Depression. Nervenarzt 48: 651

Ernst K (1959) Die Prognose der Neurose. Springer, Berlin Heidelberg New York (Monographien aus dem Gesamtgebiete der Neurologie und Psychiatrie, Bd 85)

Junkers G (1980) Gerontopsychiatrie – die psychologische Dimension. In: Kanowski S (Hrsg) Gerontopsychiatrie, Tropon-Werke, Köln

Lehr U (1977) Psychologie des Alterns, 3. Aufl. Quelle & Meyer, Heidelberg

Lehr U (1979) Gero-Intervention – Das Insgesamt der Bemühungen, bei psycho-physischen Wohlbefinden ein hohes Lebensalter zu erreichen. In: Lehr U (Hrsg) Interventionsgerontologie, Praxis der Sozialpsychologie, Bd 11. Steinkopff, Darmstadt, S 1–49

Levin S (1963) Depression in the aged: A study of the salient external factors. Geriatrics 18: 302–307

Müller C (1967) Alterspsychiatrie. Thieme, Stuttgart

Müller C (Hrsg) (1973) Bibliographia Gerontopsychiatrica. Huber, Bern Stuttgart Wien
Oesterreich K (1975) Psychiatrie des Alterns. Quelle & Meyer, Heidelberg
Petzold H (1977) Der Gestaltansatz in der psychotherapeutischen, soziotherapeutischen und pädagogischen Arbeit mit alten Menschen. Gruppendynamik 8: 32–48
Radebold H (1974) Zur Indikation direkter und indirekter psychotherapeutischer Verfahren im Bereich der Geriatrie. Aktuel Gerontol 4: 479–483
Radebold H (1976) Psychoanalytische Gruppenpsychotherapie mit älteren und alten Patienten (II. Mitteilung über spezifische Aspekte). Z Gerontol 9: 128–142
Radebold H (1979a) Bedingungen und Möglichkeiten einer psychotherapeutischen Arbeit (mit Einzelnen und in Gruppen) im höheren und hohen Lebensalter und ihre Übertragbarkeit auf die Sozialarbeit. In: Haase H-J (Hrsg) Gerontopsychiatire. Banaschewski, München-Gräfelfing
Radebold H (1979b) Möglichkeiten und Einschränkungen der Behandlungsverfahren in den Versogungssystemen Psychotherapie/Psychosomatik und Soziale Therapie. Z Gerontol 12: 149–155 b
Radebold H (1980) Psychotherapie und Soziale Therapie in und durch Gruppenprozesse. In: Kanowski S (Hrsg) Gerontopsychiatrie. Tropon-Werke, Köln
Radebold H, Bechtler H (1981) Therapeutische Arbeit mit älteren Menschen. Teil III: Arbeit mit Gruppen. Lambertus, Freiburg
Radebold H, Bechtler H, Pina I (1973) Psychosoziale Arbeit mit älteren Menschen. Lambertus, Freiburg
Radebold H, Bechtler H, Pina I (1981a) Therapeutische Arbeit mit älteren Menschen. Teil I: Das Konzept, die Beteiligten und ihre Interaktion. Lambertus, Freiburg
Radebold H, Bechtler H, Pina I (1981b) Therapeutische Arbeit mit älteren Menschen. Teil II: Die Arbeit mit dem Einzelnen. Lambertus, Freiburg
Strotzka H (1978) Psychotherapie der Lebensalter. In: Rosenmayr L (Hrsg) Die menschlichen Lebensalter – Kontinuität und Krisen. Piper, München, S 395–409

Die Rehabilitation von Neurosekranken

F. BEESE

Einleitung

Die Frage einer Rehabilitation von Neurosekranken ist durch folgende Entwicklungen der letzten Jahrzehnte aktuell geworden:

Einmal durch die Anerkennung von Neurosen als gesundheitliche Störungen von Krankheitswert im Sinne der RVO und die hieraus erfolgte Einbeziehung dieser Krankheitsgruppe in die Leistungspflicht der gesetzlichen Krankenkassen, und zum anderen durch die Ausweitung der heilberuflichen Aktivitäten über die Behandlung hinaus in die zusätzlichen Bereiche der Prävention und der Rehabilitation. Die folgenden Ausführungen sollten einer Darstellung und Erörterung der Probleme gewidmet sein, die sich bei der Konzeption und Anwendung von Rehabilitationsmaßnahmen bei der besonderen Gruppe der Neurosekranken ergeben.

Pathogenese und Psychotherapie der Neurosen

Ehe auf spezielle anwendungsbezogene Konzepte einer Rehabilitation von Neurosekranken eingegangen werden kann, ist es notwendig, einige Besonderheiten der Pathogenese und der Symptomatologie von Neurosen näher zu betrachten, da rehabilitative Maßnahmen hieran anknüpfen und sich daran orientieren müssen.

Auf spezielle Fragen hinsichtlich der Gewichtung von Anlagebedingungen einerseits und psychosozialen Umwelteinflüssen andererseits bei der Disponierung und Auslösung neurotischer Erkrankungen wird in anderen Beiträgen dieses Buches ausführlich eingegangen. Deshalb braucht hier nur festgehalten zu werden, daß prägende und konstellierende Umwelteinflüsse in der Regel bei Neurosen eine wichtige Rolle spielen. Diese Überzeugung rechtfertigt ja – neben den therapeutischen Erfolgen – die Anwendung von Psychotherapie bei Neurosen. Eine solche Aussage gilt nicht nur für die Psychoanalyse, die bekanntlich in der korrigierenden emotionalen Erfahrung den entscheidenden heilungsfördernden Vorgang sieht – was ohne die Vorstellung von etwas schon postnatal Erfahrenem nicht denkbar wäre – sondern dies gilt auch für die Verhaltenstherapie, die sich bemüht, falsch Gelerntes auf dem Wege des therapeutischen Umlernens in Richtiges, d.h. den psychophysischen Gesetzmäßigkeiten Entsprechendes, wir sagen Gesünderes, zu lenken. Auch dieses therapeutische Konzept wird nur verständlich, wenn man die Ursachen der Neurosen in Störungen der psychophysischen Funktionsabläufe auf Zeitpunkte zurückdatiert, die irgendwo im Verlaufe der individuellen Entwicklung liegen. Zu beiden therapeutischen Konzepten gehört die grundsätzliche Reversibilität der eingetretenen Störungen.

Ein für die Frage der Rehabilitation von Neurosekranken entscheidender Faktor ist nun der Umstand, daß neurotische Symptombildungen weitaus stärker im Zusammenhang mit Störungen der *gesamten* intrapsychischen, interpersonellen und sozialen Bezüge des Menschen gesehen werden müssen als dies bei der Rehabilitation von organisch Kranken der Fall ist. Während sich die Rehabilitierung eines Armamputierten auf die Einstellung des Kranken auf sein vermindertes körperliches Leistungsniveau und das Einüben kompensatorischer Funktionen beschränken kann, reicht ein solcher Rehabilitationsansatz bei einem Patienten, der seit Jahren an einer hochgradigen Straßenangst leidet, nicht aus. Es reicht nicht aus bzw. wäre inadäquat, ihn daran gewöhnen zu wollen, seine persönlichen Befriedigungen und seine berufliche Arbeit nur noch in seiner Wohnung zu verrichten. Wir wissen vielmehr, daß ein rehabilitativer Ansatz vor allem auch die Verbesserung seiner individuellen und psychosozialen Gesamtsituation mit einbeziehen muß.

Aus dieser Betrachtung ergeben sich weitere Folgerungen: Einmal wird deutlich, daß bei Neurosen eine so eindeutige Unterscheidung zwischen Therapie einerseits und Rehabilitation andererseits wie bei organischen Krankheiten nicht möglich ist. Auch einer chronisch gewordenen Neurose liegt noch ein in Bewegung befindlicher innerpsychischer Ablauf zugrunde, selbst wenn sich äußerlich kaum noch etwas verändert. Die Rehabilitation des Neurotikers muß dem Rechnung tragen, indem sie die wesentlichen Elemente der Therapie von Neurosen — wenn auch in modifizierter Form, wie noch aufgezeigt werden soll — mit einbezieht.

Die Rehabilitation von Neurosekranken könnte somit als eine modifizierte Form der Psychotherapie bezeichnet werden, angewandt bei chronifizierten Neurosen, sofern man den Rehabilitationsbegriff bei Neurosen nicht einfach fallen lassen will. Dies würde jedoch den tatsächlichen Erfordernissen und Gegebenheiten nicht entsprechen, da spezielle Kriterien und Maßnahmen bei Neurosekranken, die später beschrieben werden sollen, den Begriff der Rehabilitation durchaus erfüllen. Darüber hinaus ist die heilberufliche Gesamtversorgung in unserem Lande in Therapie und Rehabilitation aufgeteilt, mit jeweils unterschiedlichen Zuständigkeiten bezüglich der Kostenträger, so daß ein Fortfall des Rehabilitationsbegriffes bei Neurosekranken einen Verzicht auf die Inanspruchnahme der für Rehabilitationsleistungen vergebenen finanziellen Mittel bedeuten würde.

Etwas weiteres ist aus den am obigen Beispiel aufgezeigten Unterschieden zwischen der Rehabilitation von organisch Geschädigten und chronisch neurotisch Kranken abzuleiten: Die bei organisch Geschädigten mögliche und übliche Unterscheidung von medizinischer, vorberuflicher und beruflicher Rehabilitation ist bei chronisch Neurotischen nicht möglich. Wollte man die bei ihnen notwendigen Rehabilitationsmaßnahmen in diese Gliederung einfügen, so würde sich eine Mischung von medizinischer (hier psychotherapeutischer) und vorberuflicher Rehabilitation ergeben. Anders ausgedrückt: Der Neurotiker, auch der in seiner Arbeitsfähigkeit eingeschränkte, bedarf spezieller Maßnahmen, die in einem grundlegenden, umfassenden und allgemeinen psychischen Bereich ansetzen und dazu führen sollen, die intrapsychischen sowie die interpersonellen und sozialen Grundvoraussetzungen seiner Arbeitsfähigkeit zu verbessern, so z.B. sein Selbstbewußtsein, seine Durchhaltefähigkeit, seine Kontaktfähigkeit, seine Durchsetzungskraft usw. Diese Maßnahmen können und müssen z.T. auch an konkrete, zu trainierende Tätigkeitsabläufe gebunden werden. Letztere brauchen jedoch nicht unbedingt berufsbezogen zu sein, wie es bei organisch Geschädigten der Fall ist. Zum Beispiel kann eine berufsunfähig gewordene neurotische Lehrerin durchaus im Rahmen einer Tätigkeit als Verkäuferin rehabilitiert werden. Die durch die Rehabilitationsmaßnahmen intendierten Verbesserungen ihrer psychosozialen Grundvoraussetzungen für *jegliche* Arbeit kann sie auch bei einfacherer Tätigkeit (wieder-)erlernen und üben. Selbstverständlich bedarf eine solche Maßnahme als Ergänzung einer begleitenden rehabilitativen Gruppenpsychotherapie, um die im Arbeitsversuch gemachten Erfahrungen zu integrieren und zu festigen. Eine solche Art von Rehabilitation enthält somit Anteile der medizinischen wie auch der vorberuflichen Rehabilitation. Maßnahmen aus dem Bereich der beruflichen, d.h. berufs- bzw. tätigkeitsgebundenen, Rehabilitation kommen bei chronisch neurotischen Patienten nur selten in Frage.

Die Beschreibung der besonderen Merkmale einer Rehabilitation von Neurosekranken, sowie von deren Verwirklichung erfordert als nächstes eine Klärung der Indikationsstellung für die Anwendung solcher spezieller Maßnahmen.

Neurosen- bzw. Personengruppen, die spezieller rehabilitativer Maßnahmen bedürfen

Grundsätzlich ist die Indikation für eine Rehabilitation von Neurotikern dann gegeben, wenn ihre Erkrankung ein chronisches Stadium erreicht hat und soziale Folgen wie Verlust der Arbeit, Isolierung in der Partnerschaft oder Familie usw. eingetreten sind. Dies gilt auch für diejenigen an Neurosen leidenden Kranken, die eine längere psychoanalytische Einzel- oder Gruppentherapie oder andere Art von Psychotherapie hinter sich haben, ohne daß es zu einer Besserung gekommen ist bzw. ohne daß eine laufende Verschlechterung und Chronifizierung aufgehalten werden konnte.

Um die Frage zu beantworten, um welche Krankheits- bzw. Symptomgruppen es sich dabei handelt, möchte ich eine Gliederung von der allgemeinen zur speziellen psychischen Störung hin vornehmen:

1. Betroffen sind einmal diejenigen Neurotiker, deren Charakter insgesamt bzw. in weiten Bereichen neurotisch verändert ist. Hierzu gehören Patienten mit schizoiden Charakterneurosen, Ich-Schwäche, narzißtischen Persönlichkeitsstörungen, Grundstörungen im Sinne Balints und Borderline-Erkrankungen.

2. Der ersten Gruppe stehen von den intrapsychischen Grundgegebenheiten her die Alkohol- und Drogenabhängigen nahe.

3. Eine weitere Gruppe betrifft Patienten, deren Charakterentwicklung partiell weniger gestört verlaufen ist, und bei denen eine spezielle, vorwiegend psychoneurotische Symptomatik entstanden und chronifiziert ist, also

a) chronifizierte neurotische Depressionen,
b) chronifizierte Phobien, einschließlich Herzneurosen,
c) chronifizierte Zwangsneurosen.

4. Die nächste Gruppe umfaßt Patienten, deren Neurose zu stärkeren krankhaften Störungen körperlicher Funktionsabläufe geführt hat, und die hier unter der Bezeichnung vegetative Neurosen zusammengefaßt werden sollen.

5. In die letzte Gruppe sollen die psychosomatischen Krankheiten im engeren Sinne gestellt werden, also die Anorexie, das psychogene Asthma, die Colitis ulcerosa und das Magenulcus.

Rehabilitationskonzepte für Neurosekranke und ihre praktische Anwendung

Die Übersicht über die Betroffenengruppen läßt erkennen, daß die Ansätze für eine Rehabilitation bei den Neurotikern der einzelnen Gruppen unterschiedlich sein müssen. Um die Indikationen für die Anwendung spezieller Rehabilitationsmaßnahmen bei den einzelnen Neurotikergruppen stellen zu können, sollen diese Maßnahmen zunächst erläutert werden: hierzu ist es erforderlich, die theoretischen Konzepte vorzulegen, sowohl über die Entstehung und Chronifizierung von Neurosen als auch über deren Behandlung und Rehabilitation. Das hier vorgelegte Grundkonzept orientiert sich an einer psychodynamisch-psychosozialen Betrachtungsweise. Danach wird die Entstehung von Charakter- und Symptomneurosen aus den intrapsychischen Konflikten abgeleitet, die sich aus den Selbst- und Triebkräften des heranwachsenden Individuums und seinen primären Beziehungspersonen und -gruppen ergeben. Der in primären (Familien-) Gruppen herrschenden Dynamik wird hierbei große Bedeutung zugemessen, also der Atmosphäre, dem Umgangsstil, der Kultur, der Ideologie, der Familie, den Rollenzuteilungen und Rollenerwartungen usw. (s. z.B. Richter 1968). Neurosen entstehen dann, wenn ein zu großes Mißverhältnis zwischen übermäßig starken pathogenen Familieneinflüssen die Anpassungsleistungen des heranwachsenden Individuums überfordern, so daß seine weitere Charakterentwicklung von den Auswirkungen neurotischer Hemmungen und Fixierungen gekennzeichnet ist.

Das hieraus abgeleitete therapeutische Konzept ist das psychoanalytische: Das künstlich hergestellte therapeutische Beziehungsfeld Patient — Therapeut (in der Einzeltherapie) oder Patient — andere Patienten — Therapeut (in der Gruppentherapie) reaktiviert die primären Befindlichkeiten, Gefühle, Einstellungen und Verhaltensweisen aus der primären Familiensituation der Kindheit, macht diese bewußt erlebbar und ermöglicht somit auch eine Ablösung davon, eine Fortsetzung aufgehaltener psychischer Entwicklungsvorgänge und eine Korrektur des neurotischen zu gesünderem Verhalten hin.

Nach dieser Erläuterung kann klarer definiert werden, wann die Rehabilitation bei Neurotikern einsetzen muß und was darunter zu verstehen ist: Während bei Patienten, bei denen bestimmte positive Voraussetzungen wie ausreichende Intelligenz, Psychogeneseverständnis, Introspektions- und Integrationsfähigkeit sowie Motivation zur Selbstkritik und Änderung gegeben sind, der psychotherapeutische Selbsterfahrungs- und Änderungsprozeß allein durch die ambulante psychoanalytische Behandlung bis zur Gesundung zu Ende geführt werden kann, gibt es eine große Zahl von Neurotikern, bei denen dies nicht möglich ist; entweder ist bei ihnen schon von vornherein deutlich, daß sie die eben genannten Voraussetzungen nicht erfüllen, oder das wird erst im Verlaufe der Psychotherapie klarer. Es kommt dann trotz der durchgeführten Psychotherapie zur Chronifizierung der Neurose mit den einschneidenden Folgen der partnerschaftlich-familiären Isolierung und der beruflichen Desintegration.

Hier können nun diejenigen Aktivitäten einsetzen, die als „Rehabilitation von Neurosen" zu verstehen sind. Sie basieren zwar ebenso wie die psychotherapeutischen Methoden des klassischen analytischen Settings auf der psychodynamisch-gruppendynamischen Betrachtungsweise, *erweitern* aber dieses Konzept um sozusagen *nicht*-klassische Merkmale, Ansätze, Angebote und Maßnahmen, die in ihrer Gesamtheit das spezifisch Rehabilitative darstellen. Gemeinsam ist all diesen zusätzlichen Merkmalen, daß sie eine *größere Aktivität* des Therapeuten gegenüber dem Patienten beinhalten.

Die Notwendigkeit der Erweiterung des klassischen psychoanalytischen Settings bei bestimmten neurotischen Krankheitsverläufen wurde schon früh erkannt und läßt sich durch die gesamte psychoanalytische Literatur bis zum heutigen Tage weiterverfolgen. [S. Beeses Diskussion (1973) der Problematik, wie die bei der Behandlung chronischer Neurosen notwendigen aktiven Maßnahmen sich mit den Erfordernissen der Psychoanalyse vereinbaren lassen. Dies beginnt bei Ferenczis aktiver Technik (1920), setzt sich in der Kinderanalyse fort und hat mit der Einführung der psychoanalytischen Kurz- und Focaltherapie in den letzten Jahren weitere Aktualität erlangt (z.B. Malin 1965)].

Ein weiteres Merkmal dieser zusätzlichen Maßnahmen und Angebote ist der wesentlich größere Stellenwert des *Übens* und des *sozialen Lernens* gegenüber dem — durchaus auch hierbei intendierten und stattfindenden — Selbsterfahrungsanteil.

Konkret auf die praktische Anwendung bezogen gibt es für den zu rehabilitierenden Neurotiker folgende Möglichkeiten:

1. Einbeziehung des gesamten persönlichen Feldes in das therapeutische Setting, also *Familientherapie.* Dies ist z.B. dann indiziert, wenn die Grenze des klassischpsychotherapeutischen Settings durch eine zu große Rigidität der pathologischen Familienstruktur gegeben war. Es betrifft z.B. chronisch Magersüchtige, aber auch Herzneurotiker u.a.

2. *Verbringung des Patienten in ein anderes psychosoziales Milieu,* das aufgrund der in ihm herrschenden Psychodynamik nicht nur korrigierende emotionale, sondern auch korrigierende soziale Erfahrungen ermöglicht.

Dies ist z.B. indiziert bei chronifizierten Chrakterneurosen mit Depressionen und schweren Arbeitsstörungen sowie persönlicher Isolierung. Die durch ein solches therapeutisch wirksames Milieu — in der Regel eine nach den Kriterien einer therapeutischen Gemeinschaft (s. hierzu z.B. die Arbeiten von Ploeger 1972, Veltin 1968 und Beese 1971) strukturierte psychotherapeutische Klinik oder Abteilung — in Gang gesetzte psychische Nachentwicklung und Nachsozialisierung mündet meist in eine anschließend auch äußere Verselbständigung des Patienten mit eigener Wohnung, selbst gewählter Arbeit und Arbeitsstelle usw. ein. Neben der therapeutischen Wirksamkeit des korrigierenden psychosozialen Milieus der rehabilitierenden Institution und der zusätzlich in ihr stattfindenden speziellen psychotherapeutischen Maßnahmen im engeren Sinne ist häufig im letzten Stadium des Aufenthaltes in der Institution eine Einbeziehung der folgenden, dritten zu nennenden Rehabilitationsmaßnahme erforderlich.

3. Der *therapeutische Arbeitsversuch.* Aufgrund mehrjähriger Erfahrungen des Verfassers in der eigenen Institution können die bei chronifizierter Neurose nie vorhanden gewesenen oder verloren gegangenen psychischen Grundvoraussetzungen des beruflichen Arbeitens am besten

in regulären, echten Arbeitsbetrieben erworben bzw. wieder erworben werden, also im Rahmen einer Tätigkeit als Büroangestellte, Verkäuferin, Laborarbeiter, Stationshilfe, Hilfskraft in einem Buchverlag, Kabelträger in einem Fernsehstudio, um nur einige konkrete Beispiele zu nennen.

Dieses Konzept ist nur realisierbar, wenn es eingebettet ist in die weiterlaufende psychotherapeutische Beziehung, welche sowohl Schutz und Ermutigung als auch Möglichkeit zur Bewußtwerdung und Integration der im Arbeitsversuch gesammelten Erfahrungen für den Patienten vermittelt.

Für Patienten mit chronifizierten Neurosen, deren Ich-Funktionen noch ausreichen, um an einer ambulanten Psychotherapie teilzunehmen, besteht grundsätzlich auch die Möglichkeit der Erweiterung des Settings um einen therapeutischen Arbeitsversuch. Hierbei können — ebenso wie in der Klinik — Teilfunktionen der auf den Patienten gerichteten notwendigen Aktivitäten auch *an andere Personen delegiert* werden, z.B. an Sozialarbeiter. Grundvoraussetzung für die Wirksamkeit des Rehabilitationskonzeptes ist aber die ständige Kommunikation der daran Beteiligten, um das Konzept konsequent unter einheitlichen Gesichtspunkten durchzuführen und der beim Patienten vorhandenen Neigung, die an seiner Therapie Beteiligten zu entzweien, zu begegnen.

Nach meiner Ansicht wird von der zuletzt genannten Möglichkeit der ambulanten Rehabilitation noch zu wenig Gebrauch gemacht. Ich vermute, daß dies nicht zuletzt auf einen gewissen Dogmatismus mancher Psychoanalytiker zurückzuführen ist, die Angst vor einer Verwässerung des reinen psychoanalytischen Settings haben.

4. Die langfristige Verbringung eines Patienten mit einer schweren chronifizierten Neurose in eine *Arbeitssituation unter erleichterten Bedingungen* (z.B. die geschützte Werkstätte), wie sie bei psychotischen Patienten die Regel ist, sollte nur im äußersten Einzelfall erfolgen. Denn für den Neurotiker, auch den chronisch Kranken und desintegrierten (jedenfalls unter dem Aspekt, unter dem er in diesen Ausführungen hinsichtlich seiner psychischen Struktur verstanden wird) gilt als oberster Grundsatz, daß er so lange und so weit wie irgend möglich mit der äußeren Lebensrealität verbunden bleiben soll, da er nur an ihr und in ihr gesunden kann, und daß eine Herausnahme aus dieser Realität nur so lange, wie unbedingt nötig, erfolgen soll, und die Wiederheranführung an die Realität — oft schrittweise, wie eben über einen therapeutischen Arbeitsversuch — sobald wie irgend möglich stattfinden soll.

Einige praktische Probleme bei der Rehabilitation von Neurosekranken

1. Aus dem zuletzt Gesagten ergibt sich bereits, daß die Schaffung besonderer *Rehabilitationsstätten für Neurosekranke nicht erforderlich* er-

scheint. Die aufgezeigten rehabilitativen Maßnahmen können von einer Anzahl bereits vorhandener psychotherapeutischer Kliniken und Abteilungen und, was noch zu wenig praktiziert wird, auch in Form einer Erweiterung des ambulanten psychotherapeutischen Settings realisiert werden. Die wenigen schwerst gestörten Neurotiker, die für lange Zeit in ihrem gesamten Lebens- und Arbeitsumfeld geschützte Bedingungen benötigen, können in den Rehabilitationseinrichtungen der Psychiatrie untergebracht werden (s. hierzu auch Häfner 1965, der für Schizophrene ein gleitendes Klinik- und Nachsorgesystem beschreibt, das auch für die Gruppe schwerst neurotischer Patienten geeignet wäre).

2. Praktische Probleme können entstehen, wenn sich in einer Institution Vertreter unterschiedlicher Neurosenentstehungstheorien gegenüberstehen, wobei die einen für die Entstehung schwerer Neurosen in stärkerem Maße anlagebedingte und organische Dispositionen verantwortlich machen und dementsprechend Veränderungen an der kranken Charakterstruktur kaum für möglich halten, während die anderen das Schwergewicht in den exogenen pathogenetischen Faktoren sehen und die Wandelbarkeit des neurotischen Charakters optimistischer einschätzen. An einer solchen Institution ist es schwierig, zu einem gemeinsamen Rehabilitationskonzept zu gelangen.

3. Ein Sonderfall des Divergierens pathogenetischer Vorstellungen und daraus abgeleiteter therapeutischer Konsequenzen beim Umgang mit chronifizierten Neurosen ist die Orientierung an der psychoanalytisch-psychodynamischen Auffassung auf der einen und diejenige an der Lerntheorie und Verhaltenstherapie auf der anderen Seite. Hierzu kann jedoch gesagt werden, daß die Unterschiedlichkeit der Auffassungen sich bei den zu rehabilitierenden chronisch neurotisch Kranken weniger trennend auswirkt als bei den akut Neurotischen. Denn die oben beschriebenen, aus einer psychoanalytischen Grundauffassung der Neurosenentstehung abgeleiteten Maßnahmen enthalten ja eine ganze Anzahl von Merkmalen der Verhaltenstherapie wie z.B. Üben, (Um-)Lernen, Ermutigung, Verstärkung u.a. [Heigl u. Triebel (1977) haben die im Verlaufe psychoanalytischer Behandlungen stattfindenden Lernvorgänge eingehend dargestellt.] Insofern könnte man die Rehabilitation von Neurosekranken als eine Integration von Elementen der Verhaltenstherapie in das psychoanalytische Therapiekonzept definieren. Vielleicht wird überhaupt der in den letzten Jahren zu beobachtende Einsatz psychotherapeutischer Aktivitäten bei Neurosen verschiedenster Ausprägung und verschiedensten Schweregrades allmählich deutlicher, als bisher die Indikationen für die Anwendung analytischer oder verhaltenstherapeutischer Methoden oder die Kombination beider Methoden erkennen lassen.

4. Unter der Gruppe der zu rehabilitierenden neurotischen Erkrankungen wurden auch die *Abhängigen* genannt; zahlenmäßig am relevantesten die *Alkoholiker*.

Sie stellen insofern eine Sondergruppe dar, als sich ihre Abhängigkeitsneigung auch psycho- und familiendynamisch ableiten läßt, ihre Erkrankung aber zusätzliche Merkmale enthält, deren therapeutische Handhabung allein mit analytischen Methoden, auch im oben beschriebenen erweiterten Sinn, nicht ausreicht. Dementsprechend muß die Rehabilitation von Alkoholikern in einer Kombination von einleitenden längerfristigen stationären Maßnahmen (Entwöhnung + analytisch orientierte Gruppentherapie + therapeutische Arbeitsversuche) und anschließender, sich über lange Zeit erstreckender Gruppenarbeit bestehen. Die Qualifikation der Suchtkrankentherapeuten ergibt sich aus der Erfahrung im Umgang mit Abhängigen und einer analytisch orientierten systematischen psychotherapeutischen Weiterbildung einschließlich Selbsterfahrung.

Ein solches analytisch orientiertes, überregionales Weiterbildungsprogramm zum Suchtkrankentherapeuten (Sozialtherapeuten im Suchtkrankenbereich) wird vom Niedersächsischen Landeskrankenhaus Tiefenbrunn und der Fortbildungsstelle für Psychotherapie am Psychotherapeutischen Zentrum Stuttgart Sonnenberg unter der Trägerschaft des Gesamtverbandes der Evangelischen Kirchen (Diakonisches Werk) durchgeführt. Ein verhaltentherapeutisch orientiertes Weiterbildungsprogramm wird vom gleichen Träger in München angeboten.

5. Abschließend soll noch ein gesellschaftliches Problem erwähnt werden, das bei der Rehabilitation von Neurosekranken von Bedeutung ist. Ich meine die *Rehabilitations-„Würdigkeit"* des Neurotikers. Diese Frage spielte hintergründig immer mit, wenn es um die Neurosen ging. Sie beeinflußte die langwierige Diskussion, ob Neurosen Krankheitswert beizumessen ist, und sie spielt erneut bei der Behandlung der schweren und chronifizierten Neurosen mit, die wir hier Rehabilitation nennen.

In der Stufenleiter organische Krankheit, Psychose, Neurose wird in der mehrheitlichen Meinung der Bevölkerung der Neurose am wenigsten Bereitschaft entgegengebracht, sie als Krankheit anzuerkennen und sich gefühlsmäßig entsprechend darauf einzustellen. Es wird vorwiegend der sekundäre Krankheitsgewinn und nicht die subjektive Erlebnisverarmung des Neurotikers registriert. Die neurotische Aktivitätshemmung wird als Faulheit oder Willensschwäche empfunden, und die neurotische Beziehungsstörung wird als Egoismus und Überheblichkeit angesehen. Der Entstehung und der weiterbestehenden Wirksamkeit solcher Einstellungen dem Neurotiker gegenüber soll an dieser Stelle nicht weiter nachgegangen werden. Das Phänomen sollte jedoch aufgezeigt und darüber hinaus vermerkt werden, daß es vermutlich auch bei vielen Personen vorhanden und wirksam ist, die beruflich mit der Rehabilitation von Neurotikern zu tun haben. Diese sind aber, im Gegensatz zum medizinischen Laien, um der Wirksamkeit der von ihnen verfolgten therapeutischen Aktivitäten willen dazu verpflichtet, sich ehrlich damit auseinanderzusetzen, um zu einer klaren, mit ihrer Gesamtpersönlichkeit übereinstimmenden Einstellung gegenüber dem Neurotiker zu gelangen. Diese sowohl bei Laien als auch bei heilberuflich im Bereich der Psychiatrie und Psychotherapie Tätigen anzutreffenden Vorurteile gegenüber dem chronisch neurotisch Kranken sind meines Erachtens einer der Gründe dafür, daß die grundsätzlich vorhandenen Möglichkeiten für ihre Rehabilitation noch nicht voll ausgeschöpft sind.

Zusammenfassung

Die Besonderheiten, die sich bei der Anwendung des Rehabilitationsbegriffes für Neurosekranke ergeben, werden von unterschiedlichen Gesichtspunkten her diskutiert. Dabei wird auf die Rehabilitationskonzepte, die sich aus den Neurosenentstehungs- und Behandlungstheorien ableiten, für Neurosekranke im Vergleich mit organisch Kranken wie auch mit Psychotikern eingegangen.

Des weiteren werden die bei einer konkreten Rehabilitation von Neurosekranken notwendigen Modifikationen des klassischen psychoanalytischen Behandlungssettings erörtert, die vor allem in einer größeren Aktivität der an der Rehabilitation Beteiligten im Vergleich mit der zurückhaltenden Spiegelhaltung des Psychoanalytikers bestehen, der akute Neurosen behandelt.

Schließlich wird das Zusammenwirken psychoanalytischer und verhaltenstherapeutischer Aspekte bei der Rehabilitation von Neurosekranken angesprochen und werden gesellschaftliche Probleme, wie die Behandlungswürdigkeit des chronisch neurotisch Kranken, erwähnt, die bei der Verwirklichung der Rehabilitation dieser speziellen Gruppe psychisch Kranker eine bedeutsame Rolle spielen.

Literatur

Beese F (1971) Das Modell der therapeutischen Gemeinschaft und seine Anwendung auf psychotherapeutische Kliniken. In: Battegay R, Däumling AM, Enke H, Heigl-Evers A, Schindler R, Strotzka H, Uchtenhagen A (Hrsg) Gruppentherapie und Gruppendynamik, Bd 4. Vandenhoeck & Ruprecht, Göttingen Zürich, S 282–294
Beese F (1975) Zum Problem einer Rehabilitation von Neurosekranken. Z Psychosom Med Psychoanal 4. Vierteljahresheft: 315–326
Ferenczi S (1921) Weiterer Ausbau der aktiven Technik in der Psychoanalyse. Int Z Psychoanal 7: 233–251
Häfner H, Vogt-Heyder B, Zerssen D von (1965) Erfahrungen mit Schizophrenen in einem gleitenden klinischen Behandlungs- und Nachsorgesystem. Z Psychother 15: 97–116
Heigl F, Triebel A (1977) Lernvorgänge in analytischer Therapie. Huber, Bern
Malan DH (1965) Psychoanalytische Kurztherapie. Huber, Bern; Klett, Stuttgart
Ploeger A (1972) Theorie und Praxis der Psychotherapie und Sozialpsychiatrie in der therapeutischen Gemeinschaft. Thieme, Stuttgart

Richter HE (1968) Probleme der Familientherapie. In: Dräger K, Mitcherlich A, Richter H-E, Scheunert G, Seeger G, Meistermann E (Hrsg) Jahrbuch der Psychoanalyse, Bd V. Huber, Bern Stuttgart, S 107–123
Veltin A (1968) Das Gruppengespräch in der therapeutischen Gemeinschaft. Z Psychother 18: 50–57

Sozialmedizinische Begutachtung neurotischer Patienten

G. HEINZ

Wichtige Zweige der Sozialversicherung entstanden in den 80er Jahren des vorigen Jahrhunderts:

1883 erfolgte die Einführung der Krankenversicherung,
1884 die der Unfallversicherung und
1889 die der Alters- und Invalidenversicherung.

Für erwerbsunfähig gewordene Lohnempfänger bestand erstmals die Möglichkeit, eine Rente zu erhalten. Durch Inkrafttreten des Unfallversicherungsgesetzes wurden Arbeitsunfälle bzw. deren Folgen entschädigungspflichtig.

Die im Zusammenhang mit den neuen Sozialgesetzen bald einsetzende Gutachtertätigkeit stellte die Ärzte vor bis dahin unbekannte diagnostische und sozialmedizinische Probleme. Schon bis 1914 wurden mehr als 1000 wissenschaftliche Arbeiten zum Thema ,,Traumatische Neurose" publiziert.

Traumatische Neurose

Dieser Begriff wurde bereits wenige Jahre nach Einführung der Unfallversicherung benutzt. In der ersten Auflage seines Lehrbuchs definierte Hermann Oppenheim (1894) das Krankheitsbild wie folgt:

,,Nach unserer Auffassung sind die traumatischen Neurosen eine Folge der psychischen und physischen Erschütterung. Beide wirken vornehmlich auf das Gehirn und rufen moleculare Veränderungen hervor... Verletzungen entfalten diese Wirksamkeit besonders dann, wenn das Großhirn bereits vorher eine gesteigerte Empfänglichkeit (neuropathische Disposition) besaß oder durch den Unfall selbst (Schreck, Aufregung) in entsprechender Weise alteriert worden ist.

Dieser Theorie steht die Charcot'sche gegenüber, welche die traumatische Hysterie auf dem Wege der *Autosuggestion* entstehen läßt."

Die Lehre von der molekularen bzw. mikrostrukturellen Schädigung des ZNS verlor bekanntlich in den folgenden zwei Jahrzehnten an Bedeutung und wurde infolge der Erfahrungen mit Kriegszitterern im ersten Weltkrieg ganz aufgegeben.

Abgesehen vom wissenschaftlichen Streit um Formal- und Kausalgenese der traumatischen Neurose ergab sich für die Ärzteschaft eine weitere Verunsicherung durch die offenbar weitverbreitete Befürchtung, das genannte Krankheitsbild rufe — infolge des Mangels an objektiv-naturwissenschaftlichen Nachweismethoden — den Simulanten geradezu auf den Plan.

In medizinischen wie in nichtmedizinischen Veröffentlichungen ist die Rede von „Versorgungsdenken" bzw. „bedenkenloser Inanspruchnahme der Sozialversicherung schon aus nichtigem Anlaß" oder aus Gründen „neurotisch übersteigerten Anspruchsbewußtseins". Allein die Tatsache des Versichertseins habe beim Versicherten eine gefährliche Entwicklung ausgelöst: Sie enthebe ihn der Notwendigkeit eigenverantwortlicher Vorsorge, untergrabe sein Verantwortungsbewußtsein gegenüber der „Solidargemeinschaft der Versicherten" und fördere die Bereitschaft, Umstände wie Krankheit, Unfall und Arbeitslosigkeit für sich zu nutzen und das Beste aus ihnen zu machen (Kirchberger 1978).

Zeitweise wurde das Vorkommen traumatischer Neurosen überhaupt bezweifelt und gesagt, es handle sich durchgängig um Vortäuschung einer Störung oder um „Begehrungsvorstellungen". Schließlich differenzierte man dahingehend, daß Fälle einer echten traumatischen Neurose als „Unfallneurose" bezeichnet werden sollten, während alle übrigen Störungen unter dem Stichwort „Rentenneurose" zusammengefaßt wurden.

Psychoanalytische Untersuchungen

Eine zusammenfassende Darstellung findet sich bei Lorenzer (1966). Zentrale Fragen für die psychoanalytisch orientierte Forschung sind:

Wie bildet sich das Symptom aus dem Ineinander von Ereignis und Erlebnis?

Gibt es überhaupt Dauerschädigungen des psychischen Apparates aufgrund traumatischer Einwirkungen, oder hat das Ereignis vielmehr nur eine Auslöserfunktion, dient also als agent provocateur, der eine bisher verborgene Störung lediglich aufdeckt?

Wichtige Einblicke entstammen der Untersuchung von Extremsituationen in nationalsozialistischen Konzentrationslagern sowie dem Studium der sog. jugoslawischen Partisanenanfälle. Man lernte, statt einzelner, isolierter Traumen die psychische und situative Gesamtkonstellation unter psycho- und soziodynamischen Gesichtspunkten zu untersuchen. Im Ergebnis findet sich eine Übereinstimmung der äußeren Situation mit der situativ erzwungenen inneren Strukturierung, wobei das schädigende Ereignis nicht so sehr in Einzeltraumen zu suchen ist, sondern in der Abfolge wiederholter schwerer psychischer Traumen über einen langen Zeitraum in einer aussichtslosen Situation. Diese Ergebnisse sind heute allgemein bekannt und akzeptiert.

Traumatische Neurose bedeutet demnach im Verständnis psychoanalytischer Autoren, daß „eine strukturelle — d.h. bleibende — Veränderung des psychischen Apparates (als stabile und ohne weitere Einwirkungen auch irreversible Verformung) unter dem Druck schädigender Einwirkungen zustande kommt (Lorenzer 1966). Abzugrenzen davon sind einerseits die *traumatischen Reaktionen* (Schreckneurosen, Aktualneurosen), bei denen es sich um eine vorübergehende Störung des psychischen Gleichgewichts handelt, andererseits die *Psychoneurosen,* bei denen das fragliche Trauma mehr eine Katalysatorfunktion hat. Aufgrund der letztlich ähnlichen und immer auf Traumatisierung beruhenden Verursachung gibt es zwischen den Unfallneurosen im engeren Sinn und den Psychoneurosen ein breites Übergangsspektrum.

Rechtsprechung

Eine *Berufs- oder Erwerbsunfähigkeit,* die zur Gewährung einer Rente führen kann, muß nach den §§ 1246 Abs. 2 und 1247 Abs 2 RVO auf einer Krankheit oder anderen Gebrechen oder Schwäche der körperlichen und geistigen Kräfte des Versicherten beruhen. Problematisch war stets die Frage, wann neurotische Störungen unter diese Bestimmungen fallen. Die Sozialgerichte, die in der Bundesrepublik Deutschland erst seit 1953 bestehen, haben in dieser Frage im wesentlichen den Tenor einer früheren Entscheidung des Reichsversicherungsamtes (1926) übernommen. In einem Urteil des Bundessozialgerichts von 1958 wird Krankheitswert und damit Rentenbefähigung solchen Neurosen zugesprochen, bei denen der Versicherte „objektiv unfähig" ist, „aus eigener Kraft seine jeder Arbeitsleistung entgegenstehenden neurotisch bedingten Hemmungen zu überwinden". Grundlage der Berentung ist die gutachterliche Feststellung, daß es sich um einen *nicht behebbaren Dauerzustand* handelt (Schubert 1962, 1963). Unter bestimmten Voraussetzungen, etwa im Zusammenhang mit der Einleitung von Heilverfahren oder anderen rehabilitativen Maßnahmen, kommt eine Rentengewährung auf Zeit in Frage.

Anders liegen die Probleme bei Begutachtungen im Rahmen der *Unfallversicherung.* Im Gegensatz zur Rentenversicherung gilt hier die Kausalitätsnorm der *wesentlichen Verursachung,* wobei es entscheidend auf die Feststellung des Kausalzusammenhanges zwischen einem schädigenden Ereignis und einer nachfolgenden Gesundheitsstörung ankommt. Das Bundessozialgericht hebt in seiner Rechtsprechung darauf ab, daß die besondere individuelle Belastung des Betroffenen dargelegt werden müsse. Andererseits scheide eine Schädigung als wesentliche Mitursache einer Gesundheitsstörung nicht schon deswegen aus, weil bei dem Betroffenen eine entsprechende Reaktionsbereitschaft (Prädisposition) vermutet werden muß (Schubert 1966).

Praktische Hinweise für die Gutachtertätigkeit

Allgemein gilt, daß eine Berufs- oder Erwerbsunfähigkeit infolge neurotischer Störungen nur selten gegeben ist. Voraussetzung für die Anerkennung ist eine nach Art und Ausmaß schwere neurotische Symptomatik, z.B. im Rahmen einer Zwangs- oder Angstneurose, oder ein anhaltendes asthenisches Versagen, wobei der Kranke seine Störungen „nicht aus eigener Kraft überwinden kann". Tendenziöse Verhaltensweisen müssen ausgeschlossen, therapeutische Möglichkeiten ausgeschöpft sein. Sowohl aus ärztlich-therapeutischen als auch aus versicherungs- bzw. sozialrechtlichen Gründen ist zu prüfen, ob nicht unter bestimmten Bedingungen noch eine beschränkte Tätigkeit erreicht werden kann. Unter Umständen kann sich eine „Rente auf Zeit" bewähren.

Das bedeutet, daß im Rahmen der Begutachtung eine gründliche körperliche und psychiatrische Untersuchung unter neurosenpsychologischen Gesichtspunkten vorgenommen werden muß. Nach unseren eigenen Erfahrungen, die durch entsprechende Hinweise in der Literatur (z.B. Bleuler u. Bleuler 1960) gestützt werden, verbergen sich hinter scheinbar neurotischen Beschwerden oder vorgeblich „demonstrativen" bzw. „grob demonstrativen" oder „hysterischen Verhaltensweisen" nicht selten organische Krankheiten, die lange übersehen wurden (z.B. Schädel-Hirn-Traumen mit entsprechenden Folgezuständen, organische Psychosyndrome anderer Ätiologie, Alters- und Verschleißerkrankungen, Polyneuromyopathien etc.) oder auch Depressionen.

Durch den Gestaltwandel neurotischer Störungen hin zu „Intimformen" (v. Baeyer 1959) ist die Diagnostik und Begutachtung insgesamt schwieriger geworden: „Die großen Affektszenen, mit denen der Sozialneurotiker von einst im Rentenkampf das traumatische Ereignis zu reproduzieren pflegte, erlebt man heute kaum mehr." Stattdessen sieht man häufig uncharakteristische psychovegetative Beschwerden sowie „psychogene Überlagerungen", die gerade *zu Beginn* der Untersuchung oft verstärkt dargeboten werden. Ziel einer solchen Aggravation ist es zumeist nicht, den Arzt zu täuschen: vielmehr soll erreicht werden, daß tatsächlich vorhandene Störungen auch gesehen und angenommen werden. In dieser Situation ist die Haltung des Untersuchers wesentlich: Sieht er „grob hysterische Verhaltensweisen", „zweckneurotische Tendenzen", „Rentenbegierde" oder ähnliches, so spürt der Untersuchte Angst, abgewiesen zu werden und verstärkt seine Beschwerden erneut.

Besonders von neurologischer Seite ist wiederholt darauf hingewiesen worden, daß übertriebene Klagen die Schilderung des Beschwerdebildes zunächst überlagern können. Sie treten in den Hintergrund, sobald der Patient sich im Verlaufe eines längeren, vertieften Untersuchungsgesprächs ausführlich zu seiner Situation äußern kann. Ohne eine gründliche Exploration (in einer oder mehreren Sitzungen) kann in solchen Fällen eine sichere Beurteilung nicht gelingen (Bay 1975). Schon Oppenheim (1894) warnte davor, "die Untersuchung ohne weiteres auf Betrug-Entlarvung zuzuspitzen". Nach Suchenwirth (1977) kann der Gutachter durch unfreundliches und ablehnendes Verhalten einen fehlerhaften Regelkreis in Gang setzen: Der Untersuchte glaubt sich unverstanden und übertreibt, der Gutachter sieht die Übertreibung und bagatellisiert, der Untersuchte übertreibt noch mehr und gerät — oft wider Willen — in die Rolle eines Kämpfers, der nun auch glaubt, vortäuschen zu müssen. Der erfahrene Untersucher hingegen vermag diese meist geringfügigen Störungen durch eine entsprechende Untersuchungstechnik zu überspielen.

Sowohl im Rentenverfahren als auch im Rahmen der Unfallversicherung muß die Entstehung einer Neurose verwickelter und vielschichtiger gesehen werden, als dies mit dem "simplifizierenden Begriff Begehrungsvorstellung" (v. Baeyer 1959) ausgedrückt ist. Lang anhaltende Beschwerden nach Gehirnerschütterung sind ein häufig anzutreffendes Beispiel. Kann eine substantielle Hirnschädigung sicher ausgeschlossen werden, ist das Ausbleiben einer an sich zu erwartenden Rückbildung der Beschwerden nicht einfach gleichzusetzen mit deren Vortäuschung. Simulation ist als Patientenverhalten heute noch seltener anzutreffen als früher. Vielmehr verläuft die Fixierung und Verstärkung tatsächlicher initialer Symptome mehr unbewußt, wobei im Falle der anhaltenden Beschwerden nach Schädeltrauma davon auszugehen ist, daß der Kopfbereich für den Patienten durch das Erlebnis des Unfalls zum Kristallisationsort ängstlicher Befürchtungen und Zukunftssorgen geworden ist. Genährt durch das zusätzlich eingetretene Unglück können ältere, vorbestehende Konfliktspannungen wieder aufleben und aktualisiert werden. Ängste betreffen die eigene Gesundheit, die zukünftige familiäre Situation oder die berufliche Existenz und Leistungsfähigkeit. Wenn im Rentenkampf vermeintliche Rechte geltend gemacht werden und durchgesetzt werden sollen, geht es oft weniger um die finanzielle Entschädigung selbst, sondern um Anerkennung und Entlastung durch die Umwelt bei mangelndem Selbstwertgefühl. Der Betroffene möchte eine "Erklärung" haben für Verluste, die er im Laufe seines Lebens erlitten hat und die er nicht verstehen kann: Einbußen an Selbstverfügbarkeit, an gesundheitlicher Autarkie, an Lebensgefühl. Die therapeutischen Aussichten in diesem Fall sind nicht ungünstig.

Ebenfalls nicht einfach von einer "Rentenneurose" oder "Begehrungsvorstellungen" sollte gesprochen werden, wenn in einer schwer zu bewältigenden Lebenssituation ein akzidentelles Ereignis wie ein Unfall den Weg oder die "Flucht" in die Krankheit bahnt. Auch einem solchen Sich-Entziehen liegen zumeist andere Motive zugrunde als finanzielle Erwägungen. Sozialmedizinisch gesehen ist hier ebenfalls ein Heilverfahren angezeigt und nicht eine Rente.

Um schließlich in zweifelhaften Fällen hinsichtlich eines finanziellen Motivs größere Klarheit zu gewinnen, sei auf den nützlichen Rat eines Richters am Bundessozialgericht verwiesen: Bevor der Gutachter voreilig beim Patienten ein Streben nach finanziellen Vorteilen annehme, möge er sich über die Höhe der tatsächlich zu erwartenden Rente vergewissern. Diese liege häufig wesentlich unter den Sätzen der Sozialfürsorge (Schubert 1972).

Zusammenfassung

Ein Teil der sog. Rentenneurosen entpuppt sich bei entsprechend gründlicher Untersuchung als körperliche Krankheit. Besondere Gründlichkeit bei der Untersuchung ist geboten.

Werden in seltenen Fällen Beschwerden oder Krankheiten simuliert und als Simulation nachgewiesen, sollte dieser Umstand im Gutachten benannt und nicht von Rentenneurose gesprochen werden.

Bei Aggravation uncharakteristischer Beschwerden ist es wichtig, daß der Untersucher vorurteilsfrei, mit Geduld und guter Untersuchungstechnik die besonders zu Anfang auftretenden Schwierigkeiten überspielt, um zum Kern der Symptome vorzudringen. Eventuell muß das Untersuchungsgespräch auf mehrere Termine verteilt werden. Die vorschnelle Annahme einer Rentenneurose kann die Befunderhebung verfälschen.

Selbst bei solchen Patienten, die – etwas oberflächlich betrachtet – als „Rentenneurotiker" bezeichnet werden könnten, liegen häufig andere Motive vor als der Wunsch nach finanzieller Entschädigung. Gerade in diesen Fällen sind häufig therapeutische Ansatzmöglichkeiten gegeben, während die Gewährung einer Rente aus therapeutischer Sicht fehlindiziert wäre.

Voraussetzung einer Rentengewährung wegen Berufs- oder Erwerbsunfähigkeit ist, daß neurotisch bedingte Hemmungen, die der Arbeitsleistung entgegenstehen, nicht behoben werden können, während bei der Unfallversicherung der Nachweis des Kausalzusammenhanges erforderlich ist. Dies gelingt in der Regel nur, wenn über einen längeren Zeitraum eine Abfolge wiederholter psychischer Traumen festgestellt werden kann.

Eine gewissenhafte sozialmedizinische Begutachtung neurotischer Störungen gehört sicherlich zu den schwierigsten Begutachtungsaufgaben überhaupt, zumal dann, wenn sie ambulant und unter Zeitdruck erfolgen muß.

Literatur

Baeyer W von (1959) Neurose, Psychotherapie und Gesetzgebung. In: Frankl VE, von Gebsattel VE, Schultz JH (Hrsg) Handbuch der Neurosenlehre und Psychotherapie, Bd 1. Urban & Schwarzenberg, München Berlin, S 627–690

Bay E (1975) Zur Frage der Unfallneurose. Ein Gutachten. Nervenarzt 46: 173
Bleuler E, Bleuler M (1960) Lehrbuch der Psychiatrie, 10. Aufl. Springer, Berlin Göttingen Heidelberg
Kirchberger S (1978) Anspruchsverhalten und Neurose – zur Entstehung und Funktion einer sozialpolitischen Argumentationsfigur. Öffentl Gesundheitsw 40: 555
Krauss P (1962) Zur Begutachtung von Neurotikern auf Berufs- und Erwerbsunfähigkeit. Fortschr Neurol Psychiatr 30: 135
Kretschmer E (1957) Die Begutachtung der Neurosen und psychopathologischen Reaktionen in der Sozialversicherung. Dtsch Med Wochenschr 82: 433
Lorenzer A (1966) Zum Begriff der „Traumatischen Neurose". Psyche 20: 481
Lorenzer A (1968) Methodologische Probleme der Untersuchung traumatischer Neurosen. Psyche 22: 861
Oppenheim H (1894) Lehrbuch der Nervenkrankheiten. Karger, Berlin
Schröder W (1962) Die Bedeutung von Neurosen für die Annahme einer Berufs- oder Erwerbsunfähigkeit im Sinne der gesetzlichen Rentenversicherung. Sozialgerichtsbarkeit (SGb) Jahrgang 9: 195
Schubert E (1962) Die Neurose in der Rentenversicherung. Sozialgerichtsbarkeit (SGb) Jahrgang 9: 385
Schubert E (1963) Die Neurose. Ihr Wesen und ihre Bedeutung in der Sozialversicherung. Sozialgerichtsbarkeit (SGb) Jahrgang 10: 321
Schubert E (1966) Ein neues Urteil des Bundesgerichtshofs zum Neurosen-Problem. NJW 19: 369
Schubert E (1972) Sozialrecht. In: Göppinger H, Witter H (Hrsg) Handbuch der forensischen Psychiatrie, Bd 1. Springer, Berlin Heidelberg New York, S 376–425
Suchenwirth RMA (1977) Die Angaben des Untersuchten: Die Anamnese. In: Suchenwirth RMA (Hrsg) Neurologische Begutachtung. Fischer, Stuttgart New York, S 33–42

Sachverzeichnis

Abwehr, zweiphasige 98, 100
Adoleszenz 82
Adoptivuntersuchungen 108
Ätiologie 3, 26, 28
affektive Psychosen 112
Aggravation 167
Agieren 70
akzentuierte Persönlichkeit 106
Alkoholabhängige 156
Alkoholiker 160, 161
Alter 147
Ambivalenzkonflikt 68
Anamnesen, biographische 122
anankophile Ehemänner 68
Angstneurose 8, 94, 95
Angstsyndrome 84, 140
Anlage − Umwelt 26
Anlageverhältnis 26
Anorexia nervosa 62, 72, 83, 156
antisoziales Verhalten 110, 111
Arbeitsfähigkeit 155
Arbeitsversuch 155
−, therapeutischer 158 f.
Arzt-Patienten-Beziehung 141, 144
Asthma 156
Asynchronie 83
Atemtherapie 142
Auslösesituationen 34, 35
Autismus, frühkindlicher 53
autogenes Training 142
averbale Zuwendung 142

Balint-Gruppen 137
Bedingungen s. Ätiologie
Bedingungsgefüge 3
Bedürfnisstruktur 68
Befundbogen, psychosozialer 123
Behandlungsbedürftigkeit 7
Berufsunfähigkeit 166, 167
Betareceptorenblocker 140

Bindungen 64
bioenergetic 134
Borderline-Erkrankungen 19, 35, 156

Charakterneurosen 2, 66, 108, 110, 111, 112
−, schizoide 156
Charakterstörungen 18
Chronifizierung 156
Colitis ulcerosa 156

Delegationsprozesse 59, 64
Depressionen, neurotische 8, 32, 35, 156
Deprivationsstörung 52
Diagnoseschema, Würzburger 119, 120
Diagnoseschlüssel 119, 120
Diagnostic and Statistical Manual 106 f.
Diagnostik 21, 46
Differentialdiagnose 110, 111, 114
Diskordanzanalyse 27
dissoziales Verhalten 110
Dokumentation 119, 120
Dokumentationssystem 123
Drogenabhängige 156

Ehe 66
−, sadomasoschistische 60
Eheformen 59
Eheneurose 67
Eifersuchtsreaktionen 67
Einengung 115
Elternbild 35, 36
Elternschaft 66
Encountergruppen 134
endogene Psychosen 110
endokrines Psychosyndrom 114
Entbindung 68
Entspannungsübungen 142
Epidemiologie 13
epigenetisches Modell 29

Erbfaktoren 31, 32
Erfolgskontrollen 71
Erstgespräch 150
Erwerbsunfähigkeit 166, 167
ethische Richtlinien 134

Familie 49
Familienanamnese 122
Familienhomöostase 62
Familienideologie 65
Familienkonstellation 60
Familienkrieg 63
Familienneurose 57
Familienstand 11
Familientherapie 54, 69, 71, 135, 158
Feldstudie 6
Focaltherapie, psychoanalytische 158
Frauenüberschuß 39
funktionelle Organbeschwerden 141

Gegenübertragungen 14
Generationskonflikt 65
Geschlechtsverteilung 10
geschützte Werkstätte 159
Geschwisterbeziehung 68
Gesprächspsychotherapie 133
Gestalttherapie 147
Gestaltwandel 17
Gewissensbindung 64
Gleichzeitigkeitskorrelation 98
Goldberg-Interviews 7
Gruppenpsychotherapie 135, 150, 155

Häufigkeiten 13, 14
heilpädagogische Maßnahmen 54
Heirat 68
Heredität 3, 108
Herzneurose 156
Herzphobie 35, 36, 37
Hirnfunktionsstörung, minimale 45, 109
hirnorganische Faktoren 3, 109
Hirnschadensyndrom, leichtes 45
Hirnschädigung, frühkindliche 122
Homosexualität 38
hyperkinetisches Syndrom 45, 47
Hypochondrien 84
Hysterien 18
hysterische Syndrome 84

ICD 119, 120
ICD-Schlüssel 35
Ich-Schwäche 52
Identitätsfindung 58, 63
Indikation 71, 148
Interventionsgerontologie 147
Introspektion 157
Isolierung 156

kinderneurotische Symptome 80
Klassifikationen 13, 22, 119, 120
Klimakterium 86
Klinik, psychotherapeutische 158, 160
körperzentrierte Therapien 142
Kollusion 59
Konflikte 17, 149
Konfliktfähigkeit 42
Konstitution 44
Konversion 94, 97, 99
Konversionssymptome 18
Kränkung, narzißtische 50
Krankheitsbegriff 2, 27
Krankheitsbilder, neurotische 146
Krankheitsgewinn, sekundärer 161
Krankheitswert 153, 161
Kurztherapie, psychoanalytische 158

Lausanner Enquete 87
Lebenshälfte, zweite, Neurosen in der 80
Lebensläufe 115
Lerntheorie 30, 31
Loyalitätskonflikte 63

Magenulcus 156
Magersucht, s. Anorexia nervosa
Medizin, psychosomatische 92
minimal brain damage 45, 109
Mischdiagnose 18
Multikonditionalität 109
Mutter-Kind-Beziehung 49, 50, 97

narzißtische Projektionen 59
– Störung 19
narzißtisches System 52
Narzißmus 35
Narzißmuskonzept 22
natural history 78
Neurolepticum 140
Neurosen
–, chronifizierte 154

Sachverzeichnis

−, chronische 155
−, Definition 2, 6
−, depressive 8, 32, 35
−, depressiv-hysterische 19
−, Entstehungstheorien 160
−, induzierte 69
−, präödipale 51
−, subheinische 7
−. symbiotische 69
−, symptomlose 72
−, traumatische 164, 165
−, Zwangs-, s. dort
Neurosenbegriff 27
Neurosenwahl 32
neurotische Depressionen 84, 139
− Störungen bei Kindern 34
− −, Ursachen (s. Anlage) 26
Normveränderungen 58
Nosologie 109

Objektbeziehungen 34, 52, 102, 149
−, frühe 51
−, symbiotische 53
Ödipus-Konflikte 60, 61, 63
Ordnungsbedürfnis, überhöhtes 126
Organneurosen 19

Paarbildung 60
Paartherapie 135
Partnerwahl 66, 68
Persönlichkeit, abnorme 106
−, anakastische 124
−, psychopathische 106, 121
Persönlichkeitsprofil 123, 125
Persönlichkeitsstörungen 8, 106, 124 f.
−, asthenische 111
−, cyclothyme 124
−, dissoziale 113
−, hysterische 111
−, narzißtische 156
−, sensitive 111 f.
Persönlichkeitsveränderungen 110
−, neurotische 121
Phobien 30, 31, 156
physikalisch-therapeutische Maßnahmen 142
Prädikatoren 81
Prävention 54, 153
Primärtherapie 134

Primordialsymptome 34, 83
Prognose 123
−, soziale 84
−, Syndrome 84
Progressive Relaxation 142
Prüfungs- und Leistungsanforderungen 36
Pseudopsychopathien 121
Psychoanalyse 27, 28
psychoanalytische Diagnostik 14
Psychogenie 38
Psychologie, humanistische 134
Psychopathen, s. Persönlichkeitsstörungen
−, haltlose 127
Psychopathie 53, 106, 119, 120
Psychopharmaka 54, 138, 151
psychophysiologisches Korrelat 96
Psychosen 110
psychosomatische Erkrankungen 7, 8, 93, 96, 141, 147, 156
Psychosyndrom, chronisches hirnorganisches 45
−, endokrines 114
−, frühkindliches exogenes 45
Psychotherapie 42, 115, 132
−, Einzel- 147
−, Gruppen- 147
−, humanistische 134
−, Kombination mit Psychopharmaka 151
−, Motivation 149
−, nicht-direktive 133
−, psychoanalytische 146
−, Zielsetzungen 147
Psychotherapiestationen 143
Pubertät 82
Pubertätsmagersucht, s. Anorexia nervosa

Reaktionen, abnorme 119
−, traumatische 166
Reaktionstyp, akuter exogener 45
Realitätsprinzip 149
Realitätsverzeichnung 66
Regression 64, 99, 100 f.
Rehabilitation 155
Rehabilitationsstätten 159
Reifungskrisen 80
Reiz-Reaktions-Modell 29
Rentenneurosen 119, 165, 168
Residualzustände 84, 115
Resomatisierung 98
Rollentausch 63

Rollenverteilung, geschlechtsgebundene 58
RVO 153

Schwellensituationen 37
Selbsterfahrung 158, 161
Selbsthilfegruppen 135
sensitive Persönlichkeit 111 f.
Sensitivitytraining 134
Sexualabweichungen 124
Simulation 165
Sinnentnahme 29, 40
—, innere 41
sociopathic personality 81
Sozialarbeiter 150
soziales Lernen 158
Sozialisationsbedingungen 122, 124
Sozialisationssystem 127
Sozialpädagogen 150
Sozialschichten 11
sozialtherapeutische Anstalt 116
Soziopathie 110, 113
Spezifitätshypothese 96
Spontanremission 83
Spontanverlauf 78
Sprachunfähigkeit, emotionale 101
stationäre Therapie 143
Straßenangst 154
Struktur, s. Persönlichkeitsstruktur
Symptombildungen, hysterische 33, 41
Symptomshift 73
Symptomtradition 59
Symptomwandel (s.a. Gestaltwandel) 20

Teilidentifizierung 149
Teilleistungsschwäche 47
therapeutische Gemeinschaft 158
Therapie 3
—, psychosoziale 150
Therapieforschung, vergleichende 136
Thymoleptica 30
Tierexperimente 30
Tranquilizer (s.a. Psychopharmaka) 140

Transaktionsanalyse 134
traumatische Bedingungen 29
Trennungsängste 63
Trennungs-Bindungs-Konflikte 36
Typologie 112

Üben 158
Überangepaßtheit 125
Über-Ich-Funktion 66
Übertragungsneurosen 51
Ulcuskrankheit 97
Umwelt — Anlage 26
Umwelteinflüsse 29, 33
Umweltverhältnis 26
Unfallneurose 165, 166
Unfallversicherung 166, 168
Untersteuerungssyndrom 126

Vaterdefizit 38 f.
vegetative Neurose 96, 141
Verdrängung, zweiphasige 100
Verhaltensstörungen 44
—, delinquente 54
—, dissoziale 80
Verhaltenstherapie 133, 147, 148, 153, 160
Verläufe 3, 87, 115
Vernachlässigung, emotionale 64
Versagenssituation 68, 121
Versuchssituationen 36, 121
Vertreiben 64
Verursachung, wesentliche (s.a. Ätiologie) 166

Wesensänderung 114
Widerstand 71
Wiederholungszwang 66

Zwangsneurosen 32, 35, 36, 37, 84, 140, 156
Zwangssymptomatik 59, 68
Zwillingsuntersuchungen 31, 122

Psychotherapie in der Klinik

Von der therapeutischen Gemeinschaft zur stationären Psychotherapie

Herausgegeben von H. Hilpert, R. Schwarz, F. Beese
Mit einem Geleitwort von W. T. Winkler
Mit Beiträgen von F. Beese, H. Hilpert, L. de Lambert, T. F. Main, J. K. W. Morrice, P. M. Ployé, R. Schwarz, D. Weddell, J. S. Whitley

1981. Etwa 208 Seiten
DM 38,–
ISBN 3-540-10428-3

Inhalt: Die Klinik – eine therapeutische Gemeinschaft: Entwicklung und Kritik des Konzeptes der therapeutischen Gemeinschaft. Das Krankenhaus – eine therapeutische Institution. Das Konzept der therapeutischen Gemeinschaft: Wandlungen und Wechselfälle. Mythos und demokratischer Prozeß. – Die Entwicklung des pflegerischen Bereichs in der psychotherapeutischen Klinik: Krankenschwestern im Konflikt zwischen Organmedizin und klinischer Psychotherapie. – Ein historischer Überblick. Die Betreuung psychisch gestörter Patienten. Eine neue Art, mit psychisch Kranken umzugehen. Die Rolle der Krankenschwester in einer psychotherapeutischen Einrichtung. – Der stationäre Psychotherapeut in der Gruppe des therapeutischen Personals: Der psychotherapeutisch tätige Arzt im Krankenhaus. Das Leiden. Über einige Schwierigkeiten bei der psychoanalytisch orientierten Einzeltherapie von Klinikpatienten. Die heikle Position des Leiters in therapeutischer Gemeinschaft und Großgruppe. Literatur.

In letzter Zeit sind zahlreiche neue psychotherapeutische und psychosomatische Kliniken entstanden, die eine zunehmende Spezialisierung im ärztlichen und pflegerischen Bereich erfordern. Die wissenschaftliche Aufarbeitung der internationalen Entwicklung der letzten Jahrzehnte, besonders im angelsächsischen Raum, steht in Deutschland noch aus. Die Herausgeber verfolgen das Ziel, dem deutschen Leser repräsentative englische Arbeiten aus dem Gebiet stationärer Therapie psychisch Kranker zur Kenntnis zu bringen. In eigenen Beiträgen umreißen die Herausgeber den historischen Hintergrund und führen in den Problem-Zusammenhang ein. Dabei war es ihnen ein besonderes Anliegen, den ursprünglichen Gedanken der therapeutischen Gemeinschaft in seinem Gesamtzusammenhang herauszuarbeiten, auf seine Traditionswurzeln zurückzuführen und seine Bedeutung für die stationäre Psychotherapie zu erhellen. Der Darstellung des Wandels der traditionellen Helferberufe Arzt und Schwester kommt dabei besondere Bedeutung zu.

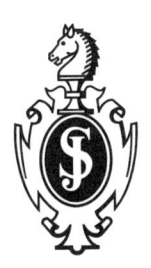

Springer-Verlag
Berlin
Heidelberg
New York

R. Avenarius
Der Größenwahn
Erscheinungsbilder und Entstehungsweise
1978. VI, 98 Seiten
(Monographien aus dem Gesamtgebiete der Psychiatrie, Band 16)
Gebunden DM 48,–
ISBN 3-540-08547-5

O. Benkert, H. Hippius
Psychiatrische Pharmakotherapie
Ein Grundriß für Ärzte und Studenten
3., völlig neubearbeitete Auflage. 1980.
17 Abbildungen, 3 Tabellen. XIV, 280 Seiten
(Kliniktaschenbücher)
DM 24,–
ISBN 3-540-09630-2

Diagnosenschlüssel und Glossar psychiatrischer Krankheiten
Deutsche Ausgabe der internationalen Klassifikation der Krankheiten der WHO
ICD (=International Classification of Diseases), 9. Revision, Kapitel V
Stand Herbst 1979
5. Auflage. 1980. XX, 125 Seiten
DM 12,80
ISBN 3-540-09840-2

H. Kind
Psychiatrische Untersuchung
Ein Leitfaden für Studierende und Ärzte in Praxis und Klinik
2., ergänzte Auflage. 1979. 10 farbige Testtafeln. XIV, 160 Seiten
(Heidelberger Taschenbücher, Band 130)
DM 25,–
ISBN 3-540-09321-4

C. Müller
Psychiatrische Institutionen
Ihre Möglichkeiten und Grenzen
1981. XI, 246 Seiten
DM 29,80
ISBN 3-540-10438-0

W. Schulte, R. Tölle
Psychiatrie
5., überarbeitete und ergänzte Auflage. 1979.
10 Tabellen. XI, 392 Seiten
DM 42,–
ISBN 3-540-09569-1

H. J. Weitbrecht, J. Glatzel
Psychiatrie im Grundriß
Begründet von H. J. Weitbrecht
4. Aufl.. völlig neubearb. und erw. von J. Glatzel
Unter Mitarbeit von H. Rieger, D. Wyss
1979. 5 Abbildungen, 3 Schemata.
XIV, 352 Seiten
Gebunden DM 78,–
ISBN 3-540-09470-9

Springer-Verlag
Berlin
Heidelberg
New York

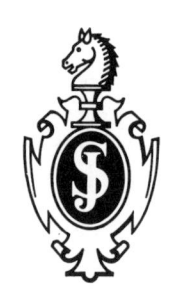